TRAITÉ

SUR LES

FIÈVRES RÉMITTENTES.

Imprimerie de BACQUENOIS, rue Christine, n. 2.

TRAITÉ

SUR LES

FIÈVRES RÉMITTENTES

ET

INTERMITTENTES,

LEURS SYMPTOMES ET LEUR TRAITEMENT;

PAR P. F. NEPPLE,

DOCTEUR EN MÉDECINE, MEMBRE CORRESPONDANT DE L'ACADÉMIE ROYALE DE MÉDECINE, etc.

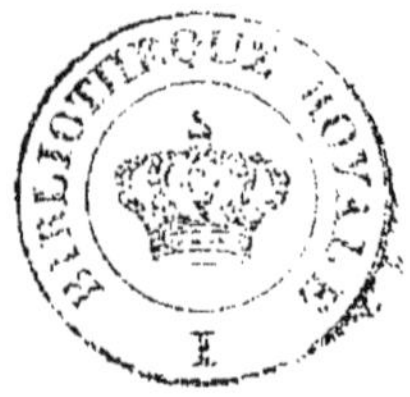

PARIS,

LIBRAIRIE DES SCIENCES MÉDICALES

DE JUST ROUVIER ET E. LE BOUVIER

RUE DE L'ECOLE DE MEDECINE, N. 8

1835.

AVANT-PROPOS.

Les recherches auxquelles on s'est livré dans les derniers temps, pour débrouiller le chaos dans lequel était plongée l'histoire des fièvres intermittentes, n'ont point été infructueuses. Grâce aux écrits de Voullonne, Baumes, Alibert, Broussais, Bailly, etc., la fièvre d'accès se présente maintenant à nous dégagée de tout cet attirail de classifications et d'hypothèses aussi vaines qu'obscures, qui rendait son étude pénible, dégoûtante, et sans résultat bien utile. Des principes basés sur l'expérience des siècles, sur l'anatomie pathologique, et sur une physiologie plus naturelle, ont donné à la connaissance de cette maladie, et surtout, chose plus essentielle, à son traitement, un degré de certitude que peu d'autres ont encore acquis. Cependant, il faut l'avouer, cette connaissance n'est pas complète : plusieurs points sont encore aujourd'hui un sujet de controverse, non seulement quant à la théorie, mais aussi relativement à des faits de pratique de la plus haute importance.

Ainsi les opinions actuelles sont très divergentes sur la nature et le siége des fièvres d'accès : l'état de simplicité et de complication de celles-ci n'est point envisagé sous les mêmes rapports par tous les médecins; l'opportunité du quinquina dans plusieurs cas de fièvre rémittente n'est point généralement arrêtée d'après des règles fixes; il en est de même de l'emploi des évacuations sanguines.

C'est dans le but de porter quelque lumière sur ces différents points que j'ai hasardé de livrer cet ouvrage au public, encouragé par les suffrages honorables de l'Académie royale de Médecine.

Placé dans un pays où la fièvre intermittente est endémique, médecin en chef d'un hôpital qui me donne l'inappréciable avantage de compléter mes observations par l'autopsie cadavérique, ma position m'a séduit. Écrivant, les faits sous les yeux, sans idées théoriques préconçues, j'ai pensé que malgré la faiblesse de la rédaction, mes observations ne perdraient point de leur importance dans l'esprit des véritables praticiens. Bien convaincu que pour être réellement utile en médecine il faut être essentiellement vrai, et s'oublier complétement soi-même, je me suis fait un devoir d'exposer avec la même franchise mes fautes comme mes succès.

En se rappelant que l'auteur est relégué à la campagne, loin des secours d'une bibliothéque et des ouvrages périodiques, et de ceux plus nécessaires encore qu'on trouve dans la fréquentation habituelle des hommes instruits, le lecteur jugera cet Essai avec plus d'indulgence.

Au milieu de ces opinions diverses et contradictoires qui paraissent lancées parmi les médecins de l'époque actuelle, comme de veritables pommes de discorde, pour laquelle me prononcerai-je? Au risque de provoquer l'animadversion de chaque secte, je ne m'enrôlerai exclusivement sous les bannières d'aucune d'elles; mais je ferai mon possible pour mettre à profit les principes que l'expérience générale a sanctionnés, bien persuadé que la science n'est point encore assez avancée pour qu'une doctrine quelconque renferme toute la vérité, et rien que la vérité.

Dans tous les cas, je dois prévenir que les idées théoriques consignées dans cet ouvrage, datent de 1820, et sont par conséquent antérieures à la publication de plusieurs ouvrages sur les fièvres intermittentes, dans lesquels on rencontre des opinions qui se rapprochent beaucoup des miennes. Cette concordance d'idées est si naturelle à ceux qui travaillent sur le même sujet, qu'elle ne doit provoquer aucune récrimination.

Dois-je me disculper d'avoir consacré un long chapitre à des discussions théoriques? Pourquoi le ferais-je? Ne nous abusons point sur l'importance des doctrines; elle est telle, qu'elle a dans tous les temps servi de base à la pratique. L'histoire entière de la médecine en fait foi. L'esprit de l'homme répugne à agir aveuglément : il lui faut des raisons bonnes ou mauvaises. Toute théorie appuyée sur des faits authentiques, et sur une argumentation raisonnable, doit donc être prise en considération. Flétrir par l'épithète d'oiseuse toute discussion à cet égard, c'est vouloir rester éternellement plongé dans l'obscurité de l'empirisme. L'homme ne doit s'arrêter que devant les causes premières; tout le reste est dans la sphère de son intelligence.

Au reste, j'accueillerai avec reconnaissance toutes les observations qu'une critique décente voudra bien m'adresser.

ESSAI

SUR LES

FIÈVRES RÉMITTENTES

ET INTERMITTENTES

DES PAYS MARÉCAGEUX TEMPÉRÉS.

PREMIÈRE PARTIE.

PRÉCIS DE LA STATISTIQUE MÉDICALE DU CANTON DE MONTLUEL ET D'UNE PARTIE DE LA DOMBES.

Avant de commencer l'histoire des fièvres rémittentes et intermittentes qui sont endémiques dans la partie marécageuse de la Bresse (la Dombes), j'ai pensé qu'il était pour ainsi dire indispensable de la faire précéder d'un précis de la statistique des lieux qui sont le foyer de ces fièvres. On ne peut bien connaître une maladie, si l'on néglige l'investigation de leurs causes préparatoires et directes; et, pour les maladies endémiques, ces causes se trouvent tout entières dans l'action des eaux, de l'air et des lieux. Dans le tableau préliminaire topographique que je vais tracer, je m'attacherai à faire ressortir le tempérament et la constitution de l'habitant des marais, parce que cette connaissance nous aidera puissamment à mieux apprécier plusieurs phénomènes pathologiques jusqu'à présent fort obscurs.

Cette topographie comprend trois régions ou zones bien distinctes. Je désigne la première sous le nom de *pays d'étangs*, la seconde sous celui de *pays de coteaux*, la troisième par la dénomination de *plaines*.

I. *Pays d'Étangs.*

Les marais, mais surtout les étangs et leurs fossés de vidange, occupent près des deux tiers du plateau de la Dombes, au centre du département de l'Ain; l'autre tiers se compose de bois-taillis, de bruyères stériles qui couvrent les terres les plus élevées, et d'une petite quantité de terres de bonne qualité.

Le défaut d'inclinaison générale du sol, l'imperméabilité de son argile, dont une croûte compacte enveloppe le terrain à une grande profondeur; les bassins naturels que forme sa surface, auraient réduit pour toujours cette portion de la Bresse, comprenant quinze lieues carrées, à n'être qu'un vaste marais inhabitable, si la main industrieuse et puissante de l'homme n'y eût créé des étangs, en concentrant dans les parties les plus déclives les eaux trop disséminées.

Ces lacs artificiels destinés à fertiliser une terre ingrate, en même temps qu'à élever du poisson, sont la seule source de la richesse de ce pays; et si leur existence est un fléau pour la santé de ceux qui peuplent leurs bords, c'est un mal nécessaire, puisque leur suppression rendrait la Dombes aux eaux marécageuses improductives, ou ruinerait le propriétaire en frais par une culture nouvelle; car telle est la nature du sol, que pour produire de manière à payer les peines du cultivateur, il a besoin d'un engrais qu'il ne peut lui-même fournir qu'au moyen de l'inondation. Sans doute il n'est pas au-dessus du pouvoir de l'industrie de dessécher ces marais, de détruire ces étangs et de rendre à la culture ordinaire et à la salubrité un pays tel que celui dont nous parlons; mais pour obtenir un résultat aussi heureux, il ne faudrait rien moins que la ferme volonté, les trésors et les légions d'un Probus. (1)

La grandeur des étangs varie depuis celle de 320 hectares jusqu'à celle de 10.

Les eaux d'un étang couvrent le sol pendant dix-huit mois ou deux ans, espace de temps nécessaire à la maturité du poisson et à la fécondation de la terre. A peine a-t-on fait écouler les eaux dans un autre bassin qui les attend, que la charrue sillonne ce terrain fangeux, et qu'on lui confie des semences de seigle et d'avoine, seules graminées qui, en général, y puissent prospérer.

La Dombes, formant un plateau élevé qui n'est point dominé immédiatement par de hautes montagnes ni exposé à des débordemens de rivière, et la Saône, le Rhône et l'Ain, qui la circonscrivent, coulant au-dessous de son niveau, toutes ses eaux ne peuvent provenir directement que du sein de l'atmosphère.

Outre les étangs, dont les eaux réunies en grandes masses ne sont pas susceptibles de se corrompre, il existe une infinité de petits marais, formés et entretenus, soit par les eaux pluviales, soit par celles qui regorgent des étangs ou qui s'en échappent pendant la pêche. Les bords, et surtout les queues d'étangs peu profonds, les fossés nombreux creusés pour le service de ces réservoirs, ou même dans un autre but, se transforment

(1) L'empereur Probus employait le loisir des légions à dessécher les marais de Sirmium sa patrie. Ce genre d'exercice excita parmi les soldats un soulèvement pendant lequel ce grand prince fut assassiné.

également en marais, dans lesquels on voit pulluler et s'agiter des myriades d'insectes, de vers, de crapauds, de grenouilles, dont les déjections et les cadavres, joints aux détritus des plantes aquatiques, donnent à toutes ces eaux une odeur et une saveur, *suī generis*, fades et nauséabondes, extrêmement prononcées dans les soirées d'été.

L'atmosphère qui embrasse un sol ainsi saturé de parties aqueuses, doit elle-même participer à cette prodigieuse humidité, et s'imprégner pendant les chaleurs des miasmes qui se dégagent nécessairement des eaux croupissantes et de leurs fonds vaseux, mis à nu et livrés à la fermentation putride.

Un vent nord-est s'élevant chaque soir de la chaîne glacée des Alpes et du Jura, vient agiter légèrement la surface des étangs; aussitôt après le coucher du soleil, sa fraîcheur se fait d'autant plus sentir, qu'elle condense le produit de l'évaporation diurne au point de la précipiter en grande abondance. La température est bien différente dans le milieu du jour: le vent du midi règne alors; sa chaleur se concentre dans le fond des bassins en récolte, y embrase l'air épais et méphitique qui y stagne, en sorte que les moissonneurs ne les abordent jamais sans éprouver une chaleur étouffante, et très souvent, surtout lorsqu'ils sont étrangers, une céphalalgie violente avec des vertiges et des vomissements bilieux, symptômes avant-coureurs de fièvres rémittentes d'une grande intensité.

Pendant l'automne et l'hiver, lorsqu'il ne gèle pas, des brouillards épais enveloppent tout le pays.

Après la moisson, les champs se couvrent de flouve (*anthoxantum odoratum*), dont l'odeur nauséabonde provoque des céphalalgies chez certaines personnes.

Le Dombiste ne tire sa nourriture que du sol qu'il

cultive; ainsi le seigle, la pomme de terre, le maïs, quelques légumes aqueux, le fromage frais et sec, le petit-lait et l'eau pure, composent principalement son régime. Les individus très pauvres, et c'est le plus grand nombre dans un pays où la nature des propriétés et de leur culture ne permet pas leur division, ne mangent qu'un pain noir fait avec la farine de seigle à peine dépouillée du son le plus grossier. L'eau dont on use habituellement provient des puits; elle est de médiocre qualité. M. Monfalcon, en nous représentant le Bressan s'abreuvant dans les étangs avec ses bestiaux, s'est complétement écarté de la vérité.

Le régime du propriétaire est beaucoup plus restaurant; aussi n'est-ce que sur le journalier que pèse, dans toute sa rigueur, l'influence réunie de l'air, des eaux et des lieux. Sur quinze lieues carrées composant le pays d'étangs, on ne compte que cinq mille six cents habitans, dont le terme moyen de la vie est de vingt à vingt-un ans. Cette population, aussi faible en nombre qu'en vigueur, est absolument insuffisante pour la récolte et le battage des seigles et des avoines. Les habitans des pays limitrophes viennent à son aide, attirés par l'appât d'un salaire plus élevé. Mais s'ils retournent un peu plus riches dans leurs montagnes, ils y portent souvent des fièvres intermittentes interminables.

Le Dombiste se reconnaît, au premier aspect, à son teint blême, à ses traits allongés, maigres ou bouffis, à ses chairs flasques, à sa démarche lente, à une certaine mollesse dans tous ses mouvemens, et à son gros ventre. On croirait qu'Hippocrate avait devant les yeux l'être détérioré dont nous esquissons le hideux portrait, lorsqu'il dit, en parlant des peuples qui habitent les bords fangeux du Phase, que leurs chairs semblent se fondre pour se porter à la rate. En effet, c'est surtout au grand développement de cet organe, puis à celui du foie et du tube intestinal, que tient l'énorme saillie de l'abdomen.

Il n'est pas rare de voir la rate occuper la moitié de la capacité abdominale. Ce développement se manifeste souvent dès le bas âge, et consiste dans une hypertrophie, sans altération de tissu. L'amplitude du tube digestif paraît dépendre de la grande quantité d'alimens que le Dombiste est obligé d'ingérer, pour suppléer au peu de parties nutritives qu'ils contiennent.

Plus le ventre est gros, plus les parties supérieures sont hâves et maigres, et plus aussi les membres inférieurs sont engorgés, variqueux, frappés d'ulcères rebelles, et disposés à la gangrène. En général, les veines de ces parties et celles des parois abdominales sont grosses, saillantes, et les hémorrhagies veineuses fréquentes et difficiles à arrêter.

La taille du Bressan est très variable : beaucoup d'individus, semblables aux plantes qui poussent dans un terrain humide, ou à l'abri de la chaleur vivifiante du soleil, prennent un grand accroissement en longueur seulement; d'autres au contraire, et c'est le plus grand nombre, arrêtés dans leur croissance, restent rabougris, presque sans barbe, et avec des cheveux ras et plats. Déjà ils ont atteint l'âge de vingt ans qu'ils n'en montrent que quinze; tandis que, parvenus à celui de quarante-cinq, ils offrent toute l'apparence d'une vieillesse prématurée.

Leurs facultés intellectuelles et affectives sont excessivement bornées; ils vivent dans une insouciance profonde sur leur situation, et livrés au fatalisme comme aux plus grossières superstitions. Et comment en serait-il autrement dans un pays pauvre, désert, insalubre, pour ainsi dire maudit de la nature, et dont les habitans, isolés les uns des autres, sont en partie privés des premiers élémens de l'instruction civile et religieuse?

Aussi l'énergie morale manque-t-elle aux habitans des marais; et s'ils sont incapables d'une action vertueuse, ils le sont encore plus de celle qui conduit à l'échafaud. La conscription impériale qui a tant fait gémir la France, était un véritable bienfait pour le jeune Bressan. Loin de son pays natal, son tempérament se retrempait, son moral se développait; et après avoir échappé aux chances de la guerre, il rentrait dans ses foyers avec le désir et le pouvoir de lutter contre leur insalubrité.

Les bêtes à cornes, l'espèce bovine surtout, dégénèrent rapidement comme l'homme, dans le pays d'étangs. Les chevaux s'y conservent mieux; ils jouissaient même autrefois d'une grande réputation comme bêtes de selle. Philippe de Comines raconte que le cheval sur lequel était monté Charles VIII, à la bataille de Fornoue, était de la Bresse, et le plus beau qu'il ait vu. Il est probable que la vie demi-sauvage que les animaux mènent au pays des étangs et des pâturages contribue à les rendre agiles et robustes. Cependant, de même que leur maître, ils sont remarquables par la grosseur de leur ventre, et disposés aux engorgemens des jambes. Du reste, d'après mes recherches, il paraît que nulle espèce de mammifères n'est sujette à contracter la fièvre intermittente.

La constitution du Bressan est donc caractérisée par le peu d'énergie des actes de la vie, et par la langueur de toutes les fonctions, sans excepter même celle de la génération. Mais cette langueur est-elle également partagée par le système lymphatique? Il est naturel de le penser; car il répugne de croire que des causes générales et particulières affaiblissent tous les systèmes de l'économie, en même temps qu'elles stimulent un d'entre eux : ce serait un phénomène insolite, sans analogue en physiologie. Cependant on trouve une assertion de cette nature dans l'*Histoire médicale des Marais*, de M. Monfalcon (deuxième édition, p. 124). L'auteur s'efforce de faire entendre que les miasmes marécageux provoquent chez le Bressan, d'une manière active et directe, un développement extraordinaire des vaisseaux et des ganglions lymphatiques, en jetant dans la stupeur les systèmes nerveux et sanguin. Il a pris une simple ampliation passive des canaux lymphatiques, et la laxité du tissu cellulaire, pour une véritable hypertrophie. Il ne serait point tombé dans cette erreur s'il avait observé que les vaisseaux veineux sont frappés de la même ampliation (car rien n'est aussi commun que les varices des extrémités inférieures et du scrotum); que cette disposition existe dans les seules parties sous-diaphragmatiques où la circulation veineuse est ascendante; qu'elle est presque toujours précédée par l'engorgement des viscères abdominaux; que les parties sus-diaphragmatiques, habituellement maigres, n'offrent d'infiltrations séreuses, qu'autant que la poitrine est le siége de phlegmasie chronique ou d'engorgement, et que les ganglions lymphatiques sont si peu développés, que la phthisie tuberculeuse, et surtout les scrophules, sont les deux maladies qui attaquent le plus rarement l'habitant des marais. Ces objections me paraissent sans réplique.

Toutes les infiltrations, si communes en Bresse, de même que les varices et les ulcères des jambes, sont le résultat d'une circulation ascendante sans énergie, et des obstacles qu'elle rencontre si souvent dans les viscères par suite de leur engorgement; engorgement qui lui-même paraît tenir souvent à la langueur de la circulation. On sait d'ailleurs combien étroitement sont liées les circulations veineuse et lymphatique, et qu'il suffit de comprimer une grosse veine pour produire une infiltration séreuse au-dessous, etc.

Les maladies les plus communes à l'indigène du pays d'étangs, sont, dans le printemps, les pleuro-pneumonies, les fièvres rémittentes et les érysipèles. Ce sont, dans l'été et l'automne, les fièvres bilieuses continues, rémittentes et intermittentes, auxquelles succèdent l'ascite, l'anasarque, avec ou sans lésions organiques, la dysenterie et l'enflure de la rate.

L'embarras gastrique sans fièvre, et les vers lombrics, maladies fréquentes, existent en tout temps.

La tête est rarement le siége de lésions.

En général, les diverses inflammations qui atteignent le Bressan sont accompagnées d'une tuméfaction considérable. Le danger des pneumonies, maladies les plus meurtrières de toutes celles qui l'attaquent, est peut-être augmenté par cette seule circonstance. Quoi qu'il en soit, ce n'est que par des sueurs prolongées, copieuses, et par une expectoration également abondante, que l'inflammation pulmonaire peut se résoudre. Dans les fièvres bilieuses, de quelque nature qu'elles soient, l'engorgement du foie est toujours évident, et les sécrétions mucoso-biliaires considérablement augmentées. Enfin, presque toutes les fois que dans une maladie violente de l'habitant des marais, il y a absence de sécrétions, la résolution est impossible; aussi n'est-il pas rare de voir le sphacèle terminer l'inflammation érysipélateuse ou phlegmoneuse d'un membre, ni d'observer des pneumonies qui amènent la suffocation du troisième au sixième jour.

Quoique les décès surpassent les naissances, la population se maintient à peu près au même niveau au moyen des immigrations; elle s'est même accrue et améliorée depuis la plus grande division des propriétés, la diminution des forêts, et depuis que l'on augmente le nombre des grands étangs pour diminuer celui des étangs-marais.

Depuis cette époque, qui coïncide aussi avec la propagation de la vaccine, les maladies paraissent avoir pris, en général, un caractère plus aigu, et la mortalité a diminué chez les enfans.

Au reste, la plus grande fréquence des maladies inflammatoires a été observée partout. Les uns ont cru en découvrir la cause dans la constitution atmosphérique régnante, tandis que d'autres ont pensé que cette prétendue fréquence de nouvelle date ne provenait que d'une étude plus physiologique des maladies. Sans prétendre nier l'influence de ces deux circonstances, j'en ajouterai une troisième qui me paraît au moins aussi puissante : c'est celle de la civilisation progressive. En effet, à mesure que celle-ci se propage et gagne la masse du peuple, les besoins et l'industrie augmentent : à un régime simple et grossier, on substitue des mets et des boissons plus recherchés, et certainement plus stimulans. Comme personne ne peut révoquer en doute ce changement, il faut bien en admettre les conséquences physiologiques. Si ces heureux résultats ont pu se faire sentir au milieu des marais de la Bresse, on doit présumer qu'ils sont plus prononcés encore dans des pays plus salubres et plus fertiles.

II. *Pays de Coteaux.*

Le plateau du pays d'étangs se termine brusquement au midi par un coteau à pente rapide, couvert de vignes et de quelques bois-taillis; c'est au bas de cette colline que se déroule, de l'est à l'ouest, la grande route de Genève à Lyon, dans une étendue de cinq lieues, et c'est aussi dans cette direction et à mi-coteau qu'on rencontre les villages riches et populeux de Miribel, Beynost, Laboisse, Bressolles, et la petite ville de Montluel, chef-lieu de canton, donnant ensemble de 9 à 10,000 âmes.

Montluel, peuplé de 3,600 habitans, est assis, partie sur le coteau, partie à l'entrée d'un vallon qui s'enfonce au nord dans le pays d'étangs. Ce vallon, dont la plus grande largeur est de 1,500 pas, sur une longueur d'une lieue, est un vaste et ancien marais fangeux et peu profond, constamment humide dans le centre, à raison de sa position déclive et d'une forêt d'aulnes et de peupliers qui l'ombrage, mais dont les parties latérales inclinées se dessèchent presque toujours pendant les chaleurs.

La ville est éloignée du marais proprement dit d'un quart d'heure de distance. Dans l'espace intermédiaire s'élève une vaste manufacture de draps appartenant au respectable M. Aynard aîné. Il était sans doute difficile de choisir, pour un établissement qui occupe habituellement de 250 à 300 individus, une position moins salubre. Plongé au milieu d'une atmosphère dont l'humidité prodigieuse et constante dégénère souvent en brouillards infects, c'est un séjour permanent de fièvres périodiques; et son insalubrité s'est encore accrue par le voisinage d'un immense routoir, dont les exhalaisons fétides se propagent jusqu'à Montluel, soit au moyen de l'air ambiant, soit par l'intermédiaire des eaux corrompues qui s'échappent de son réservoir.

Ainsi, le vent du nord, avant d'arriver sur la ville, a balayé le pays d'étangs, s'est engouffré, en se concentrant, dans le défilé ou vallon marécageux dit de Sainte-Croix, et l'a parcouru dans toute son étendue.

A l'extrémité nord du marais se trouve le hameau de Sainte-Croix, un des plus misérables comme des plus malsains de toute la Bresse.

Du côté de l'est il existe encore un vallon fangeux, mais dont la direction sur Montluel se trouve brisée et détournée par quelques monticules.

Le coteau met une partie de la ville à l'abri des vents d'ouest et nord-ouest; mais au sud, sud-est et sud-ouest, elle est entièrement découverte par une vaste plaine que limite le Rhône, à une petite lieue de distance.

Les ruisseaux qui traversent Montluel, et dont les eaux tirent leur origine des étangs et des vallées marécageuses, s'enflent subitement à chaque pluie d'orage, débordent fréquemment, et inondent une partie des champs et même des habitations. Les eaux potables sont assez généralement de mauvaise qualité.

La proximité de la ville de Lyon (trois lieues), celle d'un grand fleuve, la facilité des relations au moyen d'une des routes les plus fréquentées, la fertilité du sol, son aspect riant et varié, la douceur des mœurs de ses habitans, rendraient la ville de Montluel un des séjours les plus agréables, si le fâcheux voisinage des marais n'empoisonnait pas tous ces avantages et ne repoussait pas tous les étrangers. Et cependant telle est l'insouciance des autorités, ou leur peu d'influence, que le desséchement si désirable et si facile de ces marais, n'a point encore été tenté malgré de vives réclamations.

Si l'on excepte la manufacture de draps, et l'établissement plus récent d'une fabrique d'étoffes de soie, qui nourrissent la classe indigente, il n'existe point à Montluel d'industrie qui lui soit propre; mais le grand nombre de boutiques de marchands de toute espèce, celui réellement prodigieux des cafés et des cabarets, qui pullulent depuis quelques années, sont une preuve d'une grande activité dans l'industrie générale, d'une certaine aisance et d'une consommation plus forte et plus variée. Le goût des jouissances de la vie et même des excès, s'est plus généralement répandu; aussi toutes ces circonstances ont-elles apporté de profondes modifications dans la constitution des habitans, et l'ont pour ainsi dire identifiée avec celle des habitans des grandes villes. Ici la vue n'est plus tristement frappée par ces figures terreuses et allongées, par ces gros ventres qu'on rencontre si fréquemment dans les pays d'étangs; au contraire, la fraîcheur de la santé brille sur l'ensemble de la population, mais cache trop souvent, sous ce masque trompeur, les vices scrophuleux et dartreux, et même les germes de la phthisie pulmonaire. Depuis vingt ans la fièvre intermittente y est moins commune, notamment sous le type quarte; et, en général, les maladies paraissent avoir pris un caractère plus aigu et plus fréquemment compliqué d'accidens nerveux.

Un hôpital bien situé, tenu avec la plus grande propreté par les respectables filles de Saint-Vincent-de-Paul, reçoit les malades pauvres d'une partie du canton, les blessés exceptés; et quoique la population s'élève de 9 à 10,000 âmes, et que le nombre des lits ne soit que de seize, ce nombre n'est insuffisant qu'à l'époque où les travaux pénibles des récoltes d'été multiplient momentanément outre mesure les fièvres bilieuses continues et intermittentes.

Les villages répandus sur le coteau sont riches et peuplés. Leurs habitans sont fortement constitués, vigoureux et peu sujets aux maladies chroniques, si l'on en excepte ceux de Beynost et de Saint-Maurice, qui sont atteints de palpitations et d'hydrothorax, dans une telle proportion, qu'on peut avancer que c'est par suite de cette maladie que succombent la plupart des individus d'un certain âge, notamment les hommes qui dépassent cinquante-cinq à soixante ans. Ces deux villages sont situés immédiatement au bas du coteau, sur un terrain gras et à l'abri des vents du nord. Le Rhône en est plus rapproché que de Montluel; des brouillards les couvrent dans la matinée, bien plus fréquemment que les autres hameaux, qui n'offrent que rarement des maladies du cœur.

Les fièvres intermittentes qui attaquent les habitans de cette partie du canton, s'accompagnent ordinairement de symptômes inflammatoires très-aigus; ils en sont atteints moins souvent chez eux que lors de leurs excursions dans le pays d'étangs ou proche des marais. La fièvre quarte les respecte, et ne s'attache qu'aux constitutions molles et aux individus les plus misérables.

III. *Plaine.*

Cette partie du canton de Montluel commence au bas du coteau, et s'avance, l'espace d'une lieue, jusqu'au Rhône, dont la rive droite en trace la limite au midi. Elle se compose 1°. d'une partie aride, caillouteuse, à terre rougeâtre, sans vestiges d'arbres ou d'arbrisseaux, appelée Valbonne, ne produisant que de l'avoine et du blé sarrasin; 2°. et d'une partie moins étendue, fertile, bien boisée et populeuse.

Dans la première, la population est rare; les habitans, semblables aux bestiaux et aux plantes de leur sol, sont de petite taille, mais d'ailleurs secs et assez vigoureux, quoique ne vivant que de laitage, de farine, de maïs, de blé noir en soupes, et de *matefaims* épais. Ils sont peu sujets à la fièvre intermittente dans le centre; mais ceux qui avoisinent les marais et les flaques d'eau que le Rhône forme et entretient dans ses fréquens débordemens, y sont exposés d'une manière endémique comme ceux du pays d'étangs, dont ils se rapprochent d'ailleurs par leur constitution : tels sont les habitans de Balan. Pendant l'été la chaleur est excessive dans cette plaine, et les maladies inflammatoires dominantes.

Les villages de Nièvres et de Thil, placés sur les bords du Rhône et entourés de marais, dont les uns sont toujours couverts d'eau, et les autres constamment desséchés pendant les chaleurs de l'été, fournissent un grand nombre de fièvres, principalement à type rémittent, pendant les mois d'août, septembre et octobre. Cependant la population y est assez belle, parce qu'elle est dans l'aisance à raison de la fertilité du sol; car ici les marais ne proviennent point, comme dans le pays d'étangs, de la nature argileuse du terrain, mais des eaux que laissent le Rhône à chaque débordement.

Cet aperçu topographique, qu'il n'est pas dans mon intention de développer davantage, suffit pour faire apprécier l'influence générale des localités sur la production des fièvres intermittentes et sur la constitution des habitans.

DEUXIÈME PARTIE.

DES FIÈVRES QUI FONT L'OBJET DE CET OUVRAGE.

Je diviserai mon sujet en quatre Chapitres :

Le premier sera consacré aux observations particulières ; j'y renfermerai des exemples de toutes les espèces de fièvres intermittentes et rémittentes que j'ai pu recueillir, en y ajoutant la description générale de la fièvre simple, et celle de chaque genre de complications.

Dans le second, je chercherai à découvrir les causes générales et particulières qui provoquent le plus ordinairement le développement de fièvres d'accès.

Dans le troisième, je m'occuperai du traitement, soit de la fièvre simple, soit de ses nombreuses complications. Enfin, je consacrerai le quatrième et dernier à des discussions théoriques sur la nature et le siége de la maladie.

CHAPITRE PREMIER.

DESCRIPTION DES FIÈVRES D'ACCÈS.

SECTION PREMIÈRE.

DESCRIPTION DES FIÈVRES INTERMITTENTES.

§. I. *Fièvre intermittente simple.*

A. *Observations particulières.*

Première Observation.

L'Auteur est lui-même le sujet de cette observation. Agé de trente-cinq ans, doué d'un tempérament mixte, peu robuste, supportant avec peine la chaleur et les exercices du corps, je fus contraint, dans les mois de mai et de juin 1822, la saison étant très chaude, de faire de longues courses à pied dans les environs de Montluel, mais non dans la partie marécageuse de mon arrondissement médical. Bientôt j'éprouvai des lassitudes permanentes avec diminution de l'appétit; ce fut dans cette disposition qu'après un repas pris avec dégoût et une longue promenade au soleil, excité par la soif, je mangeai une grande quantité de cerises très acides. Le soir même je ressentis des horripilations, une lassitude générale plus prononcée; mais je n'éprouvai aucun sentiment de douleur ou de malaise à l'épigastre. Les deux jours suivans l'appétit est nul, la langue est blanche, humide, sans mauvais goût, sans désir de boire, le ventre est souple; pendant toute la matinée des frissons superficiels et irréguliers parcourent la région dorsale, les genoux et les cuisses sont brisés, tout le système musculaire est sans force; dans le reste de la journée des bouffées de chaleur s'élançaient à la face, les orbites sont pesans, mon sommeil est pénible, le pouls est à peu près dans son état ordinaire.

Le quatrième jour, à huit heures du matin, je ressens dans le dos un frisson plus profond et plus prolongé, très modéré néanmoins. Le brisement des membres inférieurs devient fort douloureux, la face est pâle, le nez froid, la bouche sèche, la soif se fait sentir, et j'éprouve quelques nausées; les poumons restent parfaitement libres.

Au bout d'une heure et demie le froid cesse, et avec lui l'état douloureux des membres et les nausées; la chaleur succède insensiblement, en commençant par la tête, qui devient douloureuse dans la région fronto-orbitaire, la soif augmente, le pouls se relève, devient fréquent et plein. A la sixième heure l'accès est parvenu à son plus haut degré : le front est comme comprimé, les yeux redoutent la lumière et le moindre mouvement de leurs muscles, la face est rouge, la boisson la plus fraîche ne désaltère pas, la gorge et le palais sont secs, la langue s'y attache lorsqu'elle cesse un instant d'être humectée, l'anxiété est générale, brûlante, presque intolérable. Il faut avoir été atteint de la fièvre d'accès pour avoir une idée du malaise extrême qu'elle fait éprouver; car ce n'est point une douleur aiguë, c'est véritablement un malaise général, une angoisse indicible : la fièvre continue la plus violente ne produit pas cet état. Le pouls est plein et fort, il donne cent dix pulsations par minute, l'épigastre est un peu sensible à la pression. Cet état se maintient pendant quatre heures, après lesquelles tous les symptômes commencent à baisser, la peau s'humecte, et quatorze heures après l'invasion du frisson, l'apyrexie est complète.

Pendant l'intermission, dont la durée s'étend depuis minuit jusqu'au surlendemain matin, trente-deux heures, il me reste encore une grande faiblesse, une lourdeur fronto-orbitaire, et je n'ai nul appétit, quoique la bouche soit bonne (huit sangsues à l'épigastre, limonade, bière coupée, bouillon de poulet aux laitues, crême d'orge).

Le sixième jour, second accès, débutant à la même heure (huit heures du matin), avec les mêmes symptômes, et précédé d'une nuit agitée; il se termine dans le même espace de temps par une moiteur plus forte; même intermission, sommeil tranquille; constipation. C'est un phénomène presque constant dans la fièvre tierce, que le calme qui caractérise la nuit qui suit immédiatement l'accès, et l'agitation de la nuit qui le précède; on pourrait en tirer une conséquence pratique pour l'administration du fébrifuge (même traitement, les sangsues exceptées).

Au huitième jour, apparition du troisième accès à la même heure; les symptômes en sont plus violens; pendant le frisson, les nausées et le brisement des cuisses sont plus pénibles; et dans le deuxième stade, la céphalalgie et la chaleur plus intenses. Une véritable sueur termine l'accès : intermission plus franche, moins de faiblesse.

Le dixième jour le frisson du quatrième accès est plus fort et plus prolongé, il s'y joint des vomissemens répétés des boissons et de quelques mucosités insipides; la chaleur qui succède semble pénétrer en ruisseaux de feu jusqu'à la dernière fibre de mes organes, et me jette dans une angoisse voisine du délire; il me semble que ma tête bouillonne, ma bouche est aride, la soif inextinguible. Je parviens pourtant à tempérer un peu cette chaleur extrême par un mélange très froid de bière et d'eau, par l'application sur le front de compresses imbibées d'oxicrat froid, sans cesse renouvelées, et en me débarrassant de toute couverture. La durée de cet accès est de seize heures; il se termine par des sueurs abondantes et un sommeil tranquille et prolongé. Au réveil l'appétit se fait sentir; une éruption pustuleuse se forme sur la paupière droite (potage). Six heures avant le cinquième accès présumé, je prends six grains de sulfate de quinine en une seule dose; sa présence dans l'estomac ne s'annonce par aucun effet sensible, la fièvre ne reparaît pas, l'appétit et les forces reviennent rapidement (six grains de sulfate de quinine dans les deux jours suivans).

J'aurais pu, sans doute, citer des observations de fièvre intermittente encore plus simple, surtout du type quarte; car il en est dont les intermissions sont si complètes, que le malade mange et vaque à ses occupations habituelles, comme dans l'état de santé. Mais en donnant pour exemple une maladie que j'ai étudiée sur moi-même, j'ai voulu y attacher le plus haut degré de vérité et d'exactitude possible.

B. *Description générale de la Fièvre intermittente simple.*

J'appelle fièvre intermittente simple celle qui offre une intermission ou apyrexie complète, avec l'absence de tout symptôme grave, d'une phlegmasie locale évidente, ou d'une lésion quelconque permanente. Je n'entreprendrai point de faire une description particulière des fièvres provoquées par les miasmes des marais, et de celles qui peuvent dépendre d'autres causes; la manière d'agir de chacune de ces causes est trop obscure, les symptômes fondamentaux des pyrexies périodiques trop uniformes pour qu'on puisse classer ces maladies d'après leurs causes. Ce que je dirai conviendra à la fièvre intermittente, quelle que soit son origine; et pour mettre le plus de clarté possible dans l'énumération des symptômes par lesquels elle se fait connaître à l'observateur, je partagerai leur développement successif en trois périodes.

Premier période, frisson. Ce premier temps commence quelquefois brusquement; le plus souvent il est précédé de malaises, de perte d'appétit, de lourdeur de tête; d'autres fois il succède à une autre maladie qui est ordinairement une fièvre continue. Dans le pays d'étangs et de marais, sur la fin de l'été, la fièvre saisit assez souvent à l'improviste, au milieu de la meilleure santé.

Le froid ou frisson, qui forme le premier stade, est extrêmement variable quant à la durée et à l'intensité. Depuis le simple refroidissement des pieds jusqu'au froid général, avec tremblement, on observe une infinité de nuances, mais le plus ordinairement il est modéré; et si l'on excepte celui de la fièvre quarte, sa durée moyenne est d'une heure ou environ. Aussitôt qu'il se fait sentir, les parties les plus extérieures et les plus éloignées du centre de la circulation, notamment les doigts, le nez et les oreilles deviennent froids, marbrés ou livides, la peau se crispe en chair de poule, le malade éprouve le long de la colonne vertébrale comme des fusées de froid avec frémissement; il cherche la chaleur, s'enveloppe et se couvre le plus qu'il peut en rapprochant du tronc ses membres, rien ne ranime la chaleur générale; le feu peut le brûler, mais non le réchauffer. Si le froid augmente, la figure est plombée, les genoux et les cuisses brisés, la région lombaire douloureuse, les grosses masses musculaires se contractent involontairement et avec souffrance, mais par de faibles oscillations; c'est le tremblement fébrile qui, gagnant les muscles de la mâchoire, fait claquer les dents les unes contre les autres. Mais il est le plus souvent borné aux muscles sous-diaphragmatiques, et dans la fièvre quarte les muscles des lombes deviennent alors si douloureux qu'ils arrachent des cris au fébricitant : en même temps le pouls s'embarrasse et se concentre, les pulsations deviennent irrégulières et précipitées, les mouvemens d'inspiration sont gênés, des bâillemens profonds s'ensuivent, et pour peu que la membrane muqueuse bronchique soit irritable ou le cœur disposé aux palpitations, il s'y joint une toux sèche et de l'oppression. La membrane muqueuse du nez, de la bouche et du pharynx devient sèche, et quoique la langue soit pâle, la soif commence à tourmenter le malade. Quelquefois l'estomac n'est le siége d'aucun phénomène morbide appréciable, mais le plus souvent sa sensibilité augmente, un resserrement douloureux s'y fait sentir avec des nausées et même des vomissemens des boissons ou de matières mucoso-bilieuses ; toutes les boissons sont alors rejetées, sans en excepter l'eau gazeuse. Mais dans la fièvre simple, ces symptômes d'irritation de la poitrine et de l'estomac ne deviennent très fatigans que chez les personnes délicates, dont les organes sont dans un état habituel de souffrance. La rate se gonfle, mais ne devient douloureuse à la pression que lorsque la tuméfaction est brusque et forte.

Deuxième période. Au bout d'une heure, de plus ou de moins de temps, les frissons deviennent plus fugaces et alternent avec des bouffées de chaleur. Bientôt la chaleur domine, règne seule, s'accroît, se répand dans toute l'économie; mais elle se fait sentir spécialement dans toute la tête avec un sentiment douloureux, plus profond et plus prononcé à la région fronto-orbitaire. La face est rouge, les yeux injectés, humides, à moitié fermés, leurs mouvemens douloureux, la langue est blanche au centre, rouge sur les bords lorsque la fièvre est récente, d'apparence naturelle lorsqu'elle existe depuis long-temps, surtout avec le type quarte; la soif est plus ou moins forte en raison de l'ancienneté de la maladie : quelquefois elle est nulle dans le deuxième stade; mais elle s'est fait sentir dans le premier. Elle cesse ordinairement lorsque la peau devient humide. Celle-ci est sèche et brûlante, mais d'une chaleur franche, c'est-à-dire qui n'est point mordicante ni âcre au toucher; la respiration est accélérée; souvent la région épigastrique et les hypochondres sont chauds, tuméfiés, avec pulsation et sensibilité plus grande à la pression. M. Audouard prétend que par le toucher on s'assure alors que la rate est plus douloureuse ou plus grosse que dans l'état de santé. Une observation attentive m'a prouvé que ce phénomène se montrait assez rarement dans la fièvre simple. Le pouls, qui s'est relevé peu à peu, devient plein, fort et fréquent; tous les symptômes de concentration ont disparu, et avec eux les nausées, les vomissemens, le brisement des lombes et des membres : cependant on voit quelquefois des vomissemens survenir dans le fort de la chaleur, mais alors la céphalalgie est violente et paraît en être la cause sympathique.

Ce deuxième stade, ou de réaction, se développe avec une intensité plus ou moins forte, mais qui n'est point en rapport avec l'intensité du froid; car très souvent des frissons légers sont suivis d'une chaleur intolérable, tandis qu'un froid profond, avec tremblement, précède une réaction modérée. Ainsi dans la fièvre quarte, qui existe depuis long-temps, le premier période est le seul qui fatigue le malade; dès qu'il a passé, celui-ci peut ordinairement se lever. Du reste, ces différences tiennent au tempérament, à l'idiosyncrasie individuelle, et à la température de la saison. Jamais les fièvres d'automne et d'hiver ne présentent de symptômes de réaction aussi violens ni aussi longs qu'en été.

Ce période, parvenu à son plus haut point, jette le malade dans une anxiété brûlante, qui le force à s'agiter, à se découvrir sans cesse, et lui fait chercher, mais en vain, une place, une position, une boisson qui puisse calmer l'ardeur qui le dévore; souvent il paraît un léger délire, une sorte de rêvasserie. Il est rare que la fièvre continue produise un état de souffrance aussi insupportable. Lorsque cela arrive, il existe alors des signes évidens d'une inflammation abdominale, et l'on est assuré du caractère de la maladie; mais lorsqu'un état aussi violent se développe aussi promptement, l'abdomen étant souple et non douloureux, on peut prononcer, sans crainte de se tromper, qu'on a affaire à une fièvre intermittente. La durée moyenne du deuxième période est de six à douze heures.

Troisième période. Le pouls commence alors à battre avec plus de modération, l'anxiété diminue, la soif s'éteint, la peau s'humecte peu à peu et se couvre d'une sueur plus ou moins abondante, mais qui l'est toujours plus dans les accès suivans que dans le premier; puis le calme renaît, le malade s'endort, l'apyrexie est complète. Quelquefois le malade se livre au sommeil aussitôt que la sueur paraît. Enfin, quoique le pouls ne soit plus fébrile, le malade conserve, surtout dans les premiers jours, un malaise général avec de la faiblesse musculaire, de la pesanteur de tête et peu ou point d'appétit. Dans les constitutions robustes et peu irritables, les premiers accès se terminent si complétement, que les individus sont persuadés, à chaque intermission, qu'ils sont pour toujours délivrés de leur fièvre, et ils sont fort étonnés de sentir l'invasion de nouveaux accès au milieu de leurs travaux ou après un repas pris avec appétit; mais bientôt les forces digestives et musculaires s'affaiblissent, et ils se voient contraints à garder le repos : c'est alors qu'il survient très fréquemment ou un embarras gastrique, ou une gastrite, et que la fièvre cesse d'être simple.

La longueur de l'intermission est déterminée par le type de la fièvre, qui est presque toujours tierce ou quotidienne; ce n'est qu'à la fin de l'automne ou dans les récidives que le type, en s'altérant, devient quarte, simple ou double, ou même irrégulier : je ne veux point dire par là que la fièvre primitive simple ne puisse pas revêtir le type quarte, mais seulement faire entendre que le fait est assez rare. Les auteurs ont paru attacher beaucoup d'importance au type; ils ont décrit toutes leurs variétés avec un soin minutieux. Quant à moi, je suis bien convaincu que le caractère périodique est tout, et les formes de la périodicité d'une très faible importance; des observations nombreuses et minutieuses n'ont jamais pu me faire découvrir le moindre rapport fixe de dépendance entre le genre du type et la nature des symptômes. C'est sans raisons solides, c'est-à-dire fondées sur les faits, qu'on a voulu classer les fièvres tierces parmi les pyrexies bilieuses ou gastriques, et les quotidiennes parmi celles dites muqueuses; l'un et l'autre type présentent la même marche et les mêmes symptômes pendant l'accès. On prétend que dans les pays marécageux les fièvres tierces bilieuses sont les plus communes; mes observations prouvent au contraire que c'est le type quotidien qui domine. (*Voyez* le tableau qui est à la fin de cet ouvrage.)

Le retour des accès est quelquefois invariablement fixé à la même heure, d'autres fois il avance ou retarde d'une ou plusieurs heures; mais presque toujours il paraît avant midi dans les types tierce et quotidien, et de midi à quatre heures dans le type quarte. Cependant il y a beaucoup d'exceptions à cet égard, comme on le verra dans le dernier chapitre.

Dans le pays d'étangs la fièvre simple est rare dans l'été; pendant l'hiver elle est assez fréquente sous la forme quarte: elle est plus fréquente encore dans les lieux qui ne reçoivent que d'une manière indirecte ou affaiblie l'influence des marais, et chez les individus de la classe éclairée, qui savent se modérer en toutes choses. La fièvre devient simple secondairement lorsque, par un traitement rationel, on a détruit les complications dont nous parlerons bientôt.

La durée d'une fièvre simple, abandonnée à elle-même, ne se prolonge guère au-delà de sept à huit accès, et souvent s'arrête au quatrième ou au cinquième. La force des accès s'accroît ordinairement jusqu'au cinquième, et c'est après le plus violent, suivi de sueurs copieuses, que la convalescence se prononce; souvent alors il paraît une éruption vésiculeuse ou pustuleuse autour des lèvres et des ouvertures nasales, mais rarement une diarrhée. Cette éruption, avec gonflement du derme, commence dans le courant du dernier accès ou de l'avant-dernier, et passe pour critique; mais j'ai vu quelquefois, malgré son apparition, la fièvre poursuivre son cours : du reste elle annonce une guérison plus sûre et plus exempte de rechute.

Telle est la fièvre intermittente dans toute sa simplicité; mais elle s'offre bien plus fréquemment à l'observation, unie à des symptômes qui lui sont étrangers ou qui n'en dépendent que d'une manière indirecte et secondaire. Ce sont ces complications que je vais décrire successivement, en adoptant la classification et les dénominations de M. Pinel, car je n'ai encore rien trouvé de meilleur dans tout ce qui a été écrit à cet égard. Comme tout doit tendre, dans l'étude des maladies, aux connaissances qui fournissent les indications les plus sûres pour l'application de la thérapeutique, je pense que j'aurai atteint le but en spécifiant les modifications principales que les organes peuvent éprouver pendant le cours d'une fièvre d'accès.

§. II. *Des complications de la Fièvre intermittente.*

1°. *Fièvre intermittente inflammatoire.*

A. *Observations particulières.*

Deuxième observation.

A la fin de juillet 1822, entre à l'hôpital un jeune homme de vingt ans, d'une forte constitution, résidant à Nièvres, non loin des marais des rives du Rhône, ayant déjà éprouvé trois accès d'une fièvre quotidienne. Le quatrième accès, plus violent que les précédens, est caractérisé par un frisson vif avec tremblement, nausées et autres symptômes du premier stade, qui sont de peu de durée, et auxquels succède une chaleur des plus intenses, une céphalalgie générale, atroce, avec pulsations des artères céphaliques, pulsations que le malade compare au bruit des fléaux battant le blé. La face est rouge, comme gonflée, les yeux injectés et douloureux, le pouls dur, plein et redondant, la soif vive, la langue humide, blanche au centre, rouge sur les bords, le ventre souple, sans douleur, et il y a un délire fugace; au bout de huit heures des sueurs abondantes couvrent la peau, l'apirexie devient complète et l'appétit renaît. La fièvre, débutant à dix heures du matin, est entièrement terminée à dix heures du soir; la nuit est tranquille. (Six grains de sulfate de quinine à cinq heures du matin, diète, tisane d'orge.) Le cinquième accès devance d'une heure avec des symptômes encore plus violens, quoique le sulfate de quinine n'ait fait éprouver aucune irritation gastrique sensible. Au milieu du deuxième stade je tire de la veine du bras une livre de sang, rouge comme le sang artériel, jaillissant avec une grande impétuosité et se coagulant promptement, en se couvrant d'une couenne blanche. Je suis obligé d'avoir recours à une compression forte pour l'empêcher de couler davantage. Une heure après, la céphalalgie, symptôme dominant, commence à diminuer, la sueur paraît plus tôt que les autres fois, et l'accès, au total, est moins long, et l'intermission exempte de malaise. (Six grains de sulfate de quinine à cinq heures du matin.) La fièvre ne reparaît plus.

Troisième observation.

Montagneux, âgé de trente-cinq ans, d'un tempérament sanguin, replet, pionnier, natif du Vivarais, résidant depuis deux ans dans le pays d'étangs, avait été atteint, l'année précédente, d'une fièvre intermittente quotidienne violente, puis de la variole. Le 12 septembre 1823, il entre à l'hôpital pour la fièvre suivante, dont il est affecté depuis quatre jours.

Dans la matinée, simple refroidissement des pieds, suivi promptement d'une chaleur générale intense avec douleur céphalalgique, face livide, sensibilité générale du ventre et des hypocondres, déchirement des lombes, douleur à l'épaule droite, diarrhée légère, ténesme, soif, langue rouge, sèche, fendillée, pouls large et dur; la moiteur commence le soir, et ne va pas jusqu'à la sueur; l'intermission de la fièvre est complète, mais les autres symptômes ne sont que diminués. Cinquième jour (quinze sangsues sur l'épigastre, limonade, diète absolue), accès moins fort et moins long, intermission plus complète. Sixième jour, retour de l'accès presque sans froid, forte saignée pendant la chaleur, sang couenneux.

Septième jour. Les symptômes d'irritation du ventre et de la tête ont disparu, la sueur a été copieuse, mais la fièvre ne se montre pas moins avec les symptômes inflammatoires; apyrexie parfaite, langue naturelle, un peu d'appétit. Huitième jour, dix grains de sulfate de quinine, unis à quinze gouttes de laudanum, pris en deux doses. Neuvième jour, convalescence.

Chez Montagneux, l'inflammation paraît d'abord circonscrite dans le tube intestinal; mais la cessation de cet état, à la suite des évacuations sanguines, et la persistance des accès avec des symptômes inflammatoires généraux, m'ont convaincu que cette observation était ici à sa place.

Quatrième observation.

Madrat, âgé de trente-huit ans, d'une taille gigantesque, journalier, résidant à Montluel, était affecté d'une bronchite qui ne l'empêchait point de se rendre tous les matins dans une grange voisine pour y battre le blé. Le 1er de septembre, l'air étant embrasé et d'un calme étouffant, les eaux d'une mare attenante à la cour répandant une odeur infecte, tous les batteurs ressentirent des maux de tête plus ou moins violens; Madrat surtout, qui, de plus, éprouva à la fin de la journée des frissons avec brisement des membres inférieurs, et pendant la nuit une chaleur excessive jointe à une toux fréquente, douloureuse, et à une gêne de la respiration.

Le lendemain matin, ces symptômes existant encore dans toute leur force, je tire au malade une livre de sang de la veine du bras, et je le mets à l'usage d'une boisson délayante; bientôt après, sueur copieuse suivie d'une apyrexie complète, qui se prolonge pendant deux jours. Madrat se croit guéri, il mange avec appétit, ses forces sont presque intactes.

Le quatrième jour, à midi, légers frissons dans le dos pendant trois quarts d'heure, puis chaleur progressive qui devient extrême, grande gêne à respirer, toux fréquente avec douleur dans le côté droit, expectoration muqueuse parsemée de stries sanguinolentes, soif vive, langue sèche, effilée, sans mauvais goût; ventre souple, nullement douloureux; tête brûlante, céphalalgie intense, face rouge, yeux larmoyans, rouges, sensibles à la lumière. Ces symptômes se soutiennent au même degré jusqu'au lendemain matin; la sueur paraît alors en grande abondance, mais la rémission est de courte durée. Un nouveau paroxyme survient à midi, la peau redevient sèche et le pouls plein et dur : une fièvre continue avec pneumonie voudrait s'établir. (A sept heures du soir saignée d'une livre ; le sang se couvre promptement d'une couenne blanche, épaisse et très dense.) A dix heures la fièvre diminue avec les symptômes de phlegmasie ; le malade s'endort et sue copieusement.

Le lendemain, sixième jour, le mouvement fébrile est modéré, la toux moindre, la dyspnée et le point douloureux ont disparu ; il n'y a ni soif ni céphalalgie. (Lavement émollient, tisane idem.) Dans la nuit on administre trois gros de poudre de quinquina en lavement, et au jour on réitère cette dose : convalescence et guérison complète en peu de jours.

Cinquième observation.

M. Ay....., âgé de soixante ans, d'une grande taille, ayant un teint fleuri et un tempérament éminemment sanguin et pléthorique, sujet à des migraines périodiques, ayant l'habitude de se faire saigner fréquemment, jouissant d'ailleurs de toutes les aisances de la vie sans en abuser, résidait depuis quelque temps dans sa manufacture de draps, située dans le vallon marécageux de Sainte-Croix, lorsque, dans le courant de septembre 1825, il éprouve d'une manière brusque et sans cause particulière appréciable, un malaise avec quelques frissons. Le second jour, dans la matinée, les frissons se renouvellent, et il s'y joint des nausées continuelles, des vomissemens bilieux répétés avec beaucoup d'efforts, et qui se prolongent même dans le deuxième stade. Bientôt chaleur forte, lourdeur de tête, somnolence, pouls plein et fréquent, soif modérée ; six heures après, sueur abondante qui dégénère en une simple moiteur : cet état se prolonge jusqu'au quatrième jour. A cette époque il se fait une éruption générale simulant la rougeole, mais accompagnée d'une démangeaison extraordinaire. La rougeole, régnant dans le même temps, je fus porté à croire que la maladie de M. Ay.... était cet exanthème. (Diète, boissons délayantes.)

Le cinquième jour au matin, chaleur progressive sans refroidissement préalable, nausées, vomissemens très fatigans, inquiétudes, agitation excessive, soif, dégoût pour toutes les boissons qui ne sont pas froides et acides; le ventre est souple, l'épigastre n'est ni tendu ni douloureux, même à une forte pression; la langue est blanche, la tête est brûlante quoique sans douleur, il y a tendance à l'assoupissement, le pouls est plein, d'une fréquence médiocre, les urines sont rouges et troubles, l'éruption a disparu vers le soir, la peau s'humecte, le pouls devient ondulant, moins fréquent, et le malade se livre à un sommeil qui n'est point tranquille.

Le lendemain, sixième jour, calme, rémission de tous les symptômes; mais dans la nuit l'agitation commence à se faire sentir, l'éruption reparaît.

Le septième jour, à huit heures du matin, les boutons, dont les membres sont couverts, provoquent pendant deux heures un prurit insupportable, et qui se calme à la suite d'une selle bilieuse extrêmement copieuse. A dix heures, un nouvel accès se manifeste avec des symptômes analogues, mais plus violens; le malade, quoique assoupi, est plongé dans un délire loquace : rémission et sueur le soir, sommeil la nuit.

Le huitième jour, intermission presque complète; les urines sont troubles, mais ne déposent pas. Jusque-là le traitement n'a pas changé, il s'est composé d'eau sucrée, de limonade et d'eau gazeuse; celle-ci, employée dans le premier stade des accès, calme promptement les vomissemens : la diète a été absolue.

Le neuvième jour, l'accès tierce reparaît précédé d'une nuit très agitée, et toujours sans frissons; les symptômes sont encore plus intenses, la face est très rouge, la peau en général est fortement colorée et brûlante, l'anxiété est indicible, le prurit occasionné par l'éruption est très modéré, et disparaît le soir pour toujours; l'accès décroît à neuf heures du soir, mais il ne survient qu'un peu de moiteur, la rémission est moins complète. Le malade s'inquiète extrêmement de son état, et lorsqu'il sent les premiers phénomènes des paroxysmes, il tombe dans une espèce de désespoir qui se termine par des rêvasseries continuelles sur des sujets désagréables.

Depuis plusieurs jours, je conseille une évacuation sanguine, que je crois indispensable, mais qu'on refuse.

Le 11, l'accès débute à la même heure, mais par un refroidissement des pieds, et toujours accompagné de nausées et de vomissemens. Sur le soir, à peine veut-il s'établir une rémission, qu'un nouveau paroxysme s'y oppose et effraie les parens par sa violence.

Le 12, légère rémission, sans moiteur. D'après l'avis du docteur Viricel, célèbre praticien de Lyon, on consent à la saignée : huit onces de sang sont tirées; une couenne épaisse recouvre promptement sa surface : huit grains de sulfate de quinine dans la journée. Le pouls s'élève; soif; quelques nausées; point de sommeil : à quatre heures du matin, huit grains de sulfate de quinine en lavement.

Le 13, le paroxysme revient d'une manière insensible, comme les précédens; mais le délire manque. La rémission ne commence que le lendemain 14 : point de sueur, nul appétit; les urines déposent. (Douze grains de sulfate de quinine en deux doses.)

Le 15, l'accès ne se marque que par un malaise et des nausées. (Huit grains de sulfate de quinine.)

Le 16, le pouls a son type naturel, et la convalescence commence.

Le malade a éprouvé plusieurs rechutes, à Lyon au bout d'un mois, et à Paris huit mois après la première maladie. Dans toutes ces rechutes, l'éruption rubéoliforme a reparu. La cause la plus puissante des récidives se trouve principalement dans la violence prolongée des accès; ce qu'on ne peut prévenir que par des évacuations sanguines promptes et copieuses, comme l'observation précédente le prouve.

En négligeant ces évacuations, on s'expose, en outre, à laisser se former des congestions ou des phlegmasies formidables de parenchymes.

Il n'existait point de phlegmasie circonscrite chez M. Ay....; du moins il est impossible d'en spécifier le siége. D'ailleurs l'état pléthorique du sujet peut donner une explication suffisante de la violence de tous les symptômes, et justifier l'épithète d'inflammatoire que je donne à la complication de cette fièvre.

B. *Description générale de la Fièvre intermittente inflammatoire.*

La fièvre intermittente peut se compliquer d'une phlegmasie locale, d'une simple congestion sanguine, ou d'un état inflammatoire général.

L'existence d'une phlegmasie un peu importante est incompatible avec le mouvement fébrile intermittent parfait; l'inflammation provoquant alors la fièvre continue, la rémittence seule est possible. Il n'en est pas de même de l'état pléthorique local ou de congestion; il se lie et peut se lier parfaitement avec la fièvre intermittente; il en est même une cause aussi souvent qu'un effet. Ainsi le premier travail de la matrice dans les constitutions nervoso-sanguines, s'accompagne souvent d'une fièvre inflammatoire qui prend le caractère intermittent dans les pays marécageux. Ainsi lorsque la fièvre attaque un individu atteint d'une légère bronchite, ou sujet aux crachemens de sang, ou encore affecté actuellement d'une hypertrophie du cœur, de maux de tête, ou disposé à une congestion quelconque, celle-ci aura toujours lieu aussitôt que le paroxysme fébrile aura doublé l'accélération de la circulation. Alors se manifesteront tous les symptômes d'une phlegmasie locale; mais dans le fond il n'y aura réellement que congestion momentanée, à moins que par le vice du traitement et la répétition trop prolongée de cet état, la phlegmasie ne succède à la congestion. La fièvre intermittente simple est déjà, pour ainsi dire, le premier degré de la fièvre inflammatoire. Si elle s'attaque à une constitution sanguine, pléthorique, la perturbation du système artériel devient si violente, soit généralement, soit plus spécialement dans un organe ou dans un appareil d'organe, que la dénomination d'inflammatoire lui convient sous tous les rapports.

Dans tous les cas, voilà quels en sont les symptômes: frissons courts et vifs, le plus souvent sans tremblement : quelquefois la fièvre ne débute que par un simple refroidissement des pieds, ou même par une chaleur progressive, sans la moindre horripilation ; mais dans ces derniers cas la fièvre est rémittente. Les nausées et vomissemens qui surviennent fréquemment dans le premier stade s'accompagnent de tension dans les régions de l'estomac et des hypochondres, mais non de douleur circonscrite et des autres symptômes de la gastrite. Dans le deuxième stade, la chaleur générale est extrême avec injection de la peau, et surtout de la face et des yeux; souvent il se fait une éruption de plaques rouges et dures semblables aux piqûres d'ortie, ou de boutons plus ou moins analogues à ceux de la rougeole, de la scarlatine ou de la miliaire. Cette éruption disparaît avec l'accès. Le pouls est plein et dur, d'une fréquence modérée. Il y a somnolence ou céphalalgie violente générale, avec pulsations fatigantes des artères occipitales et cérébrales. Dans le premier cas, le malade est dans une rêvasserie loquace; dans le second, il peut tomber dans un délire furieux. Lorsque les vaisseaux capillaires du poumon reçoivent trop de sang, on observe une plus ou moins grande difficulté de respirer, jointe à un sentiment douloureux circonscrit ou répandu dans toute la poitrine; une toux sèche, ou avec expectoration muqueuse et parsemée de stries sanguines, lorsque déjà il existait une bronchite. La dyspnée qui fatigue souvent le malade dans le premier stade n'est plus de même nature, elle provient évidemment d'un état spasmodique, comme nous le démontrerons dans un autre lieu.

Lorsque la congestion se fait dans les organes du bas-ventre, c'est alors qu'ont lieu ces douleurs déchirantes des lombes et de l'hypogastre, ces gonflemens douloureux des hypochondres.

Dans tous les cas, la langue est blanche, rouge sur ses bords; ses papilles sont développées, et elle est plus épaisse. La bouche n'a pas de mauvais goût, quoique l'appétit soit nul.

Dans le troisième stade, les sueurs ne paraissent qu'après quelques accès : une hémorrhagie nasale n'est pas rare; elle est annoncée par le caractère redondant du pouls (*bisferiens*). Les urines sont rouges; elles se troublent et ne déposent pas d'abord : le sang extrait par la saignée donne toujours une couenne d'un blanc jaunâtre plus ou moins dense.

Ce genre de fièvre se montre de préférence dans le printemps, pendant les étés secs et chauds; aussi a-t-elle été fréquente dans les étés de 1825 et 1826, si remarquables par une sécheresse prolongée. Elle est rare parmi les indigènes du pays d'étangs; mais les étrangers qui séjournent au milieu des marais, s'ils possèdent une constitution sanguine, contractent une fièvre intermittente qui se complique presque constamment, ou d'une gastro-hépatite, ou d'une sur-excitation extrême de tout le système artériel, de celui de la tête spécialement.

Cette pyrexie a une grande tendance à devenir continue, ou au moins rémittente; elle offre même tous les types, et même le quarte.

§. III. *Fièvre intermittente gastro-hépatique.*

A. *Observations particulières.*

1°. *Embarras gastrique isolé.*

Sixième observation.

Besson, âgé de trente ans, cuisinier, résidant non loin du pays d'étangs, d'une taille courte et replète, d'un tempérament sanguin lymphatique, sujet aux éruptions et à l'ophthalmie chronique, se plaignait, depuis quelques jours, d'une pesanteur à l'épigastre, de dégoût et d'un malaise général, sans fièvre ni soif, lorsque tout à coup il fut pris d'une cardialgie atroce. On essaya, mais en vain, de calmer les souffrances à l'aide du laudanum, de l'éther et des lavemens émolliens répétés toutes les heures. Appelé le deuxième jour, je trouve Besson dans l'état suivant :

L'épigastre était sensible au toucher, mais non en

proportion de l'horrible douleur *constringente* qui faisait pousser des cris au malade ; le ventre était souple, le pouls lent et concentré, la tête libre, la face pâle, verdâtre, la langue large, humide, uniforme, grisâtre; la soif nulle, point de selles : le malade avait un dégoût profond pour les alimens comme pour les boissons ; il avait vomi la veille une gorgée d'un liquide épais, brunâtre, très amer. (Quinze sangsues à l'épigastre, limonade, lavemens.) Cette médication n'eut aucune prise sur les douleurs d'estomac ; elles devinrent même si violentes, que le malade tombait dans des accès de désespoir ; il se couchait de préférence sur le ventre, la tête pendante hors du lit.

Deux grains d'émétique sont administrés dans deux verrées d'eau. Une heure après, des vomissemens très abondans de matières poisseuses, brunes, horriblement puantes, firent promptement cesser la cardialgie ; des purgatifs salins provoquèrent ensuite par le bas des déjections de même nature : l'appétit commence à se faire sentir ; mais le malade n'ayant voulu s'astreindre à aucun régime, la cardialgie reparaît avec la même intensité. L'émétique fut repris avec le même succès ; un régime sévère confirma la guérison.

Il est rare que l'embarras gastrique soit accompagné de douleurs épigastriques aussi violentes : le plus ordinairement le malade ne ressent qu'une pesanteur et un malaise.

2°. *Fièvre intermittente avec embarras gastrique.*

Septième observation.

Rambaud, âgé de trente-huit ans, d'un tempérament analogue à celui de l'habitant du pays d'étangs, sujet à l'ophthalmie chronique, aux ulcères des jambes, employé aux lavages des laines dans la manufacture de draps de....., éprouvait, depuis quelques jours, du dégoût, avec perte d'appétit. Dans le courant du mois de septembre 1822, le matin, il ressent un frisson général avec tremblement, des nausées, et un brisement des membres inférieurs. Ces symptômes durent deux heures, et sont remplacés par une chaleur modérée et de la céphalalgie frontale. Le malade se plaint en même temps d'une grande amertume du goût; sa langue est large, humide, jaunâtre; la soif très modérée; le pourtour des lèvres est d'une couleur verdâtre, le reste de la face légèrement coloré; l'épigastre est pesant, nullement douloureux; une sueur abondante commence dans la soirée, et le malade s'endort tranquillement.

Le lendemain l'apyrexie était complète; mais tous les symptômes d'embarras gastrique persistent : la fièvre est réglée en tierce (diète, limonade). Après le quatrième accès, un grain d'émétique fait rendre une grande quantité d'une bile verte. Le cinquième accès ne diffère point des précédens, et les symptômes saburraux sont à peine diminués. Deux purgations, administrées pendant les intermissions suivantes, n'amènent aucun changement. La bouche est toujours mauvaise, l'anorexie prononcée. (Un grain et demi d'émétique dans une tasse de bouillon aux herbes.) Vomissement copieux, verdâtre; goût naturel, appétit : l'accès suivant, qui est le huitième, est très léger; infusions amères, guérison.

Les faits analogues sont trop communs et trop uniformes pour qu'il soit nécessaire de les rapporter ici.

3°. *Fièvre intermittente avec irritation gastrique et gastro-hépatique.*

Huitième observation.

M....., âgé de dix-huit ans, berger dans le pays d'étangs, est atteint (août 1823) d'une fièvre quotidienne, débutant à midi par un tremblement général, de la cardialgie, un brisement des lombes et des membres inférieurs, suivis, au bout d'une heure et demie, d'une chaleur et d'une céphalalgie frontale des plus intenses, d'une soif vive sans amertume du goût, d'une grande sensibilité de l'épigastre à la pression : la langue est rouge, effilée; la face rouge aux pommettes, jaunâtre autour de la bouche. L'accès se termine dans la nuit par des sueurs copieuses; mais dans l'apyrexie l'épigastre reste sensible, plus chaud; la tête douloureuse, la langue rouge, et la chaleur générale plus élevée. (Diète, limonade, quinze sangsues sur le creux de l'estomac pendant le quatrième accès.) L'hémorrhagie est copieuse. Le second accès se termine plus tôt et d'une manière complète. Les symptômes gastriques ont disparu. Appétit. Cependant un nouvel accès revient le lendemain à la même heure, et il s'y joint des nausées.

Sixième jour. Six grains de sulfate de quinine dans l'apyrexie. Retour de l'accès avec plus de violence; la bouche devient très amère, la céphalalgie frontale intolérable; il survient des vomissemens bilieux, sans cardialgie, au milieu du stade de chaleur; la face est jaunâtre : ces symptômes persistent dans l'apyrexie.

Septième jour. Un grain d'émétique : vomissemens bilieux abondans. La fièvre ne reparaît plus. On donne quelques grains de quinine les jours suivans.

On peut résumer ainsi cette observation : fièvre intermittente compliquée, d'abord de gastrite; destruction de celle-ci par les sangsues; mais retour de la fièvre périodique, qui en est indépendante : apparition secondaire de l'embarras gastrique, supprimé par l'émétique.

Neuvième observation.

La femme Pourrière, âgée de vingt-quatre ans, mal réglée, maigre, et habituellement tourmentée par des cardialgies et des pertes blanches, se plaignait depuis un mois de l'augmentation de ses maux ; il s'y était joint de la soif, du dégoût et même des nausées. Enfin, en août 1821, il survient un frisson général, avec brisement des membres, puis une chaleur intense, rougeur de la face, coloration en jaune du pourtour de la bouche, soif très vive, langue large, humide, de couleur naturelle et sans mauvais goût ; douleurs à l'épigastre, constipation, céphalalgie frontale des plus violentes. Rémission dans la matinée ; paroxysme le soir, débutant par un frisson.

Quatrième jour : première visite. (Quinze sangsues sur l'épigastre, limonade, diète.) Quoique les piqûres donnent peu de sang, néanmoins tous les symptômes fléchissent. Le cinquième jour, dix autres sangsues produisent une hémorrhagie plus forte ; vomissement spontané de bile pure. Sixième jour, amertume de la bouche, nausées, pesanteur à l'épigastre, apyrexie complète le matin ; mais retour de l'accès dans la soirée, avec des symptômes très modérés. (Limonade.)

Septième jour. *Idem.*

Huitième jour. Les symptômes de phlogose gastrique sont évanouis, mais ceux d'embarras gastrique se prononcent davantage ; en conséquence, la malade prend un grain d'émétique dans une verrée d'eau sucrée : vomissemens et déjection d'un jaune verdâtre ; point de paroxysme ; appétit. Cependant il s'établit une fièvre intermittente quotidienne simple. Comme il n'existe dans l'apyrexie ni chaleur, ni soif, ni aucun indice d'irritation gastrique, je prescris quelques grains de sulfate de quinine. Au bout de trois jours la fièvre disparaît, mais une constipation opiniâtre lui succède ; les lavemens sont rendus à peu près tels qu'ils sont pris. Dès-lors la plupart des boissons et tous les potages fatiguent l'estomac, et provoquent, ou de simples nausées, ou des vomissemens de bile, ou bien de mucosités mêlées avec les boissons ; car les solides ne sont point rejetés, et fatiguent moins que les bouillons et les crêmes. La malade a d'ailleurs un dégoût profond pour le bouillon gras et les tisanes ; elle n'a point de soif, le pouls est calme, lent même et faible ; la langue naturelle, le ventre plat, l'estomac douloureux à la pression. (Eau gommée, cinq sangsues sur l'estomac, lavement de savon.) Au bout de cinq ou six jours, cet état persistant, je fais prendre un demi-grain d'émétique : vomissemens copieux et faciles d'une matière semblable à des œufs brouillés : soulagement merveilleux ; plus de dégoût, appétit vif. Vingt-quatre heures après la malade retombe dans son premier état : les vomissemens se rapprochent ; ils sont plus bilieux ; ils se compliquent de tremblement musculaire et de défaillance toutes les fois que la femme Pourrière veut se mettre sur son séant : maigreur effrayante. Depuis douze à quinze jours il n'y a pas de selles, ni envie d'aller du ventre. Un médecin distingué, qui est appelé auprès de la malade, regarde son état comme dépendant d'un spasme de l'estomac : il prescrit un vésicatoire volant sur la région de cet organe, des infusions de feuilles d'oranger et des lavemens de savon. Ces moyens sont sans résultats avantageux. La faiblesse est si grande que la malade ne peut plus se tenir sur son séant.

A la suite d'un lavement plus stimulant, il survient des borborygmes et des coliques ; puis, la sensation d'un corps qui de l'estomac descendrait vers l'anus et s'y arrête, excite des envies et des efforts impuissans pour l'expulser au-dehors : dès-lors les nausées et les vomissemens cessent complétement. Cependant les envies d'aller du ventre se faisant incessamment sentir et les lavemens ne pouvant point pénétrer, je m'assure avec le doigt que le rectum est plein et distendu par des matières fécales endurcies. Je me hâte d'extraire les fèces, qui sont jaunes comme de l'ocre, et la malade entre en convalescence. Chose remarquable, bientôt après la femme Pourrière prit un embonpoint qu'elle n'avait jamais eu, et devint enceinte, pour la première fois, après huit années de mariage.

On ne peut méconnaître ici une gastro-duodénite avec augmentation dans la sécrétion biliaire et mouvement fébrile rémittent. Les sangsues détruisent promptement la phlogose, et par conséquent la fièvre continue, qui en est le symptôme ; mais l'irritation nerveuse se soutient assez pour rappeler le mouvement intermittent. Tous les symptômes consécutifs étaient sous la dépendance de la rétention de ces matières qui ont été extraites ; et si un laxatif avait suivi l'administration du premier grain d'émétique, tous ces accidens auraient vraisemblablement été prévenus.

Dixième observation.

Girard, âgé de trente-six ans, tisseur dans la manufacture de draps de....., d'un tempérament robuste, bilieux-sanguin, était tourmenté depuis deux mois par une fièvre tantôt tierce, tantôt quotidienne, caractérisée par des frissons avec tremblement, des nausées, des vomissemens bilieux réitérés, avec cardialgie, puis par une chaleur ardente, une céphalalgie frontale extrême, une soif inextinguible, et au déclin par des sueurs copieuses.

Le malade n'avait pas suivi de régime ; il s'était traité

lui-même, au moyen de médicamens très stimulans, qui avaient supprimé les accès pendant quelques jours, mais avaient laissé subsister l'anorexie et ses symptômes de gastro-hépatite. Enfin il entre à l'hôpital avec des accès à type tierce, tels que je viens de les décrire succinctement; mais pendant l'apyrexie j'observai, de plus, sécheresse de la bouche et du pharynx, amertume du goût, ictère de la sclérotique et du pourtour des lèvres, une grande sensibilité de l'épigastre et de la région de la rate à la pression : cet organe est tuméfié et douloureux : le malade conserve un peu d'appétit; mais la digestion est très pénible : insomnie (un grain d'opium avant l'accès; pommade stibiée du docteur Peysson). Le quatrième jour les accès manquent, mais tous les symptômes gastriques persistent.

Sixième jour. (Quinze sangsues sur la région spléno-épigastrique, remplacées par des cataplasmes émolliens, limonade, diète, lavemens.) Cette médication fut promptement suivie de la disparition de la douleur et du dégorgement de la rate et de l'estomac; mais le dégoût, l'amertume de la bouche, enfin tous les symptômes de l'embarras bilieux ou gastrique se prononcèrent davantage et sans fièvre, mais avec des sueurs nocturnes.

Huitième jour. (Un grain d'émétique dans une tasse de bouillon aux herbes.) Vomissemens copieux verdâtres et fétides. Le malade éprouve sur-le-champ un bien-être qui lui était inconnu depuis l'invasion de sa maladie; il peut se livrer au sommeil; cependant le lendemain un léger accès reparaît.

Neuvième jour. Apyrexie. (Deux gros de poudre de quinquina en lavement.) Déjections abondantes, avec coliques et soif.

Dixième jour. Nouvel accès.

Onzième jour. (Un grain d'opium quelques heures

avant l'accès ; frictions à la méthode de M. Peysson.)

Quatorzième jour. Convalescence. Les organes gastriques conservent long-temps une grande irritabilité. Quelques accès reparaissent lorsque Girard se laisse aller à un écart de régime, ou se livre à un travail fatigant.

Outre la fièvre intermittente, il est évident que Girard était affecté d'une gastrite, d'une irritation du foie, avec altération de la sécrétion biliaire et reflux de la bile dans l'estomac, et, de plus, d'un engorgement douloureux de la rate. Il n'y a pas de doute que cette lésion des organes digestifs n'ait favorisé le retour des accès de fièvre, mais il est certain aussi qu'elle ne la constitue pas.

Onzième observation.

Chosson, âgé de vingt ans, sanguin-lymphatique, domestique, résidant depuis peu de temps dans le pays d'étangs, est atteint, pendant l'été brûlant de 1822, d'une fièvre à type quotidien, débutant le matin par un frisson général, avec tremblement, nausées, vomissemens bilieux, bouche aride, soif, douleur contusive des cuisses et des lombes; symptômes auxquels succèdent au bout de deux heures une chaleur intense et âcre, avec céphalalgie frontale intolérable; douleur épigastrique augmentant sous la main, face rouge sur les pommettes, jaunâtre autour de la bouche et du nez; amertume du goût, anorexie, soif inextinguible. L'accès se termine à la dixième heure par des sueurs abondantes. L'apyrexie est complète; mais l'anorexie, l'amertume de la bouche, la douleur du front et de l'épigastre persistent.

Le malade entre à l'hôpital au sixième accès, n'ayant employé aucune médication. (Délayans : limonade, diète.)

Le huitième accès est plus violent que les précédens; d'ailleurs même état dans l'apyrexie. (Six grains de sulfate de quinine.)

Neuvième accès, encore plus intense. (Même dose de sulfate de quinine.)

Le dixième accès est accompagné de vomissemens, avec cardialgie atroce et soif qu'on ne peut étancher. (Dix sangsues sur l'épigastre, au milieu de l'accès.) Celui-ci se termine plus promptement. Les symptômes de gastrite diminuent.

Onzième accès plus modéré. Dans l'apyrexie les symptômes d'embarras gastrique persistent seuls. (Deux grains d'émétique en lavage.) Évacuations bilieuses par les selles et le vomissement, à la suite desquelles disparaissent tout à coup l'amertume de la bouche et la douleur frontale sourde qui désolait le malade.

Le douzième accès paraît en tierce, mais il est faible et de courte durée. (Deux laxatifs.) Appétit. Les accès tierces reparaissent régulièrement, mais avec beaucoup de modération : les jambes deviennent œdémateuses; l'estomac n'accuse aucune irritation. J'essaie la pommade stibiée de M. Peysson, sans succès. Huit grains de sulfate de quinine arrêtent les accès sans retour.

Cette observation est de la même nature que la précédente : elle confirme pleinement l'existence de la complication gastro-bilieuse.

B. *Description générale de la fièvre intermittente bilieuse-gastrique.*

La fièvre intermittente se complique très fréquemment de symptômes bilieux et gastriques, dans les pays marécageux, surtout pendant l'été et l'automne. Ces symptômes se montrent sous deux variétés bien tranchées, connues sous les dénominations d'état saburral, embarras gastrique ou bilieux, et d'irritation gastrique, de gastro-entérite. Comme ces deux états peuvent exister indépendamment de tout mouvement fébrile, je les décrirai d'abord séparément, puis dans leur rapport avec la fièvre intermittente.

Première variété. — *Embarras gastrique.*

L'embarras gastrique précède souvent la fièvre; moins fréquemment il se développe pendant son cours : il est endémique dans les pays marécageux, dans les lieux bas, humides, dans les prisons, les hôpitaux, parmi le bas peuple et les personnes peu irritables, dont la nourriture est grossière et le régime déréglé. Il s'annonce par la perte d'appétit, le dégoût, l'amertume de la bouche, quelquefois par un goût fétide d'œufs pourris, ou bien aigre, salé ou fade. Le malade désire des alimens de haut goût, est promptement rassasié; souvent il salive; sa langue est large, épaisse, humide, uniformément grisâtre ou jaunâtre; son haleine est fétide; le pourtour du nez et des lèvres est cerné par un cercle jaune ou verdâtre; la sclérotique participe ordinairement à cette teinte; la région épigastrique est le siége d'un malaise, d'un poids incommode; quelquefois d'une douleur violente et constrictive; mais la pression ne l'augmente pas, elle la diminue plutôt.

Le malade éprouve dans la région fronto-orbitaire une douleur sourde modérée, mais continue, une espèce de lourdeur de tête; il est plongé dans la tristesse : lorsqu'il se livre à quelque exercice il se fatigue et sue promptement.

Cet état peut persister assez long-temps au même degré : il se termine par la guérison, ou d'une manière insensible, ou à la suite de vomissemens ou de déjections spontanées ou provoquées. D'autres fois il s'aggrave et se complique de gastro-entérite ou d'une fièvre intermittente.

Cette dernière présente les caractères suivans : début dans la matinée par un frisson prolongé, ordinairement avec tremblement général et nausées; le vomissement est rare; chaleur modérée, soif peu prononcée, mouvement fébrile, en général peu intense, terminé par des sueurs abondantes. L'apyrexie est toujours complète. A chaque accès les symptômes d'embarras gastrique s'exaltent et reviennent après au même point. Les types tierce et quarte sont les plus communs. L'accès est de huit à douze heures, terme moyen, et ne produit point une grande faiblesse musculaire lorsqu'il ne se prolonge pas trop.

Il arrive assez fréquemment que les symptômes d'embarras gastrique ne paraissent qu'après quelques accès d'une fièvre intermittente simple ou gastrique, lorsque l'irritation gastro-hépatique aiguë est tombée spontanément, ou à la suite d'un traitement antiphlogistique. Cette complication s'attache, soit primitivement, soit secondairement, aux trois quarts des fièvres intermittentes qui règnent dans la Bresse marécageuse, surtout pendant les étés et automnes pluvieux; c'est alors que le type tierce est le plus commun.

Deuxième variété. — *Irritation aiguë des organes digestifs.*

La fièvre intermittente, soit avec gastrite simple, soit avec gastro-entérite et symptômes bilieux, se montre pendant les grandes chaleurs, et concurremment avec les fièvres continues de même caractère. Les accès en sont très violens, et toujours précédés, pendant quelques jours, par les symptômes qui constituent leur complication. Ils débutent presque constamment, de huit à dix heures du matin (1), par un frisson court et léger, des nausées, des vomissemens bilieux, fatigans et douloureux, et par le brisement des lombes et des cuisses. La chaleur qui succède est ardente, la céphalalgie fronto-orbitaire cruelle; la face est d'un rouge jaunâtre, surtout autour du nez et de la bouche; la langue est allongée, rouge sur ses bords, d'un blanc jaune à sa surface, qui d'ailleurs est sèche, pointillée de rouge; la bouche est amère; il y a une grande répugnance pour les boissons chaudes et les bouillons gras, mais un désir immodéré des boissons acides froides, et surtout de l'eau pure et aussi froide que possible. Aussi la soif est-elle souvent inextinguible, et les malades boivent-ils en si grande abondance, sans même pouvoir se désaltérer, qu'il en résulte une véritable indigestion, se terminant par des vomissemens et des déjections abondantes. L'épigastre est très sensible au toucher, les hypochondres sont tendus, toute cette région est brûlante à un plus haut degré qu'ailleurs; souvent on y sent des pulsations profondes très fortes: et quelquefois cet état s'observe dans d'autres points de l'abdomen.

Les vomissemens bilieux répétés et la douleur fronto-orbitaire sont les deux symptômes qui désespèrent le plus les malades. La dernière est portée quelquefois si loin, qu'elle provoque le délire; alors les vomissemens, qui ne surviennent ordinairement que pendant le premier stade, se prolongent dans le deuxième.

L'apyrexie, dans les premiers accès, n'est pas complète. Outre la persistance de la phlegmasie gastrique, le pouls reste encore fréquent; la chaleur générale ne tombe pas entièrement, de même que la soif; c'est presque une fièvre rémittente. Les paroxysmes sont

(1) Depuis 1825 l'époque de l'invasion des accès est beaucoup plus variable. Il en sera question dans le dernier chapitre.

très longs, à type quotidien, quelquefois tierce ou double tierce. Les sueurs ne paraissent pas tant que les symptômes se soutiennent au même degré, et les urines restent jaunes et troubles. Le ventre est d'abord serré; un peu plus tard il devient douloureux, et il s'y joint des déjections bilieuses.

Si la maladie est livrée à elle-même, elle se prolonge beaucoup chez les sujets irritables, et peut facilement dégénérer en fièvre continue, lorsque le malade s'expose à un écart de régime : cette aggravation arrive encore plus promptement sous l'influence des stimulans, et surtout des purgatifs. La violence et la longue durée des accès rendent la convalescence difficile, et les rechutes presque inévitables, malgré les précautions les plus minutieuses; mais ces récidives n'ont point ordinairement l'intensité des premiers accès. Le type change quelquefois, et plus souvent encore l'heure des frissons : cette époque retarde toujours; et plus la fièvre est ancienne, plus l'heure des accès se rapproche du soir.

Les organes digestifs conservent long-temps un état qui rend les digestions fatigantes, malgré le vif appétit du convalescent. La rate et le foie se maintiennent dans un état d'engorgement qui ne fait éprouver à l'individu qu'un sentiment de gonflement indolent. L'œdème et l'anasarque sont communs au déclin.

Quand une fièvre de cette espèce attaque l'indigène du pays d'étangs, à la suite des moissons, chaque retour d'accès est marqué par des vomissemens bilieux extrêmement abondans; les yeux et la figure se colorent en jaune; mais la fièvre est de moindre durée, et s'accompagne moins souvent d'irritation cérébrale violente que chez l'étranger : son état aigu se calme plus promptement pour faire place au type intermittent, avec embarras bilieux, ou pour disparaître après les vomissemens. C'est dans ce dernier cas qu'il se fait souvent une éruption pustuleuse ou boutonneuse sur les lèvres. Les habitans de la Bresse savent si bien que l'apparition de ces boutons est un signe favorable qu'ils disent alors que la fièvre leur est *sortie par les lèvres.*

§. IV. *Fièvre intermittente muqueuse.*

A. *Observations particulières.*

Douzième observation.

Bigneux, âgé de dix-huit ans, berger dans le pays d'étangs, entre à l'hôpital dans le mois de janvier, atteint, depuis deux mois, d'une fièvre intermittente, tantôt tierce, tantôt quarte, et même quarte doublée. Lors des premiers accès elle était quotidienne, et débutait le matin ; mais depuis son changement de type elle survenait dans la soirée avec les symptômes suivans : frisson de deux heures avec tremblement léger, brisement des jambes, toux sèche, oppression ; puis chaleur modérée, céphalalgie faible et non circonscrite, langue pâle, dégoût, un peu d'amertume dans la bouche, peu de soif, moiteur dans la nuit, pouls petit et fréquent. L'intermission était complète quant au mouvement fébrile ; mais le malade était languissant, sans appétit ; il toussait et expectorait des mucosités ; son ventre était bouffi, douloureux à la pression ; les selles liquides et rendues trois fois dans les vingt-quatre heures : la figure était pâle, tuméfiée, les pieds œdémateux et la rate volumineuse. Les accès n'avaient jamais été très violens. Le malade ayant conservé jusqu'alors un peu de force et d'appétit, n'avait pris aucun médicament, et n'avait presque pas discontinué de mener paître son troupeau par tous les temps,

Le deuxième jour de son entrée il prend un grain d'émétique dans une tasse de bouillon aux herbes, qui excite quelques vomissemens mucoso-bilieux. La fièvre, qui était quarte, devient tierce.

Quatrième jour, minoratif qui provoque quelques selles avec coliques (infusion de fleurs béchiques, vésicatoire au bras, soupes); l'accès suivant ne varie pas.

Sixième jour, six grains de sulfate de quinine par intermission.

Dixième jour, la fièvre s'arrête, l'appétit se fait sentir, la diarrhée cesse; il y a moins de langueur, mais l'enflure fait des progrès si rapides, qu'en trois jours le malade est leuco-phlegmatique, que la fluctuation se fait sentir dans le ventre, et que l'enflure de la face et des paupières couvre les yeux; d'ailleurs il n'y a ni soif ni douleur, mais une grande diminution dans la sécrétion urinaire, de la dyspnée et de la toux. (Vésicatoire à une cuisse; vin diurétique de Corvisart, trois ou quatre onces par jour; deux bouteilles d'eau de Sedlitz, en deux jours; eau et vin blanc pour boisson, demi-portion.) Au bout de huit jours les urines commencent à couler en grande abondance.

Vingt-cinquième jour, guérison complète.

Treizième observation.

Mademoiselle A., âgée de vingt-huit ans, d'une constitution irritable, et en même temps lymphatico-sanguine, avait une menstruation difficile, douloureuse et peu abondante, depuis deux ans qu'elle habitait au milieu des marais. Elle était souvent tourmentée par des douleurs spléno-épigastriques, par une grande sensibilité de l'hypogastre, et par de la céphalalgie avec bouffées de chaleur, tandis que les pieds étaient habituellement froids. La malade mangeait sans goût, et de temps en temps elle éprouvait des frissons et quelques accès irréguliers de fièvre. Enfin, dans le mois de janvier 1824 ces symptômes s'aggravent, et la fièvre se régularise de la manière suivante :

Dans la soirée, horripilation générale fugace, qui se prolonge pendant trois heures, en alternant avec des bouffées de chaleur; douleur sourde dans les genoux et dans les lombes, accompagnée de nausées et de quelques vomissemens muqueux; puis chaleur progressive modérée, soif peu vive, langue humide, un peu rouge à la pointe, sans enduit ni mauvais goût; céphalalgie circonscrite et peu intense, sentiment de strangulation, face colorée, plaintes, terreurs, soubresauts, pouls vif, serré et fréquent; tout l'abdomen douloureux à la pression, surtout dans sa partie supérieure. Cet état dure toute la nuit; la fièvre décline dans la matinée avec une légère sueur : dans la journée, langueur, persistance du mal de tête et d'estomac, pouls un peu fréquent, urines peu colorées.

Troisième jour, douze sangsues sur la région de l'estomac et de la rate, partie de l'abdomen la plus douloureuse, diète, limonade gommée.

Le sang coule avec abondance, retour de l'accès à huit heures du soir, avec plus de violence, et un resserrement spasmodique du pharynx, qui épouvante la malade en lui faisant craindre d'être étouffée, quoiqu'il n'y ait que peu de gêne dans la respiration. Cependant la région spléno-épigastrique est moins douloureuse; sur le matin, moiteur, nausées avec défaillance, salivation.

Quatrième jour, sulfate de quinine, quatre grains; laudanum, quinze gouttes dans trois onces d'eau gommée, à prendre en trois fois avant l'accès : celui-ci est beaucoup plus léger et la céphalalgie persiste.

Cinquième et sixième jours (même prescription, vésicatoire au bras), les accès décroissent d'intensité insensiblement, l'appétit se fait sentir; on suspend tout remède pendant quinze jours; la malade ne ressent que ses malaises ordinaires. Au bout de ce temps-là il survient une diarrhée modérée sans colique, une petite toux sèche, des frissons irréguliers et l'appétit se perd; des accès en quarte se montrent, en débutant le soir, comme les précédens, avec à peu près les mêmes symptômes.

(Eau gommée, bouillon, potages clairs, demi-grain d'opium chaque soir). Après le cinquième accès on fait prendre, six heures avant le sixième, trois gros de poudre de quinquina en lavement, qui produisent des coliques; la fièvre devient quotidienne. (Sulfate de quinine, huit grains; laudanum, douze gouttes; eau gommée, deux onces, à prendre en deux fois.) Les accès ne reviennent pas, mais les jambes deviennent œdémateuses, et en quatre jours l'enflure est générale et les urines rares: toutefois appétit.

Eau bien chargée de gomme arabique,	℥ x
Nitrate de potasse,	ʒ iij
Sirop de guimauve,	℥ ij

à prendre en quatre fois dans les vingt-quatre heures.

Le troisième jour les urines coulent avec une grande abondance; le huitième jour l'infiltration n'existe plus, mais la rate est encore un peu engorgée. Je remplace les deux gros de nitre par une once de teinture de mars dans la potion, et je fais continuer celle-ci encore l'espace de six jours. On ne sent plus la rate; la malade est complétement remise, et quitte le pays d'étangs pour une habitation plus salubre.

Quatorzième observation.

Dans le mois de septembre 1822, entre à l'hôpital

un jeune homme de dix-huit ans, pâle, bouffi, généralement infiltré, berger dans la Bresse quoique étranger au pays, passant la nuit dans les champs, ne buvant que de l'eau, et travaillé par une fièvre tierce depuis plus de quinze jours. Le dernier accès avait été si violent qu'on avait été obligé de transporter ce malheureux sans connaissance jusqu'à l'hôpital.

A son entrée l'accès était sur son déclin, la sueur presque nulle, la langue était blanche, le malade conservait un peu de soif, il avait une toux sèche, de la difficulté à respirer, des palpitations. Outre l'infiltration générale, on sentait une fluctuation dans l'abdomen et une tuméfaction considérable de la rate; diarrhée modérée avec quelques tranchées, légère douleur à la pression, bouche amère.

Le lendemain, dans le milieu du jour, retour de l'accès par un frisson général avec tremblement, augmentation de la toux et de l'oppression, céphalalgie frontale, langue sèche, soif modérée, grande anxiété, nul trouble dans les idées, déclin de la fièvre dans la nuit, sans sueur pendant ce paroxysme; l'anasarque a fait des progrès.

Le troisième jour de l'entrée, un grain d'émétique amène des vomissemens bilieux et des déjections alvines avec des tranchées, une grande soif et même des douleurs de ventre augmentant à la pression. Dix sangsues autour de l'ombilic font disparaître ces douleurs, mais les déjections alvines persistent. (Eau gommée nitrée.)

Quatrième jour, l'accès est léger, mais l'infiltration générale fait des progrès rapides, la respiration s'embarrasse de plus en plus, le pouls est vif et serré, soif, apyrexie presque complète, sans sueur. (Trois vésicatoires, cinq grains de sulfate de quinine.)

Sixième jour, on oublie de donner une seconde dose de sulfate de quinine, l'accès est plus fort, la langue pâle, mais très sèche, toux continuelle, suffocation, céphalalgie nulle, apyrexie moins prononcée.

Septième jour (six grains de sulfate de quinine avec vingt grains d'acétate de potasse); l'accès ne paraît pas ; mais l'infiltration est devenue si considérable, que le malade ne peut plus respirer et que la suffocation entraîne la mort dans la nuit.

Nécroscopie.

Infiltration générale énorme du tissu cellulaire, surtout du tissu cellulaire sous-cutané.

Poumons infiltrés seulement sous leur membrane pleurétique, mais crépitans, excepté vers leur face postérieure, et dans le lobe droit supérieur, qui se trouve dans un état d'hépatisation molle et blanchâtre. Membrane muqueuse, bronchique rouge, lisse, peu humectée.

Sérosité limpide, remplissant les deux cavités thoraciques, épanchement de même nature dans le péricarde et dans la cavité péritonéale.

Cavités droites du cœur, et troncs veineux gorgés de sang noir.

L'estomac paraît d'une couleur et d'une consistance naturelles, excepté près de l'ouverture pylorique, où l'on aperçoit sur la membrane muqueuse une rougeur très vive, et un épaississement mou, comprenant toutes les tuniques.

Le foie est très volumieux, d'un brun verdâtre, d'une consistance molle, gorgé d'un sang très noir; la vésicule est pleine d'une bile verte.

La rate est trois fois aussi volumineuse qu'elle devrait être dans l'état sain; son tissu est mou, il se déchire avec la plus grande facilité, et laisse écouler comme une bouillie noirâtre.

Les intestins sont pâles et flasques, plusieurs anses de l'intestin grêle sont invaginés, sans présenter dans aucun point de la membrane muqueuse une altération quelconque, excepté une moindre consistance; une matière pultacée jaunâtre, jointe à un fluide visqueux, la recouvre.

Le malade a succombé à une véritable suffocation, résultat de l'épanchement séreux dans la poitrine. Cet épanchement paraît dû à l'impuissance où s'est trouvé le tissu cutané de s'épanouir au déclin de chaque accès, et d'être le siége de l'exhalation dérivative et débilitante qui est alors si nécessaire. L'exhalation repoussée de la peau s'est faite sur les membranes séreuses de la poitrine et du ventre, comme dans les mailles du tissu cellulaire extérieur et même intérieur. Les membranes muqueuses, surtout celles des bronches, ont participé à l'irritation qui y est devenue fixe et permanente. Tous ces phénomènes se sont accrus rapidement à chaque accès par la stase veineuse et le défaut d'absorption qui caractérisent le premier stade, et par l'exhalation séreuse abondante qui se formait pendant le second et le troisième sur tout autre tissu que celui de la peau, et à laquelle je n'ai malheureusement rien opposé. Le foie et la rate ont offert un ramollissement commençant, qui est le résultat naturel de congestions répétées.

Au lieu de perdre un temps précieux à donner un évacuant nuisible dans ce cas, j'aurais dû chercher de suite, tout en attaquant la fièvre, à stimuler énergiquement la peau et l'organe sécrétoire de l'urine. Je n'aurais peut-être pas réussi, attendu que le poumon offrait déjà une altération profonde; mais au moins j'aurais rempli les indications. En se contentant d'attaquer les accès par le fébrifuge, on s'expose presque toujours à voir croître l'enflure ; celle-ci est ordinairement sans danger lorsqu'elle n'occupe que le ventre ou l'extérieur du corps ; mais il n'en est pas de même lorsqu'elle s'accumule dans la poitrine ou dans la tête.

Parmi le nombre considérable de fiévreux qui m'ont offert, soit pendant le cours de la fièvre, soit après, des infiltrations séreuses à tous les degrés, c'est là le second exemple d'un épanchement dans les plèvres et le péricarde, qui ait été assez considérable pour amener la mort.

B. *Description générale de la fièvre intermittente muqueuse.*

Cette fièvre, dit M. Pinel, débute le soir et durant la nuit ; le frisson consiste dans une horripilation, il est rarement accompagné de tremblement ; le froid commence ordinairement par les pieds, et s'étend à toute l'habitude du corps ; il s'accompagne fréquemment de nausées, de vomissemens, de cardialgie, de tuméfaction abdominale, de déjections et de céphalalgie ; le pouls est lent ; une chaleur modérée succède, elle s'établit lentement et avec des retours irréguliers de frissons fugaces.

Dans le deuxième période, la soif est modérée, le pouls fréquent sans être dur, l'urine de couleur citrine, et la sommolence est quelquefois insurmontable.

Le troisième période consiste dans une légère moiteur ; la sueur est souvent nulle dans les premiers accès. La durée de ceux-ci varie de trois à dix heures, et au-delà ; l'intervalle qui s'écoule entre chacun d'eux est ordinairement accompagné d'une inertie générale et d'un sentiment de pesanteur. Cette fièvre se prolonge indéfiniment, et souvent d'une saison à l'autre. « Il est impossible, dit M. Boisseau, d'ajouter à ce tableau, tracé de main de maître; tous les traits dont il se compose démontrent évidemment que cette fièvre est due à la nuance gastro-entérite qui constitue la fièvre muqueuse continue; celle-ci prend le type intermittent, plus souvent que la fièvre gastrique. Moins grave que cette dernière, elle est plus susceptible de passer à l'état chronique et d'entraîner des altérations profondes dans les ganglions, la rate et le foie. »

Ces terminaisons funestes et assez fréquentes prouvent au contraire que la fièvre intermittente muqueuse est plus grave que l'intermittente gastrique. M. Boisseau a peut-être voulu dire que cette dernière était plus violente. Le tableau que trace M. Pinel, de la première, n'est pas complet; on peut ajouter que la présence des vers, complication très commune, fait naître une infinité d'incidens sympathiques, nerveux et irréguliers; que chez les femmes irritables, surtout, il survient des symptômes d'irritation quelquefois très violens, dans une des cavités, comme des points douloureux dans la poitrine, avec dyspnée et toux sèche, des mouvemens spasmodiques, du délire, et que dans ces cas, s'il s'y joint encore une grande sensibilité du ventre, la fièvre prend le type rémittent, se prolonge indéfiniment, et se termine quelquefois par les obstructions et l'ascite.

Les femmes, les jeunes gens débiles en sont atteints de préférence, de même que les personnes dont la constitution est lymphatico-nerveuse, et que celles qui sont tourmentées par des irritations habituelles des organes digestifs, qui sont sujettes aux leucorrhées, aux vers, dont la menstruation est difficile, qui vivent habituellement dans des lieux bas, humides, et se nourrissent mal.

La fièvre simple, lorsqu'elle se prolonge dans l'hiver,

dégénère en quarte et prend ordinairement ce caractère ; elle ne commence guère, d'ailleurs, à se montrer que dans l'automne et pendant les hivers pluvieux, plus tôt ou plus tard, en raison de la plus ou moins grande humidité de la saison ; elle est aussi rare dans les chaleurs que la fièvre gastrique dans la saison froide : elle prend tous les types, mais particulièrement le quotidien dans l'état aigu, et le quarte dans l'état chronique ; elle s'accompagne presque toujours d'un catarrhe bronchique.

« Quand les enfans, dit Sydenham, ont eu long-temps les fièvres d'automne, il n'y a aucune espérance de les en délivrer jusqu'à ce que la région de l'abdomen, surtout vers la rate, ait commencé à se tuméfier et à se durcir ; car, à mesure que ce symptôme vient, la fièvre s'en va ; et il n'est peut-être pas de meilleur signe pour connaître qu'elle finira bientôt, que lorsqu'on le voit venir : il en est de même des enflures de jambes, qu'on voit quelquefois survenir dans les adultes (p. 73). »

J'ai pu vérifier un grand nombre de fois la vérité de cette observation ; mais aussi-bien chez les adultes que chez les enfans. Aussitôt que les chaleurs d'été sont passées, la plupart des fiévreux, surtout ceux qui le sont depuis plus d'un mois, commencent à enfler dès que la fièvre est supprimée : qu'elle le soit brusquement ou non, par le fébrifuge ou par les seules forces de la nature ; l'enflure se borne souvent aux jambes et à la rate ; d'autres fois elle gagne le tissu cellulaire du buste jusqu'à la hauteur des premières côtes ; d'autres fois aussi l'infiltration est générale ; il est très rare cependant qu'il se forme des épanchemens séreux dans la poitrine et dans le crâne.

Lorsque la fièvre persiste avec l'apparition de ces symptômes, qu'elle prend surtout le caractère rémittent, que le ventre est douloureux, que la soif se fait sentir, c'est l'annonce d'une altération organique d'un ou de plusieurs viscères du bas-ventre, et l'on doit porter un pronostic fâcheux.

Peut-être m'objectera-t-on que la dénomination de muqueuse, jointe à celle de fièvre intermittente, est bien vague; que si elle désigne une phlegmasie des voies digestives, le mot gastro-entérite était plus significatif; que si on lui donne un autre sens, ou elle n'exprime rien, ou elle exprime un fait qu'il faut faire connaître clairement. Je répondrai qu'en effet j'entends, en me servant de l'épithète de muqueuse, exprimer une phlegmasie, non seulement de la membrane muqueuse intestinale, mais encore de celle des bronches, et que si je ne désigne pas celle-ci par l'expression de gastro-entérite, c'est que je suis convaincu que la différence entre ces deux phlegmasies est assez tranchée pour qu'il soit nécessaire de les séparer par des dénominations différentes.

En effet, l'irritation muqueuse est sous la dépendance d'un froid humide, d'une constitution molle, lymphatique; quoique souvent liée à une grande sensibilité nerveuse, elle se distingue par une augmentation dans la sécrétion muqueuse en général, et spécialement dans celle du tube gastro-intestinal, et par l'absence de tous les phénomènes violens qui caractérisent l'inflammation des capillaires sanguins des mêmes parties. Les lésions cadavériques sont l'épaississement blanc ou mi-rouge, le ramollissement, les ulcérations de la membrane muqueuse intestinale, les éruptions, les aphtes, la tuméfaction des glandes du mésentère, leur ramollissement, joints à la présence des vers et de beaucoup de mucosités dans les intestins, toutes ces circonstances réunies prouvent l'existence d'une phlegmasie de la membrane muqueuse intestinale, surtout de celle des intestins grêles; mais elles prouvent aussi que le siége de cette lésion est plutôt dans les follicules muqueux ou les vaisseaux blancs, que dans les capillaires sanguins ou dans tout le tissu indistinctement. Cette distinction, qui me paraît fondée sur les faits d'anatomie pathologique et sur les symptômes, n'a point répugné à l'esprit judicieux de M. Boisseau, puisqu'il dit (page 179 de sa *Pyrétologie*) : « On peut admettre que les follicules de la membrane gastrique ressentent plus fortement l'influence de l'humidité froide, parce que le froid humide, supprimant principalement l'action sécrétoire de la peau, les membranes muqueuses ont surtout à remplacer leur sécrétion supprimée; les recherches anatomiques de Rœderer et Wagler tendent à démontrer cette proposition : peut-être n'isole-t-on pas assez les follicules de la membrane à laquelle ils sont incorporés; quelque réserve qu'on doive apporter dans la distinction des tissus, celle-ci paraît admissible. »

Parce que le scalpel ne peut point séparer et isoler les différentes parties qui constituent et composent un tissu, nie-t-on pour cela leur existence? Si ces parties existent, elles ont des qualités différentes, des fonctions qui leur sont propres, par conséquent elles doivent être sujettes à des liaisons particulières, indépendamment de celles qu'elles partagent avec la masse du tissu qu'elles concourent à former. Ainsi les lésions nombreuses de la peau, connues sous les noms de rougeole, variole, pemphigus, urticaire, érysipèle, miliaire, dartres, etc., ne prouvent-elles pas, soit par leurs formes extérieures, soit par leurs symptômes, leurs terminaisons et le résultat des médications, qu'elles peuvent ne pas dépendre d'une maladie du derme considéré dans toute son épaisseur, c'est-à-dire, dans toutes les parties réunies qui entrent dans la composition de son tissu? que la dénomination de cutite, n'ayant qu'une signification générale, comme celle de gastro-entérite, n'exprime qu'une phlegmasie de la peau et du tube intestinal, sans désignation de variétés, et qu'alors il est nécessaire d'y joindre une dénomination distinctive, constatant autre chose qu'une intensité plus ou moins forte de l'inflammation. Ainsi, on est, je présume, parfaitement autorisé à admettre une gastro-entérite muqueuse ou folliculeuse, c'est-à-dire, une phlegmasie spéciale des follicules muqueux des membranes gastro-intestinales, compliquant la fièvre intermittente. Lorsque cette phlegmasie n'est plus aiguë, ou lorsque à son début elle a été très faible et s'est concentrée dans les intestins seuls, elle forme ce qu'on appelle l'embarras intestinal.

§. V. *Fièvre intermittente pernicieuse.*

A. *Observations particulières.*

Quinzième observation. — Fièvre soporeuse.

Pascal, âgé de quarante-cinq ans, grand, maigre, se nourrissant très mal à raison de sa misère, employé au lavage des laines dans la manufacture de draps dont j'ai déjà parlé, entre à l'hôpital dans le mois d'août 1822, avec une fièvre quotidienne au quatrième accès, débutant dans la matinée par des frissons et un tremblement général d'une heure et demie, sans nausées, suivis d'une chaleur modérée avec prostration et sorte d'ivresse; la tête est lourde, sans douleur circonscrite, la langue est pâle, la soif est nulle, la bouche amère, fétide, le ventre et l'épigastre souples et non douloureux, même à la pression; le pouls, concentré et peu accéléré, s'élève lorsque la sueur commence, ce qui arrive à neuf heures du soir et dure toute la nuit. L'apyrexie est complète depuis minuit jusqu'à neuf heures du matin; mais les symptômes d'embarras gastrique persistent, c'est-à-dire le dégoût, la fétidité amère de la bouche, et une grande faiblesse musculaire.

Le lendemain, deux grains d'émétique sont administrés dans deux verrées de bouillon aux herbes, il en résulte des vomissemens d'une bile d'un vert sombre et d'une saveur horriblement fétide, accompagnée d'un ver lombric : l'accès reparaît sur les dix heures avec plus d'intensité et la prostration est plus prononcée. Il en est de même au sixième accès.

Comme le goût est toujours dépravé, sans soif ni rougeur de la langue, et que l'apyrexie est parfaite, un nouveau grain d'émétique est donné à huit heures du matin : bientôt après le malade rend par le vomissement une quantité énorme d'un liquide semblable à de la lessive très chargée. À dix heures, septième accès pareil aux précédens : il est inutile de dire que le malade était à la limonade et à la diète la plus sévère. Le huitième accès n'offre aucun changement.

L'amertume de la bouche, l'anorexie sont à peu près au même point; un demi-grain d'émétique fait encore rendre beaucoup de bile de même qualité; mais deux heures après, c'est-à-dire à huit heures du matin, froid glacial sans tremblement, prostration complète avec perte de connaissance, face cadavéreuse, râle, pouls imperceptible. Au bout de huit heures d'une espèce d'agonie, pendant laquelle les sinapismes ne furent nullement sentis, le pouls se relève et devient même plein, la peau se couvre d'une sueur fluide, qui devint si abondante, qu'elle ruisselle de toute part; en même temps la connaissance revient, mais avec un regard stupide; le malade peut avaler, mais ne désire aucune boisson; l'intermission est complète au milieu de la nuit, la bouche n'est plus mauvaise, la langue est toujours pâle, large et humide; le malade vacille sur ses jambes, et est pris de vertiges même en se levant sur son séant (neuf grains de sulfate de quinine en deux doses). L'accès suivant, qui est le dixième, paraît à la même heure, mais dépouillé de tout symptôme grave; faiblesse musculaire très grande.

Onzième jour. Six grains de sulfate de quinine, la fièvre manque, le malade mange un potage avec appétit; on continue le fébrifuge à faibles doses pendant quelques jours; la grande prostration musculaire, seul accident qui persiste, se dissipe au bout de quinze jours.

Un mois après, rechute; trois accès semblables au neuvième: dix grains de sulfate de quinine suffisent à la guérison, mais le goût était naturel.

M. Monfalcon, en citant cette observation dans son *Histoire des Marais* (page 448), n'y voit qu'une gastrite évidente compliquée d'accès pernicieux par un abus déplorable de l'émétique. L'absence de la soif et de la douleur épigastrique, même à la pression; l'état de la langue, large, humide, sans rougeur, ne permettront jamais à un médecin qui a vu et traité des malades, de croire, dans ces circonstances, à l'existence d'une gastrite. Les résultats de l'administration de l'émétique concourent encore à prouver que l'estomac n'était pas le siége d'une phlegmasie, puisqu'après son usage, ou, si l'on veut, son abus, aucun symptôme caractéristique d'inflammation ne s'est manifesté. D'ailleurs, le sulfate de quinine n'a-t-il pas eu tout le succès désirable sans avoir été accompagné ou suivi du moindre phénomène d'irritation gastrique? Cela seul prouve qu'il n'y avait point de gastrite. L'émétique a-t-il contribué au développement des accès pernicieux? M. Monfalcon n'en doute pas, mais il n'en donne aucune preuve. Quant à moi, ce qui me fait pencher pour la négative, c'est que l'état de vertige et de prostration qui s'est d'abord fait remarquer annonçait que le cerveau était déjà assez fortement affecté, et qu'il n'était besoin que de la progression des accès pour amener les phénomènes pernicieux. Deux choses confirment cette manière de voir : la rechute ou le retour des paroxysmes soporeux, quoiqu'il n'y ait point eu d'émétique administré, et l'impuissance du traitement antiphlogistique lui-même, dans le plus grand nombre de cas, pour prévenir les fièvres intermittentes pernicieuses, quoiqu'il puisse concourir avantageusement à leur guérison, comme l'émétique le fait quelquefois.

Ce qu'il y avait de plus évident dans l'état des organes du ventre de notre malade, c'était la lésion des fonctions du foie, puisque la sécrétion bilieuse était considérablement augmentée, et son produit profondément altéré. Existait-il une hépatite? Non, mais bien une congestion, un engorgement, véritable cause de la lésion de la sécrétion bilieuse; l'émétique a été utile en activant l'écoulement de la bile, en en débarrassant l'estomac, et, par ce moyen, en diminuant l'engorgement hépatique et favorisant l'action du fébrifuge. C'est principalement dans le cas de fièvre soporeuse que l'engorgement veineux du foie et de la rate est porté très loin, et tend à désorganiser et à ramollir ces organes par la promptitude de sa formation et le degré où il est porté.

Les symptômes de la fièvre soporeuse sont ceux qui caractérisent l'agonie de la plupart des malades qui succombent à une inflammation aiguë gangreneuse des viscères du bas-ventre, pendant laquelle le cerveau n'a point présenté des signes de lésions, et n'en présente aucune trace après la mort.

Seizième observation. — Fièvre gastrique soporeuse.

Piton, âgé de quarante-cinq ans, d'une bonne constitution, quitte son pays, le Vivarais, dans le mois de juillet, avec plusieurs de ses compatriotes, pour récolter et battre le blé dans une ferme près de Montluel, entourée de fossés marécageux. Dans le commencement de septembre, Piton se plaint d'une diarrhée sanguinolente, avec coliques, bouche amère, mal de tête, sans soif ni rougeur de la langue ; mais il y a un léger mouvement fébrile. Le soir, deux grains d'émétique en lavage font rendre par le vomissement un ver lombric et beaucoup de bile. Deux jours après on amène le malade à l'hôpital ; il présentait l'état suivant : soif, la langue blanche et sèche, yeux fixes, ventre douloureux et aplati, céphalalgie modérée, pouls fréquent et concentré (quinze sangsues sur l'abdomen le même jour dans la matinée, limonade gommée). Les sangsues donnent peu de sang. Au bout de deux ou trois heures, froid profond et universel sans tremblement, pendant deux heures ; face décomposée, yeux fixes et ternes, langue aride, prostration ; le malade ne demande rien et répond par monosyllabes inintelligibles, boit quand on lui offre ; la figure se contracte lorsqu'on presse le ventre, surtout près du nombril ; la chaleur s'établit peu à peu, le pouls s'élève et devient plein, la face reste pâle, sueur extraordinairement abondante toute la nuit, point de selles.

Le deuxième jour au matin le pouls est presque naturel, la langue est sèche, un peu brune, la soif se fait sentir, la tête n'est que lourde, le regard est moins fixe, mais le malade est plongé dans une indifférence complète sur son état ; la bouche est amère, le ventre n'est douloureux que lorsqu'on le presse (lavement émollient, dix grains de sulfate de quinine en deux doses).

A la même heure, deux heures après-midi, le froid reparaît, mais en simple frisson; il est bientôt suivi de perte de connaissance, la face devient cadavéreuse : râle et espèce d'agonie qui dure toute la nuit avec moiteur et chaleur intense au toucher. A sept heures du matin les symptômes ont diminué, le pouls est assez plein, mais la connaissance ne revient pas; le malade a les yeux ouverts et immobiles, la cornée terne, les pupilles très dilatées; la respiration est naturelle, la déglutition possible, et la figure grimace au moment où l'on presse le ventre (vingt-quatre sangsues sur cette région, sinapismes aux quatre membres). Le sang ne coule pas après la chute des sangsues; à deux heures le râle recommence avec la sueur, et le malade expire dans la soirée.

Nécroscopie.

Le cadavre, ouvert le lendemain matin, m'offre la membrane muqueuse de l'estomac d'une couleur brunâtre dans toute sa surface, et recouverte de mucosités épaisses et de bile; les intestins grêles sont d'une couleur rouge pointillée dans presque toute l'étendue de la membrane muqueuse, remplis d'une bile jaune tenace, et les gros intestins contractés et moins fortement enflammés; enfin le foie et la rate sont gorgés de sang, mais sans altération organique. Le cerveau est intact.

La lésion cérébrale observée pendant la maladie, annonçait, comme dans l'exemple précédent, une abolition des fonctions du cerveau par défaut d'excitation, plutôt que par le phénomène contraire, et ce soupçon est presque confirmé par la nécroscopie. Il est possible que l'irritation gastro-intestinale ait été portée au point d'opérer une révulsion assez puissante pour enlever au cerveau l'irritabilité nécessaire à l'exercice de ses fonctions, et de son influence générale sur les actes de la vie.

Cette observation, comme plusieurs de celles qui vont suivre, appartient autant au type rémittent qu'à l'intermittent. Si j'anticipe en les rapportant ici, c'est pour rapprocher les symptômes analogues.

Néanmoins, la différence entre ces deux maladies est immense. Dans la première, absence de phlegmasie, fièvre intermittente pure; dans la seconde, inflammation évidente des voies digestives qui se complique d'accès pernicieux.

Dix-septième observation. — Fièvre rémittente soporeuse; ramollissement de la rate.

Un Auvergnat, âgé de vingt-huit ans, d'une bonne constitution, pionnier, résidant depuis peu dans le pays d'étangs, était atteint depuis dix jours (novembre 1824) d'une fièvre rémittente dont les symptômes dominans étaient une soif inextinguible et des points douloureux dans les hypochondres et dans les lombes; les paroxysmes revenaient tous les jours à dix heures du matin, avec un léger frisson, puis une grande chaleur, et déclinaient dans la nuit par une moiteur faible. Le malade, loin de tout secours, se contentait de boire de l'eau panée.

Le onzième jour, on l'apporte à l'hôpital. Il avait éprouvé le matin un froid profond et universel de deux à trois heures, accompagné de perte de connaissance; la sueur avait paru immédiatement après avec la chaleur, et inondait la peau; la figure était pâle, cadavéreuse, les yeux ternes, immobiles, à demi-ouverts, le pouls plein et peu fréquent; le malade, étendu sur le dos, ne faisait aucun mouvement; sa respiration était lente et profonde. A trois heures après midi, l'insensibilité commence à diminuer, la parole est encore impossible, mais le malade entend et fait signe qu'il souffre du ventre et de la tête, surtout lorsqu'on presse les parois de la première cavité. La rate est volumineuse, le foie l'est également, l'abdomen est bouffi, rémittent, surtout aux hypochondres (quinze sangsues sont appliquées de suite à l'épigastre, limonade). Dans la nuit toute la connaissance revient avec la parole; mais les idées sont lentes et confuses; la langue est noire, mais humide; il y a peu de soif; les lombes sont profondément douloureuses; la céphalalgie est sourde et générale, le pouls dur et accéléré, la face colorée.

Douzième jour. Froid profond, qui dure depuis onze heures jusqu'à une heure après midi; en même temps perte de connaissance, immobilité, face pâle, langue sèche, retirée; respiration lente, mais facile. A trois heures la sueur commence; à huit heures la connaissance revient, soif extrême, sueur extraordinaire pendant toute la nuit.

Le 13, à quatre heures du matin, quatre grains de sulfate de quinine; à huit heures, le malade gémit, se plaint de douleurs générales, des reins surtout; les hypochondres sont très sensibles à la pression, la figure est un peu colorée, le pouls presque naturel, et il y a propension à l'assoupissement (six autres grains de sulfate de quinine à neuf heures). A onze heures, froid général sans frisson jusqu'à deux heures : alors perte de connaissance, yeux ouverts, immobiles et ternes; langue sèche, retirée, noire; dents encroûtées, pâleur cadavéreuse, chaleur modérée, prostration complète, sanglots bruyans de temps en temps, pouls fort et accéléré (à trois heures, dix sangsues à l'épigastre et dix sur le trajet des jugulaires); à cinq heures, sueur générale par grosses gouttes (sinapismes aux pieds); à huit heures du soir, le sang coulant encore abondamment des piqûres du cou, je cautérise celles-ci avec la pierre infernale sans que le malade témoigne qu'il s'en aperçoit. Le même état se prolonge jusqu'au lendemain, à midi, avec accroissement du hoquet ou sanglot bruyant; enfin le râle commence et la mort arrive trois heures après.

Nécroscopie.

Ouverture du cadavre quinze heures après la mort. Le ventre était encore chaud; l'estomac ne paraissait point altéré; sa tunique muqueuse était blanchâtre, sans être ramollie, et de grandes rides ou reliefs en coupaient la surface. Les intestins et le mésentère étaient dans l'état naturel, et la membrane muqueuse fortement colorée en jaune : dans les gros intestins il y avait beaucoup de matières ressemblant en quelque sorte à de la terre grasse; la vessie était pleine d'urine.

Le foie était très gros, d'une couleur brune verdâtre, et moins consistant que dans l'état normal.

La rate avait un volume triple, une grande mollesse, et se réduisait sous les doigts en un putrilage couleur chocolat, dans lequel on apercevait quelques gouttes d'un sang très noir et quelques brides organiques.

Le péricarde, parfaitement intact, contenait beaucoup de sérosité limpide et peu colorée.

Le cerveau était mou, blanchâtre; ses vaisseaux sanguins étaient exsangues et ses ventricules pleins d'une sérosité aqueuse.

L'altération organique de la rate, dans ce cas, comme dans la violente gastro-entérite de l'observation précédente, ont rendu impuissans les moyens de l'art. Ces deux maladies étaient incurables à l'époque de leur admission à l'hôpital. Les accès pernicieux qui ont terminé la scène n'ont été qu'une complication. La fièvre, au lieu d'être continue, a pris le type intermittent, parce que, dans les pays marécageux, le mouvement périodique fébrile est le plus commun ; mais la persistance des accidens, annonçant une lésion des organes du ventre dans la rémission, faisait assez connaître la gravité du mal, et la grande différence qui existait entre ces deux fièvres et celle de Pascal.

On voit, dans cette observation, que le foie tendait à se ramollir comme la rate. Les évacuations sanguines, employées à une époque trop avancée, ont peut-être favorisé l'invasion des accès pernicieux. Quoi qu'il en soit, c'était d'ailleurs le cas de donner le quinquina à plus fortes doses.

Dix-huitième observation. — Fièvre intermittente muqueuse avec idiotisme.

Michel, Auvergnat, âgé de vingt-huit ans, pionnier, résidant depuis un an dans le pays d'étangs, d'une constitution lymphatique, est atteint, dans le mois de novembre 1824, d'une fièvre intermittente avec complication gastro-muqueuse. Le malade se traite lui-même avec des boissons amères et deux purgatifs qui, en produisant des évacuations abondantes, augmentèrent la force des accès et la faiblesse générale.

Il entre à l'hôpital le premier janvier 1825, trois semaines après l'invasion de la fièvre et dans l'état suivant : Face pâle, terreuse et bouffie ; yeux éteints, céphalalgie sourde habituelle, langue pâle, point de soif, ventre tuméfié sans fluctuation, rate très volumineuse, nulle sensibilité à l'épigastre, pouls naturel. A dix heures du matin, léger frisson d'une heure, bouche sèche, un peu de soif, puis chaleur modérée, pouls un peu plus fréquent et plus élevé que dans l'état naturel, toux sèche, moiteur vers le soir, nuit tranquille, appétit, faiblesse extrême; les selles sont liquides et rendues sans douleur de ventre deux ou trois fois dans les vingt-quatre heures.

Tous ces symptômes sont ceux que j'ai signalés comme caractérisant la fièvre intermittente muqueuse chronique. Le fébrifuge étant indiqué, je fis administrer le lendemain, de quatre à dix heures du matin, époque de l'apyrexie, douze grains de sulfate de quinine en deux doses, le troisième jour huit grains, et six grains jusqu'au sixième jour. La fièvre diminua progressivement et ne parut plus le septième jour. Le malade ne cesse de demander des alimens; il mange la demi-portion; ses forces reviennent un peu.

Cependant la figure reste pâle et bouffie, le ventre et la rate tuméfiés, les jambes œdémateuses; le soir, des frissons parcourent le dos. Le seizième jour, l'appétit se perd, la bouche devient mauvaise, et le soir il survient un accès avec de la stupeur. Dix-septième jour, un grain d'émétique n'opère que par les selles. Le soir l'accès est plus fort.

Le dix-huitième jour, à la même heure, refroidissement, avec une sorte d'imbécillité, bégaiement, mots sans suite, figure altérée, langue pâle, pouls mou et un peu accéléré. Le malade ne se plaint de rien, il s'enveloppe dans ses couvertures, refuse tout ce qu'on lui présente et reste immobile toute la nuit; chaleur naturelle, point de sueur.

Le dix-neuvième jour, au matin, l'intelligence est moins affaissée, le pouls naturel (quinze grains de sulfate de quinine en trois doses, bouillons). Le soir l'accès reparaît d'une manière plus marquée: absence totale d'idées, quelques mouvemens automatiques, prostration, aspect de l'idiotisme (vésicatoire à la nuque, et, au déclin de l'accès, demi-once de poudre de quinquina et huit grains de sulfate de quinine en quatre prises).

Le vingtième jour, l'accès devance, mais l'imbecillité et les mouvemens automatiques ne durent que deux heures. La langue est sèche, râpeuse, d'un brun clair, ce que j'attribue au quinquina (demi-once de poudre de cette écorce).

Le vingt et unième jour, sueur pour la première fois, retour complet des fonctions cérébrales, appétit énergique. Je continue à faire prendre la poudre de quinquina, à la dose de deux gros par jour jusqu'au vingt-cinquième jour. A cette époque le ventre et les jambes sont détuméfiés, la rate n'est plus perceptible au toucher; la maigreur succède à la bouffissure sans qu'il y ait eu d'évacuations remarquables. La guérison est complète.

Dix-neuvième observation. — Fièvre convulsive.

Joannard, âgé de vingt-quatre ans, de la commune de Laboisse, sujet aux ophthalmies, et à un gonflement des ailes du nez avec croûtes humides (maladies qui n'ont cédé, depuis deux ans, qu'à plusieurs saignées et à un large cautère au bras qui subsiste encore), se fatigue beaucoup à battre le blé à la fin des grandes chaleurs de 1822. Bientôt après, perte d'appétit, lassitudes, céphalalgie frontale, épigastre douloureux, soif, langue rouge, effilée, constipation, abdomen un peu sensible au toucher, dans toute son étendue; le soir frissons fugaces, suivis de l'exacerbation de tous les symptômes indiqués, pouls dur et fréquent, moiteur nulle.

Appelé le huitième jour, je prescris de la limonade, la diète absolue et douze sangsues sur l'épigastre. Le sang coule peu; cependant l'estomac est un peu moins douloureux.

Neuvième jour. Accès plus fort (limonade).

Dixième jour. A cinq heures du soir, deux heures plus tôt qu'à l'ordinaire, frisson avec tremblement d'une heure et demie, suivi d'une chaleur modérée, d'un délire sombre, de mouvemens convulsifs brusques, alternant avec un repos parfait. Lorsqu'on adresse la parole au malade, il se tourne rapidement du côté opposé avec un gémissement profond et des grincemens de dents, ou bien il fixe sur l'interlocuteur des yeux hagards et comme furieux (la figure était livide, sa bouche contractée), et lui adresse les injures et les menaces les plus énergiques; la respiration est accélérée, les mouvemens du cœur tumultueux, le pouls petit, fréquent et irrégulier, refus de toute boisson. Apyrexie complète au bout de quatorze heures; il ne reste plus qu'un peu de stupeur, des palpitations et pesanteur de tête avec sensibilité à l'épigastre au toucher.

Onzième jour. Six grains de sulfate de quinine unis à une once de poudre de quinquina, en deux doses. L'estomac rejette ce médicament; à huit heures du soir retour de l'accès avec des convulsions effrayantes et un délire féroce: des cris de rage et de menace, alternent avec une stupeur profonde et la difficulté de respirer. Apyrexie à la douzième heure, avec un peu de moiteur.

Douzième jour. Quart de lavement avec deux gros de quinquina en poudre; potion avec quinze gouttes de laudanum et six grains de sulfate de quinine dans trois onces d'eau de tilleul, à prendre en deux fois. Ces médicamens ne fatiguent point. Léger accès à la même heure que la veille, mais sans symptômes graves.

Treizième jour. Même prescription; la fièvre ne reparaît pas (frictions pendant quelques jours avec la pommade stibiée). Le malade conserve long-temps des palpitations jointes à une grande sensibilité de l'estomac.

Dans cette observation les symptômes graves sont fournis par l'encéphale; mais quelle immense différence n'existe-t-il pas entre ceux-ci et ceux qui caractérisent les faits précédens. Tout annonce ici une stimulation violente du cerveau avec congestion sanguine, et cependant quelques doses, même assez faibles, du fébrifuge suffisent pour la détruire. Il est digne de remarque que l'intermission a été plus complète dès l'instant où les accès se sont prononcés fortement, comme si les organes, épuisés par la violence des paroxysmes, n'avaient plus assez de vitalité pour se maintenir dans cet état de sur-excitation. Cette cessation des symptômes morbides au moment de leur plus grande exaltation, appartient essentiellement au mode d'action du système nerveux, et aux actions organiques qui dépendent immédiatement de ce système. La modification inflammatoire a une marche plus régulièrement continue, et présente au contraire d'autant plus de fixité qu'elle est plus intense. Je ne crois pas que les sangsues appliquées sur l'épigastre aient contribué à provoquer l'invasion des accès pernicieux, elles étaient parfaitement indiquées, à raison de l'irritation gastrique; mais elles ne les ont point prévenus; si l'on prétend que c'est parce que le sang a trop peu coulé, je répondrai par l'observation suivante.

Vingtième Observation. — **Fièvre intermittente pernicieuse gastro-céphalo-méningite.**

Trigon, âgé de cinquante ans, cultivateur aisé, d'une constitution irritable, de la commune de Laboisse, se fatigua beaucoup à la récolte du foin, dans des prés mi-marécageux (août 1823). Malaise pendant deux jours.

Le troisième, frisson violent remplacé au bout d'une heure par une chaleur et une céphalalgie frontale des plus intenses, avec soif, rougeur et sécheresse de la langue, pouls concentré et très accéléré, constipation. La chaleur de l'épigastre brûle la main ; des pulsations fortes s'y font sentir, mais la douleur y est modérée; coucher en supination, yeux à demi fermés redoutant la lumière, pupilles resserrées.

Quatrième jour. Même état. Le soir application de quinze grosses sangsues sur le creux de l'estomac, diète, eau gommée. Le sang coule abondamment pendant vingt-quatre heures, c'est-à-dire jusqu'après midi du cinquième jour.

Cinquième jour. Le matin, le malade se trouve beaucoup mieux, la langue est humide, la soif nulle, le pouls faible et non fébrile; mais la faiblesse générale est si grande, que le moindre mouvement amène une défaillance; à midi les pieds commencent à se refroidir, puis la chaleur succède et devient âcre et brûlante, la céphalalgie est atroce et fait grincer des dents; délire sourd, langue sèche et aride, soif extrême, face livide, pâle, paupières à demi fermées. Le malade se découvre sans cesse, le pouls est serré et fréquent : de l'eau avec un quart de bière pour boisson provoque des vomissemens bilieux. Cet état se prolonge jusqu'au lendemain soir, et se termine par une moiteur générale, et un sommeil tranquille.

Septième jour. L'intermission est complète; la langue est blanche et humide, la soif est nulle, la tête est seulement lourde, l'épigastre un peu sensible, le ventre toujours serré (demi-lavement avec trois gros de poudre de quinquina ; six grains de sulfate de quinine en potion, limonade). Le lavement n'est pris qu'à moitié; retour du paroxysme à midi, par un léger refroidissement des pieds, et d'une manière insensible avec des symptômes encore plus violens. Le malade refuse tout, excepté l'eau froide pure, qu'il boit avec plaisir et en grande quantité. De même que le précédent, cet accès ne se termine que le lendemain soir, huitième jour; la sueur est plus prononcée, le sommeil bon.

Neuvième jour. (Poudre de quinquina, trois gros en lavement, dans une verrée de véhicule.)

L'accès retarde de cinq heures, se termine au bout de cinq à six heures, et n'offre aucun symptôme grave.

Dixième jour. (Même lavement.) La fièvre ne paraît plus, appétit, suppression de tout médicament. La guérison se soutient, mais l'estomac reste assez long-temps très irritable.

On voit que, malgré une évacuation sanguine poussée jusqu'à la syncope, les paroxysmes intermittens n'ont pris que plus de violence; mais aussi il est probable que cette évacuation s'est opposée à l'établissement d'une inflammation formidable gastro-céphalique; qu'en favorisant la prééminence de l'influence nerveuse, elle a remplacé un danger imminent par un autre, grave il est vrai, mais contre lequel l'art a plus de prise. Dans cette observation, le cerveau ou ses membranes, sont avec l'estomac le siége de l'irritation congestive, d'où proviennent tous les phénomènes qui ont eu lieu. Quel est celui des deux qui a été primitivement affecté? c'est une question insoluble, et qu'il est d'ailleurs peu important d'éclaircir.

Si j'ai donné le fébrifuge en lavement, c'était pour ménager la membrane muqueuse gastrique.

Vingt et unième observation. — Fièvre tierce tendant à l'engorgement cérébral.

M. S. résidant à Montluel, âgé de soixante-neuf ans, maigre, sanguin, très actif, éprouve une indigestion le 20 septembre 1823. Les deux jours suivans, malgré un peu de malaise, d'anorexie et la chaleur de l'atmosphère, il se livre sans mesure aux fatigues de la chasse qu'il aime passionnément, sans prendre autre chose que quelques fruits, des potages, et quelques gouttes de rhum. Le troisième jour, étant vêtu très légèrement et les soirées étant toujours fraîches et humides aux environs de Montluel, M. S. ressent des frissons irréguliers, des lassitudes et du dégoût.

Cinquième jour. A midi, frissons dans le dos avec tremblement et nausées, chaleur mordicante au fondement (le malade est sujet aux hémorrhoïdes). Au bout d'une heure, chaleur générale modérée, langue sèche, large, un peu jaunâtre, sans soif, face rouge, sans douleur de tête, mais avec assoupissement modéré, pouls plein et repoussant fortement les doigts, le ventre est souple, insensible à la pression. La sueur inonde la peau à la huitième heure.

Sixième jour. Apyrexie complète; le pouls est plein et lent, il y a propension à l'assoupissement avec ronflement; si l'on n'excite pas vivement l'attention du malade il perd de suite le fil de la conversation (limonade, diète).

Septième jour. A la même heure, retour de l'accès avec plus d'intensité; nausées, vomissement de deux gorgées de bile, dans le premier stade: dans le deuxième, chaleur plus forte, langue sèche, d'un brun clair au centre, rouge sur les bords, soif modérée, rêvasseries continuelles, deux selles bilieuses brûlant le fondement; le ventre est souple, indolent, la tête exempte de douleur. L'accès se termine dans la soirée par des sueurs copieuses et des urines sédimenteuses, mais très rouges. Apyrexie complète le huitième jour (dix sangsues au fondement, lavement émollient, diète absolue).

Neuvième jour. L'accès se montre deux heures plus

tard avec un froid plus long et plus profond; des nausées et des vomissemens plus fatigans, une chaleur plus vive, un assoupissement plus prolongé, avec des paroles sans suite.

Un médecin distingué de Lyon, consulté par lettre, répondit qu'on avait affaire à une fièvre tierce légitime, c'est-à-dire, tenant au genre bilieux; qu'il fallait en conséquence temporiser jusqu'au septième accès, évacuer après et en venir au fébrifuge, si la fièvre était rebelle. Mon collègue et ami, M. Fiard, et moi nous ne pensâmes pas ainsi. Il était évident pour nous que chaque accès augmentait la disposition qu'avait le cerveau à devenir le siége d'une congestion dangereuse; qu'il était urgent d'arrêter promptement ces retours périodiques de concentration avant de les voir s'établir d'une manière permanente, et amener l'apoplexie, l'encéphalite ou un épanchement séreux; qu'attendu l'absence de tout symptôme phlegmatique dans l'apyrexie, rien ne s'opposait à l'administration du fébrifuge; qu'une nouvelle évacuation sanguine était inutile, et que les purgatifs ne pouvaient qu'être funestes. En conséquence, aussitôt que l'accès fut terminé, on commença l'usage du quinquina. Le mode d'administration de ce médicament ayant été laissé à la discrétion d'un officier de santé, médecin ordinaire du malade, peu familiarisé encore avec les précautions que demande l'emploi du sulfate de quinine, il fit prendre six grains de ce sel, toutes les six heures, dans une cuillerée de sirop de violette, et dans l'intervalle une verrée d'une forte décoction de quinquina, ce qui aurait porté la dose du sulfate de quinine à 36 grains et à 6 verrées de décoction, pendant l'intermission; averti de la consommation de 12 grains et de deux verrées, et m'apercevant que le pouls s'élevait, que la peau devenait chaude et sèche, et le malade loquace, quoique cependant il n'y eût aucun signe local d'irritation gastrique, je fis suspendre le fébrifuge, et donner en place l'eau de groseille. Moiteur au milieu de la nuit, et sommeil tranquille.

Le lendemain, le pouls est retombé; il est plus naturel qu'il n'a encore été; la peau est généralement humide (3 grains de sulfate de quinine, une verrée de décoction de quinquina); légère somnolence à l'heure de l'accès : éruption pustuleuse autour du nez et de la lèvre supérieure; guérison rapide.

Cette fièvre n'était pas encore entièrement pernicieuse, mais elle tendait instamment à le devenir. A chaque accès on voit les symptômes de congestion cérébrale se renforcer. L'absence de la céphalalgie prouve que les méninges ne participaient pas, comme dans les deux observations précédentes, à l'irritation encéphalique : aussi quelle différence dans les symptômes ! Si ces maladies avaient été privées des secours de l'art, il est vraisemblable que Joannard et Trigon auraient succombé à la transformation de l'irritation congestive périodique gastro-méningite en inflammation, tandis que M. Segaud aurait péri par une congestion encéphalique avec épanchement séreux.

Vingt-deuxième observation. — Fièvre cholérique.

La femme Girard, âgée de cinquante-quatre ans, maigre, habituellement tourmentée par des maux d'estomac et des indigestions, résidant près du marais de Sainte-Croix, éprouve dans le mois de septembre 1822, un léger frisson avec diarrhée abondante, aqueuse et sans colique, mais accompagnée de cardialgie, de nausées, de vomissement de toute boisson et même de contractions violentes de l'estomac, sans expulsion d'aucune matière; la langue est blanche, la soif nulle, le pouls petit, concentré, très accéléré et les défaillances fréquentes. Ces symptômes reviennent d'abord avec le type tierce, puis tous les jours.

Sixième jour. (Tisane gommée, diète absolue, potion avec quinze gouttes de laudanum.) Les accès qui débutaient dans la nuit, se montrent à midi avec frisson modéré, suivi d'une chaleur douce, mais sans moiteur; le ventre est souple, sans douleur; les symptômes précédens ont disparu; la nuit est bonne.

Septième jour. Accès dans la soirée, avec les phénomènes indiqués plus haut, mais qui sévissent d'une manière effrayante. Le froid est glacial pendant plusieurs heures, les syncopes sont prolongées et interrompues seulement par de violens efforts de vomissement, et des déjections séreuses très débilitantes par leur fréquence et leur abondance; la soif est très vive. Cet état se calme dans la matinée, sans moiteur; la chaleur n'a point dépassé son degré ordinaire; elle est même restée au-dessous, tant que les déjections se sont soutenues.

Huitième jour. Apyrexie complète, faiblesse extrême. (8 grains de sulfate de quinine et 20 gouttes de laudanum dans 2 onces d'eau gommée, à prendre en quatre fois dans l'espace de huit heures.)

Les accidens ne reparaissent pas. On continue pendant cinq jours l'usage du même médicament à doses décroissantes. Guérison complète.

Lorsque l'irritation gastro-intestinale est extrême, le froid est glacial et la réaction nulle ou très faible; aussi cette fièvre ne se compose que de la période d'invasion et de celle d'une terminaison insensible; ici l'irritation n'était nullement inflammatoire; si elle avait eu ce caractère avec ce degré de violence, elle aurait nécessairement amené une désorganisation incurable. Elle portait sur les follicules sécréteurs de la membrane muqueuse gastro-intestinale, dont elle activait extraordinairement les fonctions, et agissait en même temps sur les fibres musculaires du tube digestif, avec assez de force pour exciter des contractions convulsives. Les phénomènes de l'inflammation se présentent sous un autre aspect.

Vingt-troisième observation. — Fièvre dysentérique.

Madame Antoire, résidant à Montluel, âgée de soixante ans, d'une constitution détériorée, sujette aux fluxions humorales, habituée à se purger trois ou quatre fois par an, et s'en trouvant bien, éprouvait depuis deux mois une pesanteur permanente à l'épigastre, avec des pulsations fortes, du dégoût, des tintemens d'oreille, et par fois des étourdissemens; elle se purge comme à son ordinaire, mais sans amélioration dans son état.

Dans le mois d'août 1823, madame A. ayant éprouvé une émotion très pénible à la vue d'une malade incurable qui lui était chère, prend, contre son habitude, une tasse de lait.

Dans la nuit, elle est réveillée par un frisson général, avec tremblement, cardialgie violente, vomissement du lait pris la veille mêlé à des matières mucoso-bilieuses. Des coliques, des déjections, des glaires sanguinolentes involontaires s'y joignent; la malade perd connaissance et reste sans secours toute la nuit; quelques heures après le sentiment revient avec une chaleur brûlante, une céphalalgie frontale intense, jointe à des pulsations dans les oreilles, beaucoup de soif, langue rouge, effilée, ventre et région épigastrique tendus, douloureux au toucher; battemens violens dans le creux de l'estomac.

Les nausées et les déjections se prolongent dans la journée. A dix heures du matin (10 sangsues sur l'épigastre, cataplasmes sur les piqûres, eau gommée, diète absolue); vers le soir, tous les symptômes diminuent. Il reste encore un peu de fréquence dans le pouls, de la soif et de la sensibilité dans le ventre. La nuit est assez bonne, et la rémission se prolonge une grande partie de la journée suivante.

Le soir, deuxième accès de même nature (même rémission, lavement d'amidon, potion avec 15 gouttes de laudanum).

Le troisième accès, toujours à type tierce, commence cinq heures plus tôt, sans perte de connaissance, mais avec des efforts de vomissemens extrêmement douloureux, des déjections mucoso-sanguinolentes énormes, et il est accompagné de coliques atroces, qui se prolongent toute la nuit. Dans la matinée, l'apyrexie est complète, il n'y a point de soif; le ventre est encore un peu douloureux et les selles glaireuses. (Sulfate de quinine, 4 grains; laudanum, 15 gouttes dans un véhicule adoucissant, à prendre en quatre fois; deux demi-lavemens d'amidon avec 20 gouttes de laudanum dans chaque.) L'accès manque. Le lendemain, même potion, et lavemens d'amidon simples, pendant deux jours. Guérison rapide.

Cette observation a beaucoup d'analogie avec la précédente; mais il y avait plus de tendance à l'établissement d'une phlegmasie gastro-colique; celle-ci existait même déjà, puisque, outre les symptômes qui persistaient, le mouvement fébrile ne disparaissait pas entièrement : le traitement devait donc d'abord s'adresser à cette phlegmasie; les sangsues et les délayans commencent à la calmer; mais l'accès suivant, loin de diminuer, augmente d'intensité; et cependant l'intermission devient plus complète : on dirait que l'irritation s'épuise par sa propre violence, ou peut-être par le moyen des évacuations qui s'effectuent sur la muqueuse intestinale; car rien n'est plus débilitant que des pertes considérables et brusques de liquides ou humeurs.

L'opium, uni au fébrifuge, arrête promptement tout cet appareil d'accidens effrayans. Cette observation serait aussi bien placée dans le chapitre des fièvres rémittentes.

Vingt-quatrième observation. — Fièvre asthmatique.

La femme Mallet, âgée de cinquante-quatre ans, d'un tempérament nerveux-sanguin, et d'un embonpoint considérable, résidait à Montluel depuis un mois : tourmentée par des peines morales, et atteinte depuis cette époque d'un catarrhe bronchique, sans fièvre, elle apprend tout-à-coup une nouvelle fâcheuse; presque aussitôt elle ressent un frisson court, suivi d'une constriction violente du thorax, d'étouffement; d'une toux sèche convulsive avec face rouge, grand mal de tête, soif, bouche brûlante, douleur comme déchirante dans tous les membres, surtout dans les cuisses et le gras des jambes, pouls concentré, irrégulier, délire loquace, avec alternative de pleurs et de rires; l'épigastre et tout le ventre était douloureux à la pression (12 sangsues au fondement, hémorrhagie faible, tisane de fleurs de mauve et de violette). Au bout de huit heures tous ces symptômes ont presque disparu; sueur apyrexie; un peu d'appétit.

Deuxième jour. A la même heure (deux heures après midi), retour de l'accès d'une manière plus violente. Apyrexie complète au milieu de la nuit.

Troisième jour. (Six grains de sulfate de quinine, deux gros de poudre de quinquina en deux doses, vésicatoire au bras, diète.) A deux heures légers frissons suivis promptement de chaleur et sueur, sans symptômes graves.

Quatrième jour. Quatre grains de sulfate de quinine. La fièvre ne revient pas ; le catarrhe bronchique est amélioré ; le vésicatoire a produit un gonflement considérable du bras. Cette tuméfaction cutanée inflammatoire, après s'être maintenue pendant douze jours au même degré et avec une grande douleur, malgré les applications émollientes, se termine par la formation de deux gros furoncles au centre de la marque du vésicatoire, en même temps, la fièvre reparaît avec le même type et les mêmes symptômes, mais d'une intensité moindre ; la malade souffrant beaucoup de ses furoncles et se trouvant merveilleusement soulagée pendant les paroxysmes fébriles, ne veut point en être délivrée, et refuse le quinquina jusqu'à la guérison des furoncles.

Quelques mois après fièvre tierce avec vomissemens douloureux, effrayans, qui est arrêtée au troisième accès à l'aide des lavemens de quinquina.

D'après les symptômes variés et violens que nous présente cette observation, nous voyons le cerveau, les organes pulmonaires et gastriques livrés spécialement à une irritation des plus intenses et que l'on n'observe pas dans leur phlegmasie, quelle que soit d'ailleurs son intensité.

Si l'appareil de la respiration paraît être le siége principal de la lésion, il faut l'attribuer au catarrhe bronchique existant, car il est d'observation que presque toutes les fois que la fièvre intermittente se déclare chez un sujet atteint d'une phlegmasie, l'organe qui en est le siége, appelle sur lui pendant le paroxysme la plus forte irritation, et fait monter, pendant toute la durée de celui-ci, cette phlegmasie à un très haut degré.

Un phénomène très remarquable que nous fournit cette observation, c'est la diminution de la douleur des furoncles pendant les accès.

B. *Description générale de la Fièvre intermittente pernicieuse.*

Je n'ai point la prétention de faire une histoire complète des fièvres intermittentes pernicieuses, ce travail est au-dessus de mes forces; d'ailleurs c'est surtout à M. Alibert qu'il appartient de traiter à fond et de porter à son point de perfection un sujet qui a déjà exercé avec tant d'habileté sa plume brillante. Mon seul but est de fournir de nouveaux matériaux à la science, de fixer l'attention des observateurs sur la fièvre dite soporeuse et sur les cas où les accès pernicieux sont compliqués d'une lésion permanente des organes, quoique les intermissions soient complètes quant au mouvement fébrile.

La fièvre intermittente pernicieuse est caractérisée par l'apparition brusque et portée à un haut degré de symptômes graves, annonçant, dans le plus grand nombre des cas, une altération profonde dans les propriétés vitales et les fonctions du cerveau, soit primitivement, soit secondairement ou par sympathie; elle est aussi caractérisée par la diminution de ces symptômes, lorsqu'ils sont parvenus à leur *summum* d'intensité, par leur cessation complète, dans l'espace de douze à trente-six heures, et par leur retour périodique avec un des types de la fièvre intermittente ordinaire.

La fièvre pernicieuse peut être simple ou compliquée. Elle est simple lorsque l'apyrexie est tellement complète que l'investigation la plus attentive ne fait découvrir alors dans les organes aucune lésion, ce qui n'est pas facile à reconnaître, et ce qui est cependant de la plus grande importance par rapport au traitement et au pronostic.

La fièvre est compliquée toutes les fois que l'apyrexie

n'est pas complète, ou qu'il existe, pendant la rémission ou l'intermission, des signes d'une irritation ou d'une inflammation vicérale permanente. L'existence de cette complication sera quelquefois très difficile à découvrir, malgré sa gravité. Les observations consignées dans l'ouvrage de M. Bailly nous en fournissent la preuve. Cette difficulté dans le diagnostic paraît provenir de l'épuisement de l'influence nerveuse pendant un accès pernicieux : cet épuisement est tel que les lésions les plus fortes, ne pouvant faire naître aucune sympathie, restent isolées et sans symptômes. Cependant le praticien qui sera un peu familiarisé avec les fièvres de cette nature, qui s'enquerra avec soin de l'état de santé antérieur à l'invasion du premier accès, qui consultera par toutes les voies connues, pendant l'apyrexie, l'état des principaux organes, surtout de ceux du bas-ventre, sans faire attention au calme du pouls et au désir des alimens que montrent souvent les malades, s'en laissera rarement imposer; il parviendra presque toujours à distinguer la fièvre simple, facilement curable par le fébrifuge, de celle qui, étant compliquée d'un ramollissement de la rate ou du foie, d'une encéphalite ou d'une gastro-entérite chronique, est toujours mortelle : je dis chronique, car celle qui est aiguë se reconnaît aisément et peut être combattue avec avantage. Dans ce dernier cas la fièvre est rémittente.

Est-il possible de reconnaître au premier accès une fièvre intermittente pernicieuse d'une fièvre continue de même caractère? M. Bailly prétend qu'un praticien habitué à observer les maladies intermittentes, dans les lieux où elles sont endémiques, ne s'y trompera point; que le *facies* l'éclairera.

Dans le fort de l'accès, dit-il, il y a rarement cette contraction des traits, cet appareil des souffrances qui ont lieu dans les fièvres continues. Non seulement cette assertion est très vague, mais encore elle est fausse : car les symptômes de la fièvre intermittente pernicieuse sont ordinairement poussés aussi loin qu'il est possible à l'économie animale de le supporter; et c'est précisément dans la violence excessive et la brusque invasion de ces symptômes formidables qu'on reconnaît le caractère intermittent de la fièvre et non à un *facies* que chacun peut interpréter à sa fantaisie.

L'irritation congestive annonçant son existence par la provocation des mêmes phénomènes, les symptômes d'une fièvre continue doivent être absolument les mêmes que ceux d'une fièvre intermittente; leur développement seul présente des différences. La plus caractéristique de ces différences se trouve dans la rapidité avec laquelle les symptômes intermittens arrivent à leur plus haut degré d'intensité; rapidité que la fièvre continue ne connaît que très rarement et qui amène un état d'angoisse et d'anxiété qui appartient exclusivement aux paroxysmes intermittens.

Au reste, il n'est pas très important de savoir au juste, dans les premières heures, si l'on a affaire à une fièvre d'accès ou à une pyrexie continue, puisque dans l'un et l'autre cas la conduite du médecin doit être absolument la même, et qu'il n'est pas obligé, à sa première visite, de se prononcer sur la nature de la maladie [1]. Quant à la conséquence qu'on pourrait tirer de l'identité de nature des pyrexies, par l'identité apparente de leurs symptômes, c'est une question dont je renvoie la solution au dernier chapitre de cet ouvrage,

[1] Lorsque ces symptômes de fièvre pernicieuse tombent au bout de vingt ou trente-six heures, on est assuré que le type sera périodique; car jamais de pareils symptômes ne disparaissent pour toujours en si peu de temps.

consacré à la partie théorique de la fièvre intermittente.

Je vais maintenant passer à la description générale de quelques unes des variétés de la fièvre pernicieuse, les plus communes dans la Bresse.

1°. *Fièvre soporeuse ou carotique.*

Elle débute ordinairement par un froid profond ou glacial, avec ou sans tremblement, mais toujours avec engourdissement et stupeur, immédiatement suivi de perte de sentiment et de mouvement; les membres sont quelquefois agités par de légers mouvemens convulsifs; le pouls est d'abord presque imperceptible, mais bientôt il devient vibrant et plein, et conserve même ce caractère jusqu'à la mort; la déglutition est impossible; la face est cadavéreuse; l'œil à demi-ouvert, terne, immobile, la pupille très dilatée; la respiration est le plus ordinairement *ralantè.*

Cet état peut durer de six à douze heures et se terminer par la mort, même au premier accès, ce qui est pourtant fort rare. Enfin la réaction commence; mais elle s'opère d'une manière lente et imparfaite: il s'en faut de beaucoup qu'elle soit proportionnée à l'action, c'est-à-dire, à l'intensité du stade de concentration. La sueur paraît souvent avant qu'il se présente aucun autre signe de réaction, si ce n'est le développement du pouls; elle se refroidit facilement, comme chez les agonisans et chez ceux qui sont saisis d'une terreur profonde. Le malade en reprenant connaissance paraît être dans un état d'ivresse : il bégaie, ses membres sont tremblans; il entend mal et répond de même; la langue est pâle, sèche; la soif modérée. Lorsque le ventre, ou l'épigastre seulement, est douloureux, la langue est sèche, brune, contractée, et les dents encroûtées ; la tête est lourde, mais peu ou pas du tout douloureuse ; le malade a des vertiges quand il se place sur son séant.

En général les individus atteints de cette fièvre ont une constitution molle et un caractère apathique. Les habitans du pays d'étangs y sont plus sujets qu'à toute autre fièvre pernicieuse : je ne l'ai jamais observée chez les personnes jouissant d'un tempérament robuste, à moins qu'il n'eût été détérioré par une maladie chronique ou par une fièvre intermittente prolongée.

M. Boisseau a raison de dire que cette fièvre est peut-être la plus dangereuse, et en même temps une de celles dans lesquelles le traitement est le plus efficace ; mais en a-t-il autant d'ajouter qu'il y a un afflux latent ou manifeste du sang vers l'encéphale, effet de l'irritation de la pulpe cérébrale ; que cet afflux n'étant pas d'abord assez violent pour déterminer un épanchement sanguin dans le cerveau, le calme se rétablit jusqu'à ce qu'un nouvel accès achève d'épuiser la dose d'activité vitale départie à ce viscère ? (Pyrétologie, p. 541.)

Si les symptômes que nous avons observés dans la fièvre soporeuse, dépendaient d'une congestion sanguine du cerveau, celle-ci serait nécessairement de la plus grande intensité, agirait sur l'organe en le comprimant et donnerait lieu à tous les phénomènes de l'apoplexie. A l'ouverture du crâne on trouverait des traces évidentes de cette congestion ; et cependant dans les observations quatorzième et quinzième nous n'avons rien découvert qui pût nous faire croire à l'existence antérieure de cette congestion. Quelle conséquence peut-on tirer de la présence d'une sérosité limpide dans les ventricules ? Elle se rencontre si souvent chez des individus qui, pendant leur maladie, n'ont point offert de symptômes cérébraux, que je la regarde comme absolument insignifiante. Le cerveau paraît intact, et cependant la mort arrive par cet organe, quoique des lésions se trouvent dans le tube intestinal, dans la rate ou dans le foie. Nous sommes donc forcé d'admettre, ou que la concentration nervoso-vasculaire, s'opérant à chaque accès sur les organes abdominaux, jette le cerveau dans l'asthénie la plus profonde, ou qu'il se fait une concentration purement nerveuse dans la pulpe cérébrale qui épuise sa vitalité. Cette dernière supposition me paraît la moins vraisemblable.

Lorsque l'état comateux dépend d'une congestion sanguine ou d'une phlegmasie, comme dans les observations de M. Bailly, il existe des symptômes qui annoncent cette complication.

La fièvre dont était atteint M. S., observation vingt-unième, quoique présentant pour symptôme dominant une tendance à l'assoupissement, avait une physionomie toute différente de celle de la fièvre soporeuse : le pouls était plein et dur, la figure rouge; il y avait rêvasserie continuelle; le tempérament était sanguin, irritable; tout annonçait une congestion sanguine, s'aggravant à chaque accès.

« Dans l'histoire de la fièvre soporeuse, dit M. Boisseau, on n'a point indiqué l'état de la langue et de l'épigastre; cependant il est probable qu'il existe une irritation des voies digestives, au moins dans plusieurs cas. » M. Boisseau a bien raison de trouver imparfaites les observations connues de ce genre de pyrexie, sans même excepter celles qu'a recueillies M. Bailly. Pour nous, nous nous sommes attaché à n'omettre aucun symptôme de quelque valeur, et nous avons même fixé l'attention sur l'absence de quelques phénomènes, lorsqu'on pouvait en tirer des conséquences diagnostiques. Dans l'observation quinzième on a vu que la langue était naturelle, l'épigastre souple et indolore; ce qui fait rejeter toute idée de gastrite; mais l'amertume extrême du goût, l'abondance des évacuations d'une bile altérée, annonçaient aussi une grande altération dans les fonctions du foie, sans que cette lésion fût pour cela une hépatite. Il est probable que le genre de lésion de cet organe consistait dans un engorgement sanguin, plutôt veineux qu'artériel, qui aurait pu se terminer par le ramollissement, comme on en trouve des exemples dans l'ouvrage de M. Bailly. Je suis fondé à croire que les évacuations énormes, provoquées par l'émétique, en dégorgeant l'organe hépatique ont prévenu cette fâcheuse terminaison.

Dans les observations seizième et dix-septième, la langue était sèche et noire dans l'accès, brune et humide dans la rémission, l'épigastre et l'abdomen constamment douloureux; les malades, quoique sans connaissance, grimaçaient dès qu'on pressait ces régions. Ici les symptômes soporeux avaient été précédés d'une phlegmasie évidente des viscères abdominaux; le type de la fièvre était rémittent; c'est la fièvre ataxo-adynamique rémittente de M. Pinel.

2°. *Fièvre intermittente pernicieuse gastro-céphalique ou méningite.*

La fièvre pernicieuse la plus commune, après celle que nous venons de décrire, est celle que les auteurs ont appelée céphalalgique, délirante, convulsive; elle est presque toujours précédée d'une gastrite ou gastro-entérite, comme dans les observations dix-neuvième, vingtième et vingt-neuvième. La céphalalgie atroce, la rougeur ou la lividité de la face, la grande sensibilité des yeux, le resserrement des pupilles, le délire menaçant ou avec éclats de rire, les grincemens de dents ou gémissemens sourds, les alternatives de stupeur ou de convulsions, la dureté du pouls jointe à son caractère serré et fréquent, tous ces phénomènes, dis-je, indiquent positivement une irritation du cerveau, et principalement de l'arachnoïde, accompagnée d'une congestion sanguine. Lorsque ces symptômes sont nuls ou obscurs l'apyrexie est complète; elle ne l'est pas tant que ceux-ci sont manifestes. On peut avancer, sans crainte d'être démenti par les praticiens, que l'examen attentif du malade pendant l'apyrexie est d'une plus grande importance, fournit des données plus certaines pour le traitement et pour la connaissance de la nature de la fièvre, que celui des symptômes mêmes de celle-ci; car l'essentiel est de savoir jusqu'à quel point les organes s'éloignent ou se rapprochent de leur état physiologique, après un accès, afin de pouvoir juger si la fièvre est simple ou compliquée.

3°. *Fièvre intermittente pernicieuse dont le siége est dans la poitrine.*

La plèvre, le poumon, le péricarde, le cœur, peuvent devenir le siége d'accès intermittens, assez violens pour être appelés pernicieux et pour simuler les maladies les plus aiguës de ces organes, telles que la pleurésie, la pneumonie, la péricardite, et surtout l'asthme convulsif et l'angine de poitrine. Outre l'intermittence, qui est le caractère distinctif de ces maladies, le praticien y démêle facilement un état de spasme et une acuité nerveuse et rapidement portée à l'excès que n'offrent jamais, ou très rarement, les phlegmasies, même très intenses de ces organes.

4°. *Fièvre pernicieuse dont le siége est dans le ventre.*

Les variétés de cette fièvre, appelées cardialgique, cholérique, diarrhéique, dysentérique, péritonique, néphrétique, etc., ont leur siége spécial sur les organes du bas-ventre, et simulent la phlegmasie de ces organes, tandis qu'au fond elles ne consistent que dans une activité extraordinaire et subite de leurs fonctions.

5°. *La fièvre pernicieuse tétanique*

Paraît avoir son siége dans la moelle épinière.

SECTION DEUXIÈME.

DESCRIPTION DES FIÈVRES RÉMITTENTES.

A. *Observations particulières.*

Vingt-cinquième observation. — Fièvre rémittente inflammatoire.

M. Aynard, âgé de vingt-six ans, d'une taille très élevée, d'un tempérament bilieux sanguin, sujet aux épistaxis, chef de la manufacture de draps qu'avoisine la gorge marécageuse de Sainte-Croix, se livrant fréquemment et sans précaution à l'exercice de la chasse dans les marais, éprouva, dans le mois de septembre 1822, des frissons irréguliers, avec lassitude et perte d'appétit.

Malgré cet état, il se traîne encore à la chasse pendant une matinée très chaude; mais il est bientôt forcé de revenir, ayant senti de nouveaux frissons, suivis d'une chaleur et d'une céphalalgie frontale intenses. Rentré chez lui, injection des yeux, amertume du goût, langue blanche au centre, rouge à la pointe, soif, nausées, tendance au délire, pouls dur et très accéléré, urines rouges : ces symptômes se maintiennent près de vingt-quatre heures au même degré; ils se calment peu à peu sans moiteur; mais l'apyrexie n'est pas complète. (Limonade, diète absolue.)

Deuxième jour. La rémission est de peu de durée; à midi, un frisson fugace annonce le retour du paroxysme, avec les mêmes phénomènes; deux selles spontanées bilieuses; point de sommeil.

Troisième jour. A huit heures du matin, l'accès n'a point encore décliné; l'épigastre est un peu douloureux à la pression; les hypochondres sont tendus, la soif est modérée, la céphalalgie est obtuse. On applique quinze sangsues sur le creux de l'estomac, et après leur chute, un cataplasme émollient.

L'écoulement du sang est médiocre : il survient un vomissement d'une gorgée de bile jaune, pure, puis une selle de même nature, suivie d'une défaillance; celle-ci arrive par la suite, toutes les fois que le malade se lève, et il en est quitte pour des vertiges, ou un simple étourdissement, quand il se hâte de se recoucher; la fièvre tombe à dix heures du soir, à l'apparition d'une légère moiteur. L'apyrexie est complète, l'épigastre est libre, la bouche n'est plus mauvaise, le malade s'endort, et le lendemain matin se croit guéri. (Même traitement.)

Quatrième jour. A midi, retour de l'accès avec les mêmes symptômes. Au bout de quinze heures, une douce moiteur annonce le déclin de la fièvre; le malade s'assoupit pendant deux heures : un lavement émollient fait rendre beaucoup de matières bilieuses; le ventre n'est ni dur ni douloureux, mais la région spléno-épigastrique fait éprouver un sentiment de pesanteur; les urines sont d'un jaune rouge, troubles et sans dépôt.

Cinquième jour. Quoique la chaleur et la soif soient presque naturelles, le pouls bat encore quatre-vingts fois par minute; la langue est humide, blanche et rosée sur les bords (5 grains de sulfate de quinine en deux prises). Ce médicament développe un peu de chaleur dans l'estomac. A huit heures du soir le malade commence à se plaindre d'une chaleur qui croît insensiblement, en s'élançant vers la tête par bouffées, et qui, arrivée à son plus haut point, produit dans le cerveau la sensation d'un bouillonnement ardent, avec des pulsations extrêmement pénibles des artères de la tête; rêvasseries fatigantes, face rouge, grande sensibilité des yeux, à la lumière; en même temps le pouls donne cent vingt pulsations à la minute, avec le rhythme redondant ou *bis feriens;* la langue est sèche, brune au centre; la soif est très vive, mais non inextinguible (limonade, eau gommée); quelques gouttes de sang s'échappent de la narine droite.

Sixième jour. A onze heures du matin, les symptômes se soutenant au même degré, le sang commence à couler abondamment de la narine droite; la garde effrayée s'efforce, bien mal à propos, d'arrêter l'hémorrhagie, à l'aide d'applications froides, et en vient à bout malheureusement, après une perte de dix à douze onces de sang, qui diminue à peine la chaleur et la redondance du pouls. Dans la soirée, le paroxysme décline un peu; le pouls conserve son rhythme, mais ses battemens sont réduits à quatre-vingt-six; le malade, au lieu d'un sommeil réparateur, tombe dans un assoupissement accompagné d'agitation et de propos incohérens. Sur le matin, une faible moiteur humecte la peau, la langue est humide, la soif nulle; la tête et l'épigastre sont pesans; l'épistaxis voudrait reparaître (lavement émollient, cataplasme, eau de poulet, émulsion nitrée). Le traitement est dirigé, depuis ce moment, par M. Viricel, un des médecins les plus distingués de Lyon.

Septième jour. A sept heures du soir, le paroxysme débute par un léger refroidissement des pieds, suivi d'une chaleur qui devient rapidement intense, et de tous les phénomènes précédens.

Huitième jour. Rémission d'une heure dans la matinée; puis redoublement sans froid, qui se prolonge jusqu'à sept heures du soir, avec un peu de toux et d'oppression; une tension médiocrement douloureuse des hypochondres et de l'épigastre, et un état nauséeux (mêmes prescriptions). A sept heures du soir, il survient une moiteur plus forte, et qui se prolonge pendant la nuit; sommeil tranquille.

Neuvième jour. A sept heures du matin, l'apyrexie est complète; la chaleur est naturelle; le pouls est réduit à soixante-dix-huit battemens, mais il est encore dur. (Deux gros de poudre de quinquina dans un demi-lavement.)

Le soir, à six heures, léger frisson suivi d'une chaleur modérée; le pouls s'élève à cent deux pulsations, avec le caractère redondant; hémorrhagie nasale d'une verrée, à dix heures; il y a peu de soif et d'agitation; la narine droite redonne encore un peu de sang dans la nuit; les urines sont moins rouges, et ne déposent point encore, le sang, qu'on a conservé, est recouvert d'une couenne blanche.

Dixième jour. Dans la matinée, le pouls est réduit à quatre-vingt-dix pulsations; le malade se trouve bien d'ailleurs, mais sans appétit. (Même lavement, quinquina.) Dans la nuit, léger accès qui se prolonge dans la journée du 11; intermission dans la nuit.

Douzième jour. (Lavement id.) Le pouls est réduit à quatre-vingts pulsations; la langue se nettoie, les urines déposent un sédiment briqueté; le sommeil est bon; plusieurs selles spontanées bilieuses.

On continue l'usage des lavemens de quinquina jusqu'au seizième jour; à cette époque, il n'y a plus de fièvre; l'appétit commence à se faire sentir, le malade mange des potages : la faiblesse générale est grande; si le malade veut faire deux pas, il est pris d'étourdissement, il éprouve une pesanteur à l'épigastre, surtout après l'ingestion de la nourriture, et des chaleurs à la tête. Bientôt l'appétit devient très vif, sans que les digestions soient plus faciles et les forces développées; il y a des sueurs toutes les nuits.

Cet état de demi-convalescence dure quatorze à quinze jours, au bout desquels la fièvre reparaît sous le type tierce franchement intermittent; mais les accès sont bien moins violens. Le sulfate quinine et la décoction de quinquina ne peuvent être tolérés par l'estomac; on revient aux lavemens de poudre de quinquina à la dose de deux gros par demi-lavement. Le cinquième accès manque : l'appétit redevient très vif, mais les digestions restent long-temps difficiles. Un voyage dans le midi de la France n'empêche point au malade d'éprouver encore quelques accès et des douleurs d'estomac, malgré le froid sec de la saison.

Dans le courant du mois de mai suivant, quelques jours après son arrivée à Paris, M. Aynard est de nouveau atteint d'une fièvre rémittente double tierce, comme la première fois, et qui prend le type intermittent après une application de sangsues. Cette fois, le quinquina peut être supporté par l'estomac, et supprime irrévocablement la fièvre. Si l'on analyse cette observation, et si l'on prend en considération le tempérament bilieux sanguin du sujet, le genre de fatigue auquel il s'expose, sa résidence auprès d'un marais, et la chaleur humide de la saison, on découvrira une irritation gastrique préliminaire qui provoque, ou du moins qui précède l'explosion d'un mouvement fébrile violent. Dans ce premier accès, la phlogose gastrique se communique au foie et à la rate, et y amène une turgescence sanguine; la bile coule plus abondamment, et reflue même dans l'estomac; le système circulatoire, très développé naturellement, en reçoit une excitation qui devient continue, parce que l'état d'irritation primitif des organes gastriques se maintient aussi d'une manière continue; mais il y a rémission périodique des symptômes, par la raison qu'il existe une véritable fièvre intermittente masquée en partie par un mouvement fébrile continu symptomatique; et cela est si vrai, que les sangsues ayant détruit la phlogose gastrique, le mouvement fébrile continu disparaît aussitôt, et l'intermission devient complète. La fièvre intermittente se montre seule alors; mais les organes gastriques se trouvant encore trop irritables, et le sulfate de quinine ayant été déposé sur eux trop prématurément, les paroxysmes rémittens se montrent de nouveau avec un redoublement de violence; et l'on peut croire qu'ils eussent dégénéré en continus, par le fait d'une véritable et forte inflammation gastro-céphalique, si la nature n'avait provoqué une hémorrhagie nasale. Celle-ci, en diminuant l'excitation inflammatoire, rend aussi les rémissions plus longues et plus prononcées, et les remplace bientôt par de véritables intermissions, et met au jour la fièvre intermittente dans toute sa simplicité.

Il est donc évident que la phlegmasie gastrique continue a été ici le point de départ d'une fièvre continue, et qu'il existait en même temps une fièvre intermittente qui a survécu à cette phlegmasie : l'extrême sensibilité de l'estomac, qui a persisté si long-temps, était nerveuse et non inflammatoire; et c'est elle qui a disposé aux rechutes au retour du printemps. Cette irritation a pris un caractère plus aigu, c'est-à-dire phlegmasique;

alors la fièvre intermittente s'est compliquée d'une fièvre continue symptomatique, d'où il est résulté, comme la première fois, le type rémittent. Si j'avais été bien convaincu de cette vérité, j'aurais avant tout cherché à anéantir promptement la gastro-hépatite par une saignée suivie de l'application de trente à quarante sangsues sur la région supérieure de l'abdomen : la fièvre devenant sur-le-champ intermittente, aurait été supprimé par les lavemens de quinquina; la convalescence aurait été rapide et sans rechute, parce que l'irritation gastrique n'aurait pas eu le temps de prendre racine.

Vingt-sixième observation. — Fièvre rémittente gastrique aiguë.

Mollard, âgé de vingt-cinq ans, d'une bonne constitution, établi depuis peu dans le pays d'étangs, comme pionnier, est atteint, dans le mois d'août 1822, en défrichant des bois, d'une fièvre continue, avec des rémissions en tierce caractérisée ainsi : légers frissons avec nausées, douleur épigastrique, puis chaleur ardente, céphalalgie frontale; langue rouge, allongée, un peu sèche; soif vive, grande amertume du goût, constipation, pouls très accéléré; rémission tous les deux jours, sans moiteur.

A son entrée à l'hôpital (sixième jour), je prescris, suivant la routine, un grain d'émétique qui provoque quelques vomissemens bilieux; le malade n'en paraît pas fatigué immédiatement; mais le lendemain, le paroxysme est plus intense. (Limonade, diète.)

Huitième jour. Pendant la rémission, un laxatif produit deux selles accompagnées de beaucoup de coliques : quelques heures après, invasion du paroxysme, sans frisson ni refroidissement, mais par une chaleur sèche et ardente, une soif inextinguible, avec langue très rouge et aride ; ventre douloureux et brûlant, céphalalgie frontale intense, stupeur et prostration. (Limonade.)

Neuvième jour. Les symptômes s'aggravent. (Dix-huit sangsues sur l'épigastre, hémorrhagie considérable sans soulagement.)

Dixième jour. Huit autres sangsues, qui donnent un écoulement pendant dix heures : après, et pendant l'hémorrhagie, la fièvre tombe complétement avec les symptômes de la gastro-entérite. La figure devient pâle et la faiblesse très grande.

Onzième jour. Il survient, le soir, sans fièvre ni frissons, une céphalalgie frontale violente, qui décline dans la nuit, est peu sensible le lendemain matin, et reparaît tous les soirs ; il y a d'ailleurs un grand affaissement, une chaleur plus élevée dans la nuit : l'appétit est nul. (Bouillons gras.)

Quatorzième et quinzième jours. Six grains de sulfate de quinine par jour : la céphalalgie disparaît ; un peu d'appétit.

Cependant, les forces ne reviennent pas ; malaise vague, sueurs nocturnes. (Potages, point de médicament.)

Au bout de huit jours, retour de la douleur de tête, avec frissons légers, chaleur modérée, peu de soif, et sueurs. Cette fièvre simple revient tous les jours, et présente des intermissions complètes : les jambes deviennent œdémateuses. Quelques doses de sulfate de quinine arrêtent ces accès au cinquième.

Les réflexions qui suivent la première observation sont parfaitement applicables à celle-ci. La phlegmasie gastro-hépatique était encore plus prononcée : c'était la fièvre rémittente bilieuse, ou méningo-gastrique des nosologistes dans toute sa pureté. Un traitement stimulant, en aggravant la phlegmasie, dénature de suite le type de la fièvre; il fait tellement dominer le mouvement continu de réaction, que l'intermittent est absorbé; mais telle est la nature de celui-ci, et son indépendance de la phlegmasie, qu'il reparaît au moment où celle-ci est détruite. Ceci nous prouve que la nature première de la maladie était la périodicité; car jamais une fièvre primitivement continue n'est remplacée aussi subitement par une fièvre à type intermittent. Je sais que, dans les pays marécageux, cette transformation du type continu à l'intermittent est fréquente dans une inflammation quelconque; mais ce passage ne se fait alors jamais brusquement, comme dans les observations que je cite.

Vingt-septième observation. — Fièvre rémittente gastro-carditique.

Mlle Jos. D., âgée de vingt-quatre ans, bien réglée, d'un tempérament sanguin-nerveux, sujette à des palpitations, résidant à Montluel, est atteinte, dans le mois de septembre 1823, d'une fièvre modérée, caractérisée par un frisson léger, le matin, suivi d'une chaleur médiocre, avec langue blanche au centre, rouge à la pointe, soif peu vive, bouche amère, sentiment de strangulation et de reptation le long de l'œsophage; nausées fréquentes, épigastre douloureux à la pression, faisant éprouver de fortes et profondes pulsations à la main. Ces symptômes déclinent un peu dans la soirée; mais un autre frisson se fait sentir, avec le renouvellement des mêmes symptômes jusqu'au milieu de la nuit, où il y a rémission, sans moiteur. (Diète, délayant.)

Sixième jour. La maladie s'aggrave : il survient, au moment du frisson, des battemens de cœur violens, accompagnés de grande douleur précordiale, d'un sentiment de compression dans cette partie, de terreur et de crainte d'être suffoquée (douze sangsues sur l'épigastre). Le sang coule peu.

Septième jour. Matin et soir, un accès avec les mêmes symptômes; celui du soir est plus violent, et se prolonge une partie de la nuit. Moiteur dans la matinée.

Huitième jour. Pendant le deuxième stade de l'accès du matin, je fais poser douze sangsues sur la région du cœur, puis des cataplasmes avec la mauve et la jusquiame : lavement, sur le déclin, avec la décoction de lin et de valériane. L'accès du soir est beaucoup plus faible.

Neuvième jour. Dans la matinée, frissonnemens d'une demi-heure, avec quelques nausées et quelques palpitations, sans douleur; la malade ne se plaint ni de la soif ni du mal de tête; la langue est blanche, la chaleur très modérée, l'apyrexie est presque complète. Les parens, trouvant Mlle Jos. D. presque convalescente, se hâtent de lui faire manger une tartine de gelée de groseilles. Une heure après, refroidissement général et glacial, terreur profonde, palpitations tumultueuses, avec constriction douloureuse du cœur, syncope d'une demiheure (sinapismes, fomentations opiacées, potion éthérée). Cet état persiste une partie de la nuit, et se renouvelle, quoiqu'à un moindre degré, à huit heures du matin.

Dixième jour. Rémission à midi (demi-lavement avec un gros et demi de poudre de quinquina et un gros de poudre de valériane); paroxysme du soir très léger; la soif est nulle; la langue est humide, blanchâtre, large; le sentiment de strangulation subsiste, de même que les battemens du centre épigastrique.

Onzième jour. *Idem.* (Même prescription.)

Douzième jour. La malade est beaucoup mieux; mais elle a du dégoût pour les alimens; cependant on lui donne à mon insu trois pruneaux cuits dans du vin. Demi-heure après tous les accidens graves du neuvième jour reparaissent, et persistent depuis six heures du soir jusqu'à minuit.

Treizième jour. Rémission (même lavement); point de paroxysme.

Quatorzième jour. Après avoir mangé quelques cuillerées de fécule de pomme de terre, Mlle Jos. D. éprouve encore un accès grave à quatre heures du soir. Comme cette heure était à peu près celle du paroxysme, il est possible que cette légère alimentation ne fût pas la cause du retour des accès; cependant, ce qui pourrait faire croire le contraire, c'est que dès-lors la bouche devient amère, la langue jaune, épaisse et humide; la malade a de plus des nausées continuelles, un dégoût pour tout, excepté pour les acides forts; l'épigastre est à peine sensible à la pression. Le soir, quatre grains d'ipécacuanha font rendre un peu de bile porracée; les nausées augmentent encore, quoiqu'il n'y ait ni soif ni mouvement fébrile.

Quinzième jour. Un grain d'émétique dans quatre verrées d'eau de Sedlitz prises toutes les demi-heures: vomissemens et déjections d'un vert foncé; bien-être pendant quelques heures. Le soir, frisson, retour des nausées, soif, chaleur générale, forte douleur à l'épigastre, plusieurs selles verdâtres.

Seizième jour. Douze sangsues sur l'épigastre; irritation gastrique beaucoup moindre; sommeil.

Dix-septième jour. La malade n'éprouve plus de palpitations de cœur, mais de fortes pulsations dans le centre épigastrique; la langue est épaisse, d'un jaune d'ocre; il n'y a ni soif ni fièvre.

Dix-huitième jour. Huit sangsues sur la même région. Le soir, frissons avec défaillance pendant deux heures; puis chaleur, moiteur, léger sommeil le matin. Les nausées continuent à fatiguer la malade à chaque verrée de limonade, eau sucrée, gazeuse; mêmes pulsations épigastriques, et amertume de la bouche. J'étais bien convaincu que ces accidens étaient entretenus par la présence des matières bilieuses altérées; mais persuadé également que les voies digestives étaient dans un état d'irritation, j'hésitais entre le traitement purement délayant et celui auquel on joindrait de légers évacuans. Des lavemens émolliens font rendre, chaque fois, quelques excrémens très durs; il en est de même d'un demi-lavement avec l'infusion d'une once de séné. Le lendemain la malade prend un mélange d'huile de ricin et de manne, à la dose d'une once et demie de chaque; il en résulte six déjections brunes mêlées de matières dures, et sans coliques. Le soir l'accès ne paraît pas; les nausées ont disparu.

Vingtième jour. Le pouls est encore un peu fébrile; les pulsations épigastriques, quoique beaucoup moins fortes, se font encore sentir. Le soir, léger frisson avec nausées. Le lendemain, même laxatif, déjections copieuses verdâtres.

Vingt-troisième jour. Convalescence. Les organes gastriques conservent long-temps une grande irritation.

On ne peut méconnaître, dans ce fait, une gastro-duodénite sub-aiguë, produisant une fièvre continue modérée, plus des retours périodiques d'irritation des mêmes parties, se réfléchissant sur le cœur, naturellement très irritable, d'où résultait une fièvre rémittente, qu'on pourrait nommer *carditique*. Il y a ici trois ordres de phénomènes: les premiers appartiennent à la phlegmasie; les seconds à l'irritation nerveuse, et ceux-là sont intermittens; les troisièmes résultent de la présence de matières bilieuses, d'un embarras gastrique.

Vingt-huitième observation. — Fièvre rémittente gastrique aiguë avec irritation cérébrale.

Madame A...., âgée de quarante-cinq ans, bien réglée, d'une constitution éminemment nerveuse et un peu sanguine, sujette depuis très long-temps à une hémicranie mensuelle et à des crises hystériques, résidant à Montluel, éprouve un profond chagrin pendant l'écoulement périodique (8 septembre 1824): à l'instant même il y a suppression, accompagnée d'une céphalalgie violente, d'une grande difficulté de respirer, de mouvemens convulsifs des membres, d'un pouls accéléré.

Le lendemain, les principaux accidens persistent, mais non d'une manière continue, excepté le mal de tête (quinze sangsues à la vulve, diète, eau sucrée avec l'eau distillée de fleurs d'oranger, bain entier); le soir, même état.

Troisième jour. (Saignée du bras, de dix onces.) A peine l'ouverture de la veine est fermée que la malade est prise de mouvemens convulsifs, avec défaillance. Cependant il s'ensuit une amélioration dans l'état général. (Mêmes boissons, bain.)

Quatrième jour. Douleur atroce dans l'estomac, bouche très amère, renvois fréquens et très douloureux, avec efforts violens et impuissans pour vomir; la langue est naturelle; il n'y a point de soif; les urines sont claires et presque aqueuses. A cet état succèdent, au bout de quelques heures, des nausées et défaillances sans cesse renaissantes, une figure pâle, un pouls peu fréquent et presque imperceptible; la douleur épigastrique est devenue supportable. (Potion anti-émétique, sinapismes.)

Cinquième jour. Dans la matinée, il ne reste plus qu'un brisement général, et beaucoup de sensibilité dans toute la région épigastrique, avec un peu de tension. Après midi, il paraît un frisson de demi-heure, suivi de douleurs atroces dans les deux tempes : c'est un sentiment de pression tel, que la malade le compare à celui qui résulterait de la compression de ces régions par un étau. La langue est pâle, la circulation peu accélérée ; la bouche est toujours très amère. (Un grain et demi d'opium gommeux en deux prises.) La céphalalgie se calme dans la nuit, mais elle est remplacée par des défaillances continuelles, par des renvois bruyans et douloureux, et par le gonflement de l'épigastre ; accidens qui se prolongent une partie du sixième jour.

Septième jour. A la même heure, retour des frissons et des mêmes symptômes. (Opium *id.*, lavement émollient, bain tiède, synapismes, boissons délayantes, diète absolue.)

Huitième jour. Aussitôt que la céphalalgie se calme, les défaillances recommencent et alternent avec des accès hystériformes. Urines claires ; point de sueur ; rémission depuis la fin de la nuit jusqu'à quatre heures de l'après-midi du neuvième jour, heure à laquelle un nouvel accès se montre, avec une céphalalgie temporale si atroce, que la malade en est désespérée. Les défaillances et les autres symptômes précédens remplacent encore ce mal de tête.

La fièvre rémittente tierce étant bien prononcée, les accès s'aggravant à chaque retour et devenant pernicieux, c'est-à-dire dangereux ; pensant d'ailleurs avoir porté assez loin le traitement antiphlogistique et calmant, je me décide à en venir à l'usage du sulfate de quinine. L'accès prochain était attendu le 11 à six heures du soir ; la rémission était complète quant à l'accélération du pouls, la soif et la chaleur ; mais l'estomac était sensible, même à la pression, et il y avait encore des renvois douloureux d'un gaz inodore; le reste du tube intestinal était intact. L'irritation gastrique me paraissant principalement nerveuse, et non contraire à l'efficacité du fébrifuge mitigé, je fais prendre en trois doses, de deux en deux heures, six grains de sulfate de quinine unis à un grain d'opium, dans quelques cuillerées d'eau gommée. Aussitôt après l'ingestion de la dernière dose, la malade ressent dans l'estomac une douleur des plus affreuses, qu'avivent encore des renvois continuels et bruyans, et des efforts convulsifs effrayans pour vomir : toute la région de l'épigastre et des hypochondres est ballonée, et supporte à peine un drap; la langue est nette, il n'y a pas de soif. (Bain tiède, cataplasmes émolliens narcotiques, eau gazeuse acidule coupée avec de l'eau de gomme.) Les accidens se maintiennent au même degré le lendemain 12, ce qui me détermine, en attendant l'avis d'un consultant de Lyon, à faire appliquer sur l'épigastre trente sangsues, puis des cataplasmes de riz. Quoique l'hémorrhagie soit médiocre, au bout de trois heures la cardialgie se calme; il ne reste plus qu'une grande sensibilité dans les organes qui étaient le siége de la douleur. Le consultant, le docteur Dupuis jeune, arrive dans ce moment, et conseille l'application de deux vésicatoires au bras, pour disséminer au dehors cet excès d'irritabilité qui menace de se fixer, soit sur le cerveau, soit sur les organes gastriques, et la continuation des délayans, même avec celle du sulfate de quinine, si les accès bien marqués reparaissaient.

Treizième jour. Évacuations spontanées bilieuses, pour la première fois, avec chaleur brûlante dans les lombes. Ces évacuations se prolongent pendant quatre jours sans retour fébrile. Apparence de convalescence, mais l'appétit ne revient pas, les forces restent stationnaires, la région de l'estomac est extrêmement sensible et douloureuse lorsqu'on presse dessus. Les premiers chagrins se renouvellent, et avec eux, au bout de dix à douze jours, la fièvre avec les mêmes symptômes, et de plus une chaleur intense et permanente dans la région profonde des lombes.

Au troisième accès, la malade prend un demi-lavement avec un gros et demi de poudre de quinquina, un gros de valériane, et quatre grains de musc. Le quatrième accès est un peu moins prononcé. Avant le cinquième, j'ajoute trois grains de sulfate de quinine par la bouche. Le jour même, la malade éprouve une émotion extrêmement pénible. Le cinquième paroxysme débute par un frisson avec un tremblement de deux heures, auquel succèdent un délire loquace, avec éclats de rire, parole brève, céphalalgie générale et soif. Six heures après, au milieu de la nuit, cardialgie atroce, efforts de vomissement, alternant avec des défaillances effrayantes; crachats abondans, visqueux, fétides, provenant de l'arrière-bouche; renvois bruyans. (Vingt sangsues sur l'épigastre, cataplasme émollient.) La cardialgie cesse, expulsion d'une grande quantité de bile pure, dont l'âcreté échauffe les gros intestins et l'anus. Sueur, légère rémission.

Le sixième accès est beaucoup moins fort; la rémission est plus prononcée, les urines sédimenteuses. (Quinquina ʒ j ß, poudre de valériane ʒ j en lavement dans une forte décoction de têtes de pavot.)

Le septième accès manque; un peu d'appétit; les forces ne reviennent pas, malaise, gonflement et sensibilité de l'estomac; frissons vagues, moral très affecté.

Au bout de huit jours, la fièvre tierce reparaît. Les accès sont plus franchement intermittens, et se terminent par la sueur; leur durée est de trente-six heures, avec deux paroxysmes dans ce laps de temps, et ils sont exempts de symptômes graves. Cependant au quatrième accès la cardialgie se manifeste, mais avec modération. (Lavement de quinquina et de valériane; deux cuillerées de sirop de quinquina, potages.) Le cinquième accès manque : il est remplacé par une attaque d'hystérie. (Prescription, *idem.*)

A l'heure du sixième accès, malaise vague; gonflement épigastrique avec expulsion de gaz pendant dix heures; puis convalescence assurée, purgation avec l'eau de Sedlitz; sirop de quinquina. Des bains tièdes finissent par détruire l'irritation de l'estomac et celle de tout l'organisme.

Chez Mme A...., l'exaltation habituelle du système nerveux, renforcée encore par des peines morales profondes, a déterminé sur le cerveau et sur l'estomac des concentrations d'irritation de la plus grande violence. On voit ces concentrations se balancer entre ces deux organes, et ne jamais les envahir tous deux en même temps. Elles étaient principalement nerveuses dans le principe; mais, après la stimulation provoquée par le sulfate de quinine sur la surface muqueuse gastrique, l'irritation inflammatoire se prononce, et s'accompagne de sécrétion biliaire. De rémittente la fièvre est alors devenue continue, parce que les mouvemens nerveux ont été enchaînés par la fixité et la prédominance de la congestion inflammatoire de l'estomac. A mesure que la sensibilité du centre épigastrique s'est dissipée, la fièvre a pris davantage le type d'une intermittente complète.

Dans le mois de septembre 1824, dans une ferme entourée de fossés marécageux d'une grande étendue, et mis à sec par les chaleurs, les moissonneurs et les batteurs furent presque tous atteints d'une fièvre rémittente grave. J'en ai déjà cité un exemple (obs. 16e); les deux suivans ne sont pas moins intéressans.

Vingt-neuvième observation. — Fièvre rémittente gastro-céphalique.

Bracourt, fils du fermier, âgé de vingt ans, d'un tempérament sanguin et délicat, éprouve presque tout à coup un malaise, après avoir battu le bled; il couche la nuit en plein air sur la paille. Le lendemain, à dix heures, frisson violent avec effort pour vomir; puis chaleur intense, céphalalgie frontale, délire furieux, grande soif. Cet état persiste jusqu'au lendemain matin. Le malade reprend la raison; mais il se plaint d'un poids énorme sur l'estomac avec douleur, soif, chaleur, mal de tête, et une grande faiblesse; nuit très agitée.

Troisième jour. A dix heures du matin, froid aux pieds, suivi d'une chaleur progressive et de vomissemens verdâtres. C'est en ce moment que je vois le malade pour la première fois. Il avait les yeux fermés, mais on voyait le globe de l'œil s'agiter sous la paupière; les sourcils étaient froncés, la figure rouge; il poussait des gémissemens sourds, rejetait ses couvertures avec violence, ne répondait point aux questions, mais grimaçait aussitôt que j'appuyais ma main sur l'épigastre, région qui était gonflée et tendue, de même que les hypochondres. L'existence d'une irritation forte de la membrane muqueuse gastrique et du foie, avec injection sanguine, n'était pas douteuse : l'état du cerveau n'en était qu'une réflexion. En conséquence, quinze sangsues sont appliquées sur l'estomac, puis des cataplasmes émolliens; on donne du petit-lait pour boisson. L'accès diminue dans la nuit; il paraît un peu de moiteur. La rémission est plus prononcée, c'est-à-dire que les symptômes de la phlegmasie gastrique sont diminués.

Cinquième jour. L'accès tierce retarde; mais il s'accompagne des mêmes symptômes. (Dix sangsues sur l'épigastre.) Le sang coule abondamment : le paroxysme est moins long, et se termine par la sueur; l'apyrexie est complète; la tête et l'épigastre n'accusent plus de douleur. (Limonade, diète.)

Septième jour. Accès léger simple.

Huitième jour. Dix grains de sulfate de quinine. Appétit, plus de fièvre, retour prompt à la santé.

Trentième observation. — Fièvre rémittente avec gastro-duodénite, et engorgement sanguin du foie.

Un enfant de douze ans, fortement constitué, berger dans la même ferme, était, en août 1824, malade depuis douze jours, d'une fièvre rémittente bilieuse avec diarrhée, et privé de tout secours. A son entrée à l'hôpital, il présentait les symptômes suivans : tous les soirs il survenait un frisson léger, bientôt remplacé par une chaleur générale, sèche et âcre, et par une céphalalgie frontale stupéfiante. La face était rouge, avec teinte jaunâtre; cette couleur était surtout marquée sur la sclérotique, et se laissait entrevoir sur toute la peau. La langue était sèche, comme racornie, la soif inextinguible, le ventre plat, douloureux, surtout à la région supérieure; le malade se perdait dans des paroles sans suite; les selles étaient fréquentes, très liquides et d'un jaune brun. Une rémission assez faible et sans moiteur commençait dès le matin.

Le lendemain je fais appliquer huit sangsues sur l'épigastre : le sang coule abondamment pendant douze heures; la face devient très pâle et altérée; il survient des défaillances et une accélération extraordinaire du pouls, avec un caractère misérable. Il y a moins de soif, mais les autres symptômes se soutiennent à peu près au même degré. Le froid du paroxysme suivant est plus prononcé et plus long. Dans le stade de chaleur, délire tranquille, moiteur au déclin. La diarrhée est toujours fréquente dans la rémission, pouls moins accéléré. (Limonade gommée.) Soif moindre, face d'un jaune pâle. (Six grains de sulfate de quinine, et dix gouttes de laudanum dans deux onces d'eau gommée.) Le soir, à la même heure, frisson avec tremblement de deux heures, puis chaleur modérée, délire, cris et plaintes, pouls petit et très fréquent; ventre balloné; assoupissement profond, vers le matin : l'enfant est en supination, les bras étendus, les yeux ouverts, immobiles, ternes, la pupille dilatée, et respirant péniblement. Bientôt l'agonie se prononce, et la mort survient dans la nuit.

Nécroscopie.

Cerveau moins consistant qu'il ne l'est ordinairement, mais sans aucune trace de lésion; tous les vaisseaux sont vides de sang.

Estomac rouge et à rides très prononcées sur toute sa surface muqueuse, contenant de la bile verte; surface muqueuse du duodénum, d'un rouge pointillé; mésentère farci de glandes dures et blanches; intestins pâles, contenant beaucoup de bile et des vers lombrics; foie très volumineux, gorgé de sang, moins consistant que dans l'état normal; vésicule distendue par une bile brune et épaisse.

Dans cet exemple de gastro-duodénite et d'engorgement sanguin du foie, avec sécrétion abondante de la bile et résorption de la matière jaune, l'évacuation sanguine fut employée trop tard, et n'eut, en conséquence, pour résultat, qu'une forte déplétion du système sanguin, excepté dans la partie phlogosée; ce qui produisit la perte des forces, sans diminuer la gastro-entérite, et augmenta l'influence du système nerveux, c'est-à-dire la force des concentrations intermittentes.

Le sulfate de quinine, déposé sur une surface profondément enflammée, ne pouvait s'opposer à rien, et devait au contraire tout aggraver. Aussi la concentration suivante est des plus violentes, la vitalité se réfugie dans les voies gastriques, et l'enfant succombe promptement.

Trente-et-unième observation. — Fièvre rémittente compliquée d'inflammation du cerveau.

Dans le mois d'août 1821, je fus appelé auprès du sieur M...., employé à la manufacture de draps, et y résidant depuis un an. Cet homme, âgé de quarante-cinq ans, d'un tempérament sec et irritable, était atteint, depuis douze jours, d'une fièvre rémittente tierce, dont les symptômes étaient les suivans : léger frisson dans le milieu du jour, avec brisement des membres; puis chaleur générale, douleur épigastrique, céphalalgie temporale droite, devenue peu à peu atroce; soif; langue rouge, lancéolée, humide, sans mauvais goût; rougeur de la face; pouls dur et fréquent. Les accès étaient très longs, sans moiteur au déclin, et il n'y avait que rémission, pendant laquelle, quoique la douleur temporale fût constante, elle était cependant supportable. Le neuvième jour, le médecin ordinaire, dans l'intention de combattre cette céphalalgie, le plus désolant de tous les phénomènes, fait appliquer un vésicatoire à la nuque. Aussitôt que l'action des cantharides commence à se faire sentir, la douleur temporale augmente, la face devient plus rouge, le malade tombe dans l'assoupissement, avec mouvement machinal et tremblottant de la main droite, qui se porte à la tempe du même côté. La fièvre passe au type continu. Le médecin avait d'abord pensé que ces symptômes annonçaient un accès pernicieux, et il attendait, en conséquence, son déclin pour administrer le fébrifuge. Aucune rémission ne survenant, je fus mandé. Convaincu maintenant qu'il existait, depuis quelque temps, une phlegmasie cérébrale, jointe à des retours périodiques d'irritation, et que le vésicatoire, en l'aggravant rapidement, l'avait portée au point de provoquer une fièvre qui n'était plus susceptible de rémission, nous pensâmes qu'il était urgent de combattre directement la phlogose du cerveau. Douze sangsues furent appliquées sur la tempe même, et des sinapismes aux pieds. Lorsque le sang eut coulé pendant quelques heures, le malade reprit connaissance, et se plaignit moins de la tête. Pouls moins fréquent, toujours dur; un peu de moiteur.

Treizième jour. Frisson avec retour de la céphalalgie, mais sans perte de connaissance. (Huit sangsues à la nuque.)

Quatorzième jour. Apyrexie presque complète. Des accès tierces légers, simples, complétement intermittens, s'établissent et sont promptement enlevés par le sulfate de quinine.

Depuis cette maladie, M.... s'est plaint d'une douleur orbito-frontale habituelle, qui peut-être a été entretenue par la chaleur des fourneaux, à laquelle sa profession l'expose journellement.

Dans l'automne de 1823, il a été atteint d'une fièvre quotidienne qui a récidivé plusieurs fois sous tous les types, et à toutes les heures. La céphalalgie a toujours été le symptôme prédominant, et la douleur épigastrique en second ordre.

On peut facilement se convaincre, par cette observation, que dans la fièvre rémittente il existe une irritation fixe de nature phlegmasique, plus une fièvre intermittente.

Trente-deuxième observation. — Inflammation des bronches, compliquée de fièvre rémittente cérébrale.

Un jeune homme de vingt-quatre ans, résidant à Montluel, d'une bonne constitution, entre à l'hôpital en décembre 1823, éprouvant depuis trois jours les symptômes suivans : céphalalgie frontale forte, chaleur générale sèche, langue lancéolée, blanche et humide ; accélération et gêne de la respiration ; pouls dur et fréquent, anxiété, nulle douleur dans l'abdomen, même à la pression.

Troisième jour. (Limonade, diète.) Epistaxis de cinq à six onces. La céphalalgie disparaît, la bouche devient amère ; du reste même état que la veille. Paroxysme le soir, anxiété, figure pâle.

Quatrième jour. Deux selles bilieuses spontanées ; soif continuelle. (Saignée du bras de 14 onces.) Le soir, paroxysme plus fort, yeux animés, dyspnée augmentée, avec chaleur dans la poitrine. (Eau gommée.)

Cinquième jour. Rémission le matin. Les yeux sont inquiets ; le malade se plaint surtout qu'il ne peut étancher sa soif, et que l'amertume de sa bouche est extrêmement désagréable ; le pouls est toujours dur et accéléré, la respiration pénible. (*Idem.*)

Sixième jour. L'épigastre devient sensible. (Dix sangsues sur cette région.) Frissons légers dans la nuit, suivis d'un redoublement violent de tous les symptômes, et qui se prolonge le septième jour.

Huitième jour. Déjections bilieuses, ventre tendu et douloureux, pouls petit et très fréquent, toux sèche, oppression plus marquée, la soif est toujours vive. (Dix autres sangsues au même lieu.) Délire qui force de contenir le malade en l'attachant dans son lit. Rémission le matin du neuvième jour.

Neuvième jour. (Tisane de fleurs béchiques gommée,

six grains de sulfate de quinine dans quatre onces d'eau gommée.) Le paroxysme du soir, débutant comme les deux précédens, par un frisson, est moins violent; le délire est plus tranquille; la face est alternativement rouge et pâle; la soif est beaucoup moins vive; la rémission arrive plus tôt; mais le malade déraisonne toujours. (Mêmes prescriptions.) Paroxysme encore moins fort, rémission plus prononcée.

Le onze. (Trois grains de sulfate de quinine.) Le malade commence à lier ses idées; il se plaint beaucoup du ventre. En examinant celui-ci, j'aperçois qu'il est couvert de petits boutons durs, extrêmement douloureux au toucher : ces boutons se développent peu à peu, et se font connaître pour des furoncles; leur nombre et la grosseur de quelques uns d'entre eux, ont fait éprouver les souffrances les plus vives jusqu'à la sortie du bourbillon, c'est-à-dire pendant dix à douze jours. Enfin les paroxysmes du soir deviennent chaque jour plus légers.

Douzième jour. La toux et l'oppression se maintiennent; expectoration de quelques crachats puriformes. (Deux vésicatoires au bras, boissons émollientes.) Soif peu vive.

Treizième jour. Le paroxysme qui avait retardé précédemment ne paraît que dans la matinée, avec modération, et bientôt suivi, pour la première fois, d'un peu de moiteur. Rémission le soir. La connaissance est entière, mais le regard est encore étonné. Depuis quatre jours il n'y a point de selles.

Quatorzième jour. Ventre tendu, douloureux, nausées, efforts de vomissement. (Huit sangsues sur l'épigastre, cataplasmes.) Mieux.

Quinzième jour. (Cinq grains de sulfate de quinine.) Point de paroxysme.

Seizième jour. A la suite d'une forte tranchée, le malade rend une selle avec beaucoup de soulagement. Le pouls est toujours très fréquent; l'expectoration épaisse, abondante, glutineuse; la soif est presque nulle; la peau est humectée. Les furoncles de l'abdomen font pousser des gémissemens continuels. (Bouillons gras.)

Jusqu'au 23, la maladie marche régulièrement vers sa terminaison. A cette époque, retour d'un paroxysme en chaud et en froid. Deux laxatifs, alternant avec quelques doses de sulfate de quinine, font promptement disparaître la fièvre et ramènent l'appétit.

En citant cette observation de gastro-bronchite aiguë, mon but a été de démontrer surabondamment qu'une inflammation bien évidente pouvait être unie à une fièvre intermittente, et que ces deux maladies étaient indépendantes l'une de l'autre. Ces sortes de complications sont extrêmement fréquentes dans les pays marécageux. Je me bornerai à cette observation et à la suivante, pour ne pas devenir trop fastidieux.

Trente-troisième observation. — Pleuro-pneumonie; fièvre rémittente pernicieuse.

Dans le canton de Montluel, au commencement de l'année 1825, surtout dans les mois de février, mars et avril, il se manifesta une épidémie de pleurésies et pleuro-pneumonies si meurtrières, que plus de deux cents individus en périrent, c'est-à-dire la moitié au moins de ceux qui en furent atteints. Le règne de cette phlegmasie se prolongea même une partie de l'été, et se compliqua alors de gastro-entérite et de fièvre intermittente. L'observation qui suit nous en offrira un exemple.

M. le curé de la commune de Nièvres, âgé de quarante-quatre ans, d'une constitution lymphatique, quoique coloré, et d'un caractère indolent, après un malaise de quelques jours, et une anorexie de deux mois, éprouve tout à coup, au milieu d'une procession (fin de mai 1825), les symptômes suivans :

Premier jour. Frisson général, qui dure toute la matinée; vomissemens bilieux réitérés, soif, langue rouge, chaleur très forte, agitation, insomnie, douleur à la partie inférieure droite de la poitrine.

Le lendemain, je trouve le pouls serré et très fréquent, la langue sèche, du dégoût pour toute espèce de boissons, excepté pour les acides; des nausées, quelques vomissemens de bile, une douleur sourde dans le côté droit avec un peu de gêne dans l'inspiration, une toux rare et quelques crachats rouilleux; les urines sont peu colorées, le malade est inquiet, il se découvre sans cesse, quoique la peau soit humide et d'une chaleur médiocre, l'épigastre est gonflé, mais peu sensible à la pression. (Diète, tisanne gommée, sirop capillaire.) Vingt-quatre sangsues prescrites ne sont point appliquées. Dans la nuit tous les symptômes s'exaspèrent, et la région fronto-orbitaire devient très douloureuse.

Troisième jour. Légère rémission dans la matinée. Bien persuadé avec le consultant qui m'est adjoint que nous avons affaire à une gastro-pneumonie violente, nous faisons pratiquer de suite une saignée du bras de douze onces, et dans le courant de la journée appliquer douze sangsues sur l'épigastre, et douze sur le côté douloureux, puis des cataplasmes; le sang se couvre d'une couenne blanche, celui des piqûres coule pendant huit heures. (Boissons émollientes.)

Quatrième jour. La figure est devenue très pâle, la céphalalgie est moindre; les symptômes aigus de la gastro-entérite ont beaucoup diminué, mais le malade tombe dans un état de prostration et d'indifférence ; la peau et la langue se sèchent, il ne veut point souffrir de couvertures, il jette ses membres çà et là ; la toux est rare, de même que les crachats : ceux-ci sont visqueux, couleur lie de vin, brunâtres, tenaces, rendus avec beaucoup de peine et d'effort ; l'inspiration est médiocrement gênée ; dégoût pour les boissons, le malade ne les désire que très chaudes ; les urines sont toujours claires, exacerbations toutes les nuits. (Prescription, *idem.*)

Le sixième jour, deux vésicatoires aux bras, moutarde aux pieds, lavement émollient qui provoque une selle copieuse, jaunâtre et fétide.

Il s'établit régulièrement tous les soirs un paroxysme sans frisson. Il débute insensiblement par une chaleur plus forte, et il s'accompagne d'un délire tranquille, d'une espèce de comavigil, avec langue sèche, râpeuse, brunâtre, suppression des crachats, et pouls petit, accéléré. La rémission s'annonce de bon matin par un peu de moiteur aux parties supérieures, par le retour à la connaissance et à l'expectoration ; mais le malade conserve un malaise et une inquiétude indicibles ; le ventre est balloné sans être douloureux, le pouls faible et acceléré, les urines beaucoup plus foncées : plusieurs lavemens émolliens ne sont point rendus. Même état jusqu'au neuvième jour. A cette époque je prescris deux vésicatoires aux cuisses et un demi-lavement avec addition de six grains de sulfate de quinine. Le paroxysme suivant est moins long et devance de deux ou trois heures ; la nuit est plus calme, les crachats sont grisâtres et toujours tenaces et visqueux.

Dixième jour. (Même lavement, tisane de polygala avec sirop de tolu, bouillon de poulet.) Les crachats commencent à devenir d'un blanc opaque, une éruption boutonneuse paraît sur l'épigastre, l'enduit de la langue est plus épais, brunâtre, le pouls est réduit à cent pulsations de cent vingt qu'il donnait la veille, la prostration et l'indifférence sont moins prononcées, les urines sont presque naturelles et sans dépôt; le paroxysme du soir est moins marqué, et n'est point accompagné de délire.

Onzième jour. (Lavement émollient qui provoque une selle copieuse jaunâtre; immédiatement après, un quart de lavement avec huit grains de sulfate de quinine.) Les urines sont sédimenteuses; paroxysme très léger.

Le douze, même état. Le treize, moiteur générale; l'éruption s'étend et devient purulente. Les symptômes de phlegmasie pulmonaire ont disparu. La langue est toujours sèche et brune, le pouls fébrile. (Demi-lavement avec un gros de quinquina. Selle copieuse.) Quatorzième jour, prescription, *idem.*

Quinzième jour. Dans la nuit il survient un paroxysme plus fort, la langue est aride, la soif médiocre; rémission au bout de quatre heures. (Eau gommée lactée, bouillon de poulet à l'oseille, lavemens à l'oseille; oranges.)

Seizième jour. A la même heure, paroxysme violent sans frisson, avec délire complet; rémission au bout de quatre heures avec moiteur; chaleur naturelle, langue humide, urines sédimenteuses. (Trois gros de quinquina en lavement.) L'accès manque, sommeil, pouls naturel, langue nette, l'éruption se répand sur tout le corps, les boutons s'élargissent et suppurent; il s'y joint plusieurs furoncles.

Dix-septième jour. Même lavement.

Dix-neuvième jour. Convalescence.

Cependant au bout de quelques jours, quoique l'appétit soit bon, le malade éprouve, le soir, à l'heure où revenaient ses paroxysme fébriles, une douleur très vive dans tout le trajet du nerf dentaire gauche; cette douleur croît jusqu'à minuit, puis va en déclinant jusqu'à sept heures du matin, et se perd pour ainsi dire, en se répandant dans la moitié de la tête du même côté. Point de douleur dans le reste de la journée; les dents sont décharnées, les gencives gonflées. Deux purgatifs, un vésicatoire à la nuque, la potion stibio-opiacée, de faibles doses de sulfate de quinine, n'ont point de prise sur cette névralgie périodique; mais elle finit par céder à de fortes doses de quinquina et de valériane.

B. *Description générale de la fièvre rémittente.*

La fièvre rémittente, ainsi que son nom l'indique, se compose d'un mouvement fébrile continu, coupé périodiquement une fois dans les vingt-quatre heures, et rarement deux, par un accroissement et une diminution notables de tous les symptômes, ou du moins des principaux. L'accroissement appelé paroxysme est ordinairement précédé d'un frisson ou du refroidissement des pieds; mais l'absence de ce phénomène ne doit pas autoriser à refuser le caractère rémittent à la fièvre qui suit la marche générale que j'indique. La maladie de l'observation n° 25 était bien certainement une fièvre rémittente, quoique plusieurs de ses paroxysmes n'aient point débuté par le froid, et cet exemple n'est pas le seul que je pourrais citer. Je pense donc que l'assertion de M. Pinel à cet égard ne convient qu'à la majorité des cas.

Entre le mouvement fébrile continu et l'intermittent complet, il existe dans les retours périodiques rémittens une infinité de nuances d'intensité et de durée. Quelquefois, l'un d'eux est à peine sur son déclin, qu'un autre recommence, et chaque fois anticipe sur le suivant, au point que la fièvre devient bientôt continue;

(fièvre sub-intrante, sub-continue maligne). Cette marche redoublée précipitamment, indiquant l'aggravation de l'irritation phlegmasique fixe, est moins commune aujourd'hui qu'autrefois, où elle était souvent, ainsi que l'adynamie ou la putridité, un effet malheureux de l'art. Depuis qu'on ne se croit plus obligé de *vider* préalablement les premières voies, et de repousser les évacuations sanguines comme favorisant la malignité, les fièvres rémittentes ne dégénèrent plus en continue que par leur propre violence. La lecture de l'ouvrage de M. Baumes sur les fièvres rémittentes prouve sans réplique ce que j'avance.

D'autres fois les paroxysmes s'éloignent; les rémissions deviennent de plus en plus prononcées, et tendent évidemment à faire place à l'intermittence parfaite, ce qui dépend en grande partie d'un traitement bien raisonné.

Le frisson de la fièvre rémittente est ordinairement léger et superficiel. Lorsqu'il est profond, il annonce le plus grand danger, et l'on doit craindre que la phlegmasie et l'irritation congestive existantes ne deviennent d'une intensité qui les rende mortelles.

La sueur ne se montre dans la rémission qu'au bout de quelques jours, lorsque les symptômes décroissent, et que la rémission se prononce davantage. J'entends ici par sueur, une moiteur forte, car une sueur abondante ne paraît que dans les véritables intermissions.

Le type rémittent passe toujours à l'intermittent avant la guérison parfaite. Il devient continu quand la maladie s'aggrave d'une manière quelconque; mais il reparaît souvent deux ou trois jours avant la mort, et il devient même intermittent, malgré les lésions organiques les plus profondes, comme si, dans ce cas, la nature épuisée n'était passible que de mouvemens interrompus. Les paroxysmes, comme je le disais plus haut, sont alors accompagnés du froid glacial ou du tremblement.

Dans le printemps et l'été la fièvre rémittente règne concurremment avec les fièvres continues, avec des symptômes gastro-bilieux ou inflammatoires très aigus; et souvent même ces fièvres continues deviennent rémittentes aussitôt que leur première violence est tombée.[1]

A la fin de l'automne et pendant l'hiver, la fièvre rémittente n'a plus ce caractère d'acuité, et ne paraît pas occuper les mêmes tissus. Les symptômes principaux sont fournis alors par l'irritation des follicules muqueux gastro-bronchiques, ou par celle de l'encéphale; irritation qui s'accompagne ordinairement d'une perturbation peu forte de l'appareil sanguin, et se prolonge plus qu'elle.

Lorsque les indigènes du pays d'Étangs contractent la fièvre rémittente aiguë, elle est toujours caractérisée par des symptômes bilieux, et après des vomissemens de bile répétés et spontanés elle passe promptement au type intermittent. Il n'en est pas de même des étrangers: avant que leurs organes puissent impunément se mettre en rapport avec l'atmosphère miasmatique des marais, il faut qu'ils subissent la loi commune, qu'ils passent sous le joug de la fièvre intermittente ou rémittente; et

[1] Lorsque l'été a été brûlant et sec, les fièvres rémittentes ne paraissent qu'à la fin du mois d'août, aussitôt que les nuits deviennent fraîches et humides, ou après quelques jours de pluie: elles sont alors d'une grande violence. L'irritation gastro-céphalique est d'une intensité effrayante. Dans les trois ou quatre premiers jours on croirait avoir affaire à une fièvre continue grave; mais bientôt, soit spontanément, soit plutôt à la suite d'évacuations sanguines, le type rémittent se prononce. C'est alors que les paroxysmes ne sont presque jamais précédés par le frisson, mais simplement par une chaleur progressive et par une anxiété, par une angoisse inexprimables, qui ne se montrent jamais dans la fièvre continue.

plus leur constitution sera irritable et les chaleurs de la saison élevées, plus la fièvre rémittente dont ils seront atteints présentera des symptômes violens et graves. Malheur aux individus qui, portant des phlegmasies chroniques, surtout des organes digestifs, ont l'imprudence d'habiter le pays d'Étangs depuis le mois de juillet jusqu'à celui d'octobre : ils s'exposent à être les victimes d'une fièvre rémittente pernicieuse. Dans ce pays-là, la plupart des phlegmasies chroniques fébriles se compliquent de paroxysmes réguliers en froid et en chaud; enfin, d'une véritable fièvre intermittente, puisqu'on peut la faire disparaître au moyen du fébrifuge, quoique la maladie principale poursuive sa marche vers une terminaison funeste.

Les retours périodiques des paroxysmes ont presque toujours lieu dans la soirée, ou dans la première moitié de la nuit.

La fièvre rémittente présente d'ailleurs toutes les nuances et complications de la fièvre intermittente; mais elle n'adopte jamais le type quarte, ni même le type tierce franc : c'est le quotidien ou double-tierce qu'elle préfère, ou qui semble convenir seul à l'état d'irritation permanente dans lequel se trouvent les organes. Le phénomène de la périodicité est d'une grande importance à bien reconnaître. Mais chaque type en particulier est indifférent en soi; il ne sert au praticien que pour fixer l'époque la plus opportune pour l'administration du fébrifuge; car, par lui-même, il ne fournit aucune indication thérapeutique. L'état des organes est une connaissance bien autrement importante; mais, pour se préserver de toute erreur, il faut les explorer au moins avec autant de soin pendant la rémission que durant le paroxysme.

Le type de la fièvre pernicieuse est bien plus souvent

rémittent qu'intermittent; cependant, il y a une distinction à faire à cet égard. La fièvre pernicieuse dont est atteint le Bressan est plus ordinairement intermittente; tandis qu'elle est rémittente chez l'étranger, surtout lorsque sa constitution est irritable ou qu'il porte une phlegmasie chronique.

M. Broussais, en rendant compte des fièvres rémittentes graves de l'été de 1823, dans les *Annales de la médecine physiologique*, cahier d'octobre, en fait un tableau animé et frappant de vérité. Mes lecteurs ne seront pas mécontens, je présume, de le retrouver ici.

« La maladie débute comme une gastro-entérite aiguë « ordinaire; mais, lorsqu'on a calmé par les sangsues les « principaux symptômes de l'irritation des voies gastri- « ques, on s'aperçoit qu'il survient des redoublements « fort intenses. » Cela s'accorde parfaitement avec mes observations, et prouve que la phlegmasie ne constitue pas la fièvre périodique, puisqu'en combattant celle-ci et en la détruisant, les paroxysmes redoublent de violence.

« La plupart des malades, continue M. Broussais, ont « un frisson au moment de l'exaspération; d'autres n'en « présentent pas, mais chez tous on remarque de « l'anxiété, des plaintes, une agitation causée par un « malaise indicible; ils ont le pouls fort, accéléré, con- « vulsif, irrégulier, très souvent intermittent; les traits « sont décomposés; plusieurs sujets ont la face tiraillée, « les yeux secs et parfois comme vitrés; la chaleur est « extrême dans toutes les régions de la peau; il en est « qui délirent et perdent connaissance, qui ont la face « cadavéreuse; d'autres semblent suffoquer; quelques « uns ressentent de vives douleurs dans les entrailles. « J'ai observé des vomissemens, des hoquets et du té- « nesme dans les paroxysmes; lorsqu'ils sont dissipés,

« les malades reviennent à eux-mêmes; mais ils sont « dans un état d'inquiétude remarquable, et la fièvre ne « les abandonne pas. La langue dérougit et la soif est « un peu intense, si les malades ont été suffisamment « saignés, et l'on croirait qu'ils vont entrer en conva- « lescence, mais le lendemain l'accès revient. »

D'après M. Baumes, il faut, pour que la fièvre soit rémittente légitime, 1°. que ses paroxysmes ne soient pas l'effet d'une cause externe, autre que les miasmes des marais; 2°. qu'ils se succèdent à peu près périodiquement; 3°. que dans les intervalles qui les sépare, le malade, beaucoup mieux, éprouve une diminution sensible de certains symptômes, et la disparition de quelques autres, bien qu'il reste dans un état fébrile. Cet auteur pense d'ailleurs que l'absence du frisson au début du paroxysme ne suffit pas pour priver la fièvre du caractère rémittent. Les derniers signes diagnostics sont exacts, mais le premier est illusoire : je défie M. Baumes lui-même de distinguer une maladie au moyen de ses causes extérieures.

L'illustre professeur de Montpellier, toujours un peu subtil, distingue trois séries de fièvres rémittentes : la première comprend les fièvres rémittentes dont chaque paroxysme commence par un frisson; la deuxième, celles dont les paroxysmes débutent par un refroidissement général ou local; et la troisième, celles où les paroxysmes ne sont précédés, ni par le frisson, ni par le froid général ou partiel.

Toutes ces distinctions scolastiques ne sont point fondamentales; elles sont arbitraires, ne reposent que sur des phénomènes extérieurs tout-à-fait secondaires; et par conséquent elles sont incapables de servir à la connaissance de la nature de la maladie et à établir les indications thérapeutiques.

On a placé la difficulté où elle ne se trouve pas, car rien n'est plus facile que de reconnaître un type quelconque lorsqu'il est défini. Mais on a voulu faire des distinctions que la nature ne fait pas; on a voulu créer une fièvre rémittente légitime, et alors on s'est jeté dans le vague, dans toute l'obscurité d'une physiologie imaginaire. Il n'y a point de maladie à laquelle on doive donner le nom de rémittente légitime. La fièvre rémittente n'existe point par elle-même: composée de la fièvre continue (c'est-à-dire de l'irritation fixe fibrile) et de la fièvre intermittente (c'est-à-dire de l'irritation périodique fébrile), elle présente par leur mélange toutes les nuances de chacune en particulier, plus le phénomène général de la rémittence. Cette rémittence une fois observée, l'essentiel est de savoir bien apprécier les symptômes respectifs, pour parvenir à distinguer quelle est celle des deux irritations, fixe ou mobile, qui domine. Plus la première sera forte, moins la rémittence sera prononcée, et *vice versâ*. Plus aussi la fièvre composée se rapproche de l'intermittente, plus le pronostic qu'on portera sera favorable.

Dans la plupart des fièvres rémittentes des marais, le type intermittent prédomine [1]; il fait le fond de la maladie; les symptômes continus ne sont qu'accessoires, qu'une complication. En effet, quelque violens que soient les accidens, même dans la rémission, la fièvre a une si grande tendance vers le type intermittent qu'elle y arrive presque toujours, malgré l'emploi de moyens souvent contraires à l'irritation fixe des organes; et lorsque les symptômes deviennent pernicieux, sub-intrans, l'action avantageuse du quinquina prouve encore la prédominance de l'irritation périodique, qui tient

[1] Dans la plupart des fièvres d'apparence continue, on retrouve cette tendance au type intermittent; celui-ci n'est que masqué.

l'irritation fixe sous sa dépendance, et se trouve être la cause principale de tous les phénomènes variés qui s'observent alors. On peut dire que dans ce cas c'est la fièvre intermittente qui entretient et aggrave la fièvre continue, c'est-à-dire qu'à chaque retour d'accès, les organes disposés déjà à la stimulation reçoivent une excitation nouvelle, qui n'est point encore dissipée lorsque le paroxysme suivant paraît. Une fièvre de ce genre est toujours rémittente à son début, ou du deuxième au troisième jour. Une fièvre grave continue sera toujours rémittente, lorsqu'on observera, dans le plus haut degré du paroxysme, des symptômes d'un autre genre que ceux qui règnent dans une rémission obscure.

CHAPITRE II.

DE L'INFLUENCE DES CAUSES EXTÉRIEURES SUR LA PRODUCTION DES FIÈVRES D'ACCÈS.

La fièvre intermittente a été observée partout et dans toutes les saisons, mais elle ne s'est jamais développée d'une manière endémique ou épidémique que dans les contrées qui recèlent des marais ou des étangs, dans celles qui sont sujettes à être inondées ; en un mot, dans les lieux où des masses d'eaux stagnantes sont susceptibles d'être corrompues ou bien évaporées, de manière à laisser exposé aux rayons du soleil le sol qu'elles ont longtemps recouvert. Voilà un fait incontestable. Un autre qui ne l'est pas moins, c'est que cette maladie ne règne pas également dans toutes les saisons, et que ce n'est qu'à la fin de l'été, c'est-à-dire à l'époque qui suit immédiatement les plus fortes chaleurs, qu'elle attaque un grand nombre de personnes à la fois. Les observations d'Hippocrate, de Lancisi, de Lind et de tous les bons observateurs, sont si connues et si unanimes à cet égard, que je crois inutile de rapporter les nombreux exemples particuliers qui viennent à l'appui de ces faits généraux.

Il est une autre vérité de fait qu'il n'est pas moins important de connaître, c'est que dans les années très chaudes les fièvres intermittentes sont très violentes, et débutent très souvent par le type rémittent et même par le type continu; tandis que dans celles où la température de l'été est très-variable et où l'humidité est dominante, ces maladies sont bien moins intenses, plus franchement intermittentes, mais aussi beaucoup plus généralement répandues. *Hippocrate* et *Lind* en ont fait la remarque spéciale. Depuis un grand nombre d'années que je me livre à l'étude d'une maladie qui est, sans comparaison, la plus commune de toutes celles de mon arrondissement médical, je me suis convaincu que toutes les propositions précédentes étaient de la plus grande exactitude.

En 1822, après un hiver pluvieux, les chaleurs ayant été vives et précoces, les fièvres intermittentes ou plutôt rémittentes parurent dès le mois de mai, et s'accompagnèrent de symptômes violens gastro-céphaliques. Leur nombre diminua dans le mois de juillet pour devenir beaucoup plus élevé, depuis la fin d'août jusqu'à celle d'octobre, quoique la chaleur se fût soutenue à peu près au même degré pendant tout ce temps-là.

En 1823, la température fut bien différente. Jusqu'au mois de juillet l'atmosphère fut presque constamment froide et pluvieuse, tous les fruits de la terre restèrent dans un état d'imparfaite maturité. Quelques coups de soleil se firent seulement sentir dans le mois d'août, mais toujours entremêlés de pluies, de vents, surtout du vent d'est. Des brouillards épais signalèrent les mois de septembre et d'octobre : ce ne fut qu'à cette époque que commença le règne des fièvres d'accès; mais le nombre des personnes qu'elles atteignirent fut prodigieux. Quoique, en général, peu intenses, elles furent désolantes, non par leur tenacité, mais par la facilité et la fréquence des récidives : elles se prolongèrent une grande partie de l'hiver, malgré le froid piquant qui survint en janvier. Les habitans des bords des marais, tels que les ouvriers de la manufacture de draps, n'échappèrent qu'en petit nombre à son invasion. Presque toutes les maladies fébriles s'accompagnèrent alors de paroxysmes périodiques, qui dégénérèrent ensuite en véritables accès intermittens. Les bronchites, qui furent communes et très aiguës pendant l'hiver, se compliquèrent d'irritation nerveuse, de suffocations spasmodiques plus ou moins périodiques et de paroxysmes rémittens. Les névralgies intermittentes variées, celles des nerfs ophthalmique et sus-orbitaire spécialement, ne s'étaient jamais montrées en si grand nombre. Toutes les maladies enfin semblaient avoir revêtu un caractère nerveux et périodique. J'ajouterai que beaucoup de lieux circonvoisins, ordinairement exempts de la fièvre intermittente, en furent infestés cet automne.

Lind, habile et judicieux observateur, a fait en Angleterre des observations analogues pour les années 1765 et 1766. L'année 1765 fut très chaude dès le printemps, alors parurent prématurément des fièvres violentes; mais, dans l'automne et pendant l'année 1766, la température devint plus inconstante, le vent d'est fut dominant, des brouillards épais partant des marais et se répandant sur la terre nuisaient aux végétaux. Ce fut alors que la fièvre intermittente envahit *toute* l'Angleterre d'une manière vraiment extraordinaire, par le nombre des individus qui en furent attaqués et par sa prolongation dans l'hiver. Car, dit *Lind*, le froid de l'hiver n'apporta aucun affaiblissement à cette épidémie, puisque à Noël il n'y avait pas moins de cent fiévreux à l'hôpital.

Depuis le mois de novembre 1824 jusqu'à celui de janvier 1825, la température fut chaude et pluvieuse; il survint ensuite une bise très froide qui régna sans interruption pendant cinq mois. C'est dans cet espace de temps qu'une grande partie du département de l'Ain fut désolée par la rougeole, et surtout par une épidémie de pleurésie extrêmement meurtrière. Cette phlegmasie se compliqua de fièvre intermittente pendant le mois de juin, mais assez rarement. L'été fut chaud et très sec. En septembre seulement commencèrent à paraître les fièvres endémiques avec des symptômes très aigus; mais leur nombre fut petit. La sécheresse fut le caractère dominant de l'année 1826, ce qui suppose un hiver froid et un été chaud. Jamais année ne fut plus saine et toute espèce de maladies plus rare: ce fut l'année de repos pour le médecin. Jusqu'au milieu de septembre la fièvre d'accès ne fit aucune apparition. A cette époque, après quelques pluies, il se manifesta quelques pyrexies rémittentes gastro-céphaliques des plus intenses, ce qui nécessita l'emploi d'un traitement antiphlogistique énergique. Les fièvres intermittentes, plus franches, qui parurent ensuite furent toutes compliquées d'un état inflammatoire général, qui rendit l'usage du quinquina dangereux lorsqu'on n'eut pas recours préalablement à la saignée. L'heure d'invasion des accès fut très variable, et se fixa souvent dans la soirée, comme dans les paroxysmes des maladies aiguës continues : les rechutes furent extraordinairement fréquentes.

Ainsi donc, puisqu'il est constant, d'après les observations de tous les temps, que les fièvres d'accès ne sont endémiques et épidémiques que dans les lieux marécageux ; qu'elles ne se développent que dans certaines saisons et non dans d'autres ; que celles qui les voient naître en plus grande quantité sont aussi celles où il règne alternativement de la chaleur et des pluies, puisqu'il est prouvé que dans les pays chauds ces maladies ne font leur début qu'après les pluies abondantes de l'équinoxe d'été, et que jamais on ne les a observées depuis le mois de novembre jusqu'à celui de mai, sinon d'une manière isolée, ou comme un prolongement de celles qui s'étaient développées antérieurement, nous sommes fondé à conclure que les causes qui président à leur formation doivent se trouver nécessairement dans l'influence isolée ou réunie de la chaleur, de l'humidité et des miasmes des marais, plus ou moins renforcée par le régime et par les travaux fatigans de la récolte des fruits de la terre.

Examinons chacune de ces causes en particulier, et tâchons d'apprécier son action sur l'économie animale, et conséquemment le rôle qu'elle doit jouer dans la production de la fièvre.

1°. *Influence de la chaleur.*

L'action directe d'une forte chaleur est une excitation générale, mais qui retentit plus particulièrement sur l'estomac et sur l'organe hépatique ; l'encéphale ne vient qu'en seconde ligne. Cette excitation est toujours fixe et sanguine, et les inflammations qu'elle provoque sont bien tranchées : ce sont des gastro-entérites, des gastro-hépatites et céphalites. Une température chaude et sèche, lorsqu'elle est tempérée, est la plus favorable à la santé.

2°. *Influence de l'humidité.*

Lorsque l'économie animale se trouve pendant long-temps sous l'influence d'une atmosphère saturée d'humidité, il en résulte un relâchement dans les tissus organiques, un affaiblissement dans la sensibilité et la contractilité, et subsidiairement un ralentissement dans la circulation, une langueur générale, et la tendance aux engorgemens et aux infiltrations [1]. M. Monfalcon (*Histoire des Marais*, page 124) est allé beaucoup trop loin lorsqu'il a attribué aux miasmes marécageux la constitution du Bressan, comme ses maladies. Le tempérament tient nécessairement à des causes qui agissent sans interruption, comme le régime et la qualité dominante de l'air ambiant. L'air des contrées marécageuses est constamment humide, et il n'est miasmatique que pendant deux ou trois mois de l'année : il pourra donc produire des maladies dans ce dernier cas, mais non modifier pour toujours l'organisation primitive.

Ainsi l'humidité, en disposant aux engorgemens des vaisseaux capillaires blancs, si elle est unie à la chaleur, doit favoriser des inflammations mixtes du foie et de la muqueuse gastro-intestinale, accompagnées de congestions et de sécrétions bilioso-muqueuses et même sanguinolentes, ordinairement très abondantes ; mais une troisième condition est nécessaire pour qu'à ces inflammations se joignent l'apparition en grand nombre des fièvres intermittentes, c'est-à-dire la présence des

[1] Nous en avons une preuve directe dans les exemples d'individus qui ont séjourné long-temps dans des souterrains humides ou d'obscurs et profonds cachots. Leur constitution est devenue parfaitement analogue à celle des habitans des marais.

marais, dont les effluves délétères trouvent dans l'humidité non seulement un véhicule nécessaire à leur action, mais encore un auxiliaire précurseur des plus puissans. Aussi, quoique l'humidité soit une qualité commune à l'atmosphère de toutes les localités coupées par de grands fleuves, par des lacs, ou entourées par les eaux de la mer; quoiqu'elle domine pendant la saison des pluies sous la zone torride, et quoiqu'elle soit unie à la chaleur, elle restera impuissante pour produire des épidémies de fièvres d'accès, si ces mêmes contrées ne recèlent ni marais, ni masses d'eaux stagnantes et susceptibles de corruption.

3°. *Influence des miasmes des marais.*

De ce que l'analyse chimique n'a découvert aucun principe particulier dans l'air des contrées les plus marécageuses, telles que les plaines de Rome et de la Lombardie, plusieurs médecins en ont conclu que les effluves des marais étaient une chimère, qu'ils n'existaient pas : comme si nos moyens d'investigation chimique étaient parvenus à ce point de précision et de sûreté qui commande une confiance entière, et que tout autre genre d'observation et d'analyse fût en même temps tout-à-fait infidèle et illusoire. Pour nous, c'est dans l'examen des faits pathologiques, que nous mettrons hors de doute non seulement l'existence, mais encore le mode d'action des effluves que la chaleur dégage du sein des eaux croupissantes.

Plusieurs marins, dit *Lind*, ayant débarqué à l'embouchure de la Gambie, dans le Sénégal, et étant arrivés près d'un étang considérable, se sentirent tous incommodés par des nausées, des vomissemens, une grande douleur de tête et des envies de cracher, causés par une odeur désagréable attachée à leur gosier : un vomitif les rétablit de suite. L'odeur marécageuse, suivant le même observateur, développe souvent de suite un frisson, avec délire et vomissemens bilieux. Les poumons, quoique recevant directement cette vapeur, n'en sont point affectés, mais bien le cerveau et l'estomac.

Lind cite un grand nombre d'exemples analogues très remarquables et très coucluans sur l'influence directe des effluves des marais dans les pays chauds, surtout pendant la nuit. Même en Angleterre, il a observé, dans l'année 1765, que des soldats de marine, exercés trois fois par semaine près d'un marais, quoique de *très bon* matin, tombaient par demi-douzaine, frappés de vertiges, de mal de tête, de vomissemens bilieux, de jaunisse, et enfin d'accès violens de fièvre intermittente.

Quoique la Bresse soit située sous une latitude très tempérée, j'y ai fait les mêmes observations que *Lind* dans les années très chaudes; et mes observations portent presque toujours sur des individus non acclimatés, et dont les organes se trouvent pour la première fois en contact avec un poison gazeux. Ainsi, combien de fois n'ai-je pas vu des moissonneurs qui étaient pris subitement de vomissemens bilieux et d'une violente céphalalgie frontale lorsqu'ils étaient arrivés près des marais ou des queues d'étangs récemment desséchés ; accidens toujours précurseurs de la fièvre intermittente compliquée de gastro-entérite, et que je n'ai jamais observés dans les lieux secs. Une mare considérable occupait une partie de la cour d'une grange près de Montluel. Dans le mois d'août 1825, les chaleurs étant fortes, les eaux de cette mare se corrompirent pendant que l'on battait le blé tout auprès et répandirent une odeur infecte. Tous les batteurs, au nombre de huit, furent atteints, dans le même jour, de fièvre intermittente plus ou moins violente, précédée, chez plusieurs, de nausées, de vomissemens bilieux, et de céphalalgie frontale.

En traversant en char découvert et avec deux amis une des parties les plus marécageuses du département de l'Ain, à trois heures du matin, dans le printemps de 1826, après une journée très chaude, suivie d'une nuit froide et humide, l'un de nous, d'une constitution délicate, fut saisi subitement d'une fièvre tierce avec délire.

Tous ces faits, que je pourrais facilement multiplier et varier, prouvent d'une manière suffisante qu'il existe dans l'air des marais des principes que l'analyse chimique n'a pu reconnaître. D'ailleurs, le raisonnement le plus simple nous démontre clairement que des eaux croupissantes, que la vase des marais, des étangs, d'un sol gras qui a été long-temps inondé, lorsqu'elle vient à être en contact avec un air embrasé, doivent laisser exhaler des gaz méphitiques, et en empoisonner l'atmosphère. D'ailleurs, l'odeur seule ne l'annonce-t-elle pas? et si la chimie n'a pu encore saisir cette odeur nauséabonde en constatant sa nature, ou même l'existence des corps quelconques dont elle émane, quelle confiance peut-on lui accorder dans l'analyse des airs salubres ou insalubres?

On pourrait croire, au premier abord, que l'époque des plus grandes chaleurs étant aussi celle d'une vaporisation plus puissante et plus rapide, les miasmes exhalés en plus grande abondance, devraient alors produire le plus grand nombre des fièvres endémiques, ce qui n'arrive pas cependant, car cette époque voit régner les fièvres continues, bilieuses, et quelques rémittentes. Mais si l'on se rappelle que les miasmes ne commencent à se dégager d'une manière abondante que lorsque les eaux sont basses et réduites à leur partie fangeuse, et qu'un temps assez long est nécessaire pour amener l'évaporation à ce point; que dans cet intervalle, qui est l'époque des fortes chaleurs de juin et de juillet, l'air ambiant contient plus d'eau que de miasmes en suspension, on sera convaincu que l'économie animale est moins soumise à leur influence qu'à celle de la chaleur sèche ou simplement humide, lors même que les chaleurs sont assez violentes pour amener promptement la dessiccation des eaux stagnantes et de leurs vases; l'apparition précoce des fièvres intermittentes ne se soutiendra pas long-temps, parce que la puissance du calorique consommera promptement l'évaporation, et en réduisant à une raréfaction extrême les molécules aqueuses, véhicule nécessaire des miasmes, elle annihilera ceux-ci de fait, puisqu'elle les dépouillera de toute prise sur les organes.

Mais lorsque le soleil commençant à rester plus long-temps sous l'horizon, la force expansive du calorique commence aussi à décroître en proportion, l'humidité dont l'atmosphère se charge rapproche et concentre les effluves, et leur rend tout leur pouvoir pernicieux. Cette qualité délétère leur est également rendue par les pluies qui surviennent après quelque temps de chaleur, car c'est aussitôt après que l'atmosphère embrasé en est rafraîchi que se développent les fièvres d'accès; et si celles-ci se montrent en si grand nombre dans les étés humides, tels que ceux de 1766 pour l'Angleterre, et de 1823 pour la Bresse, c'est que des pluies fréquentes et qui alternent avec des coups de soleil vifs, entretiennent sur les marais une évaporation miasmatique continuelle et modérée, qui, à la longue, sature l'atmosphère, et peut-être l'économie d'une manière si profonde, que les premiers froids de l'hiver suivant n'ont pas le pouvoir de détruire complétement son influence. Ce n'est que dans ce sens qu'on peut expliquer naturellement l'effet des variations de la température sur la production des fièvres périodiques, et non par la seule transition du chaud au froid, puisque ces variations, dans les pays non marécageux, produisent d'autres maladies.

Il est assez rare, d'ailleurs, que ceux qui contractent la fièvre, se plaignent d'avoir eu chaud ou froid. Les cultivateurs en sont saisis quelquefois brusquement au milieu du jour, et pendant la moisson; d'autres fois elle est précédée, pendant deux ou trois jours, de courbature, de perte d'appétit, et se déclare après un travail fatigant ou un repas pris avec dégoût, ou bien après avoir bu une grande quantité d'eau : c'est chez le plus petit nombre qu'elle se déclare après un refroidissement. Au reste, pourquoi serait-on plus exposé à l'action alternative du froid et du chaud auprès d'un marais qu'auprès d'un grand fleuve? et qu'est-ce qui pourrait donner une explication satisfaisante de la fréquence de la fièvre dans le premier cas, et de son absence dans le second, si l'on rejetait l'intervention des effluves? Nous convenons très volontiers que la transition brusque du chaud au froid, pendant l'été et l'automne, est susceptible de produire, même directement, la fièvre intermittente, mais uniquement d'une manière isolée, et jamais d'une manière endémique ou épidémique.

Les miasmes des marais sont d'autant plus actifs que les marais eux-mêmes sont plus étendus, plus anciens, moins profonds, et que la chaleur est plus forte; mais, dans ce dernier cas, leur action est de moindre durée. Leur influence, au contraire, comme nous l'avons démontré, est d'autant plus soutenue que la chaleur est entremêlée de pluies qui entretiennent une certaine humidité dans l'air ambiant. Quand ces miasmes sont très actifs, ils agissent à la manière d'un poison stimulant, en portant leur première impression sur les voies gastriques et l'organe hépatique. Lorsqu'ils sont très étendus dans les vapeurs aqueuses, leur action lente ne se manifeste que par la production d'une fièvre intermittente bénigne.

Jusqu'à quelle distance peuvent-ils porter leur influence? On l'ignore. Les personnes qui prétendent que cette influence est plus manifeste à une certaine élévation que dans les vallées, peuvent avoir raison, si de deux habitations à la même distance, l'une est au-dessous du niveau du marais et l'autre à une hauteur de quelques toises, car les miasmes tendent plutôt à monter qu'à descendre; mais il est bien certain, et je l'ai observé un grand nombre de fois, que les hameaux, les manufactures ou habitations quelconques, qui sont situés au niveau d'un marais, à peu de distance et au nord de ses rives, se trouvent dans la situation la plus insalubre possible.

Les miasmes agissent de suite, en produisant des effets plus ou moins apparens, ou n'ont aucune prise sur l'économie animale. Leur incubation pendant plusieurs jours, et même plusieurs mois, dans un individu bien portant, est tout-à-fait hypothétique, et les faits qu'on a cités de cette incubation ne prouvent autre chose, sinon qu'on admet une cause imaginaire plus facilement qu'une cause beaucoup plus naturelle.

4°. *Influence du régime.*

L'alimentation du Bressan n'est ni assez nutritive ni assez stimulante. L'eau fade et quelquefois nauséabonde dont il fait usage presque exclusivement, est sans doute débilitante; et un pareil régime agissant sur l'économie dans le même sens que l'humidité, doit concourir à renforcer la débilité constitutionnelle de l'habitant du pays d'Étangs. En effet, lorsque, pendant l'été, et au milieu des fatigues de la moisson, le cultivateur est forcé, par une soif extrême, à faire une grande consommation d'une boisson aqueuse, chaude et de mauvaise qualité, les sueurs qui déjà l'affaiblissent, redoublent encore; il n'est point désaltéré, parce que cette eau est trop peu sapide pour exciter les sécrétions des membranes muqueuses pharyngo-buccale et gastrique, et remédier à leur sécheresse, première cause de la soif; son estomac en est gonflé, une espèce d'indigestion en est souvent la suite, et la congestion ou l'irritation gastro-hépatique, devenue imminente par l'influence de la chaleur et d'une grande fatigue, peut être immédiatement déterminée par cette nouvelle cause. Mais c'est là un effet qui peut arriver partout, et qui ne donne lieu qu'à une gastro-entérite bilieuse, complication fréquente de la fièvre intermittente. Il y a loin de là à l'opinion de ceux qui, à l'exemple d'Hippocrate, attribuent la fièvre elle-même et les obstructions à la mauvaise qualité des eaux.

Au reste, les faits, mieux que tous les raisonnemens, nous prouvent d'une manière péremptoire que l'eau, même celle d'assez mauvaise qualité, ne joue qu'un rôle secondaire dans la production endémique des pyrexies périodiques. Parmi le grand nombre d'individus occupés dans la manufacture de draps, il n'en est pas un qui fasse un usage exclusif de l'eau : beaucoup d'entre eux ne boivent que du vin pur, dont plusieurs font excès. L'eau qu'ils boivent est d'ailleurs d'une bonne qualité, et la plupart se nourrissent bien : néanmoins la fièvre y est endémique, surtout dans le bâtiment le plus rapproché du marais.

Le séjour dans ce bâtiment est si insalubre, que la fièvre n'y a pas encore épargné un seul de ses habitants. Avant leur acclimatement, plusieurs familles entières en ont été tourmentées pendant trois et quatre ans presque sans interruption, sous tous les types, quoiqu'en suivant le régime le mieux ordonné. Toujours la première invasion a eu lieu dans le printemps ou à la fin de l'été; mais les rechutes sont survenues dans toutes les saisons. Le nommé Martin, chef d'atelier, suisse d'origine, sanguin, abusant des boissons fermentées, a été forcé de quitter le pays avec sa femme et trois enfans, pour chercher un terme à des fièvres quartes et tierces dont ils étaient atteints depuis plusieurs années. Un foulonnier, également adonné au vin, et par goût et comme préservatif vulgaire de la fièvre, a contracté celle-ci toutes les années avec des symptômes cérébraux, et a fini par succomber au deuxième accès d'une fièvre intermittente apoplectique.

Un grand nombre d'Auvergnats robustes viennent chaque année dans la Bresse pour défricher des bois et travailler à la confection des chaussées d'étangs; leur régime est très substantiel; le vin ne leur manque jamais, ils en font même abus; leur pain est d'excellente qualité : en sont-ils pour cela moins sujets à la fièvre? Nullement : ils en sont même plus fréquemment atteints que les indigènes. Si les propriétaires aisés sont plus souvent épargnés, c'est qu'ils se trouvent moins long-temps que les ouvriers plongés au milieu des miasmes, et que la fatigue des travaux de la campagne ne prépare pas, comme chez ceux-ci, les organes à recevoir toute leur influence pernicieuse.

Ainsi donc, si l'usage de l'eau pure a des inconvéniens, l'abus du vin et des liqueurs fortes a celui, peut-être plus grand, d'entretenir les irritations gastro-céphaliques, cause excitante de la fièvre.

Il me semble que nous pouvons conclure de tout ce qui précède, que l'intervention d'un principe insalubre exhalé des marais est nécessaire pour donner une raison suffisante de l'endémie et de l'épidémie des fièvres intermittentes, dans certains pays; et que, dans tous les cas, la chaleur, l'humidité et les effluves, sont les trois conditions réunies, essentielles à leur développement.

Après ces trois causes, nous pouvons placer l'abus des boissons aqueuses, les écarts de régime, l'excès du travail et le refroidissement. La plupart de ces causes se rencontrent ordinairement ensemble, agissent et s'appuient réciproquement pour porter sur les organes digestifs une stimulation plus ou moins énergique, ce qui fait que la fièvre est si rarement simple dans son début.

Rien ne dispose autant à l'invasion de la fièvre, comme, au reste, à toute espèce de maladies aiguës, qu'une grande fatigue ou une indigestion. Celui qui a l'imprudence de s'exposer dans cet état à l'air du soir ou de la nuit, en automne, dans un pays marécageux, est assuré d'être immédiatement atteint d'un accès de fièvre. Dans les pays chauds, l'influence des marais étant beaucoup plus énergique que dans notre climat, on court la chance d'être la victime d'une fièvre pernicieuse.

Dans les villes malpropres, mal pavées, à rues étroites, les fièvres intermittentes sont fréquentes, parce que les mêmes élémens miasmatiques qui s'élèvent des marais s'y rencontrent. Ainsi, il résulte de recherches faites par M. le docteur Villermé, qu'autrefois à Paris il régnait des épidémies presque tous les ans, durant la saison ordinaire des fièvres marécageuses; mais que ces épidémies ont cessé à mesure que le pavage des rues, leur pente mieux calculée, et l'écoulement de toutes les eaux ménagères dans la Seine, ont tari la source des miasmes.

On est assez généralement persuadé dans la Bresse, même parmi les médecins, que la *flouve* (*anthoxantum odoratum*), espèce de graminée très commune, est, à l'époque de sa floraison (août et septembre), une des causes les plus actives de la fièvre intermittente. Mes observations à cet égard, de même que celles de MM. Chanel et Dutéche[1], ne justifient nullement la propriété *fébrifère* de cette plante. D'ailleurs, sa floraison passée, la fièvre n'en règne pas moins, même dans les localités où ce végétal ne croît jamais, comme dans la vallée marécageuse de Sainte-Croix, qui voit naître tant de fièvres parmi les ouvriers de la manufacture de draps. Cependant il faut remarquer que cette plante, lorsqu'elle couvre un grand espace de terrain, et qu'elle est en pleine floraison, répand une odeur fade et nauséeuse extrêmement désagréable, et qui produit chez certaines personnes irritables des vertiges ou une céphalalgie sourde.

CHAPITRE III.

TRAITEMENT.

§. I. *Traitement de la Fièvre intermittente simple.*

« Il ne faut pas, dit Voullone, garder une maladie inutile quand on peut la guérir; il est également vrai qu'il ne faut pas la guérir plus tard quand on peut la guérir plus tôt; et toutes les raisons par lesquelles on voudrait essayer de prouver qu'il est bon de ne pas arrêter une fièvre intermittente dans le commencement, tendront nécessairement à prouver qu'il est bon de ne l'arrêter jamais. »

[1] Ces deux médecins des hôpitaux de Chalamont et de Châtillon, dans la partie la plus marécageuse de la Dombes, ont eu la complaisance de me fournir des renseignemens très utiles. Je les prie de recevoir ici les témoignages de ma reconnaissance.

Voilà une proposition comme on en trouve beaucoup dans Voullone, d'abord séduisante, mais qui pour être juste a besoin d'être commentée; car il existe bien certainement un grand nombre de fièvres intermittentes qui, dans leur début surtout, ne sont point assez simples pour être combattues de suite par le fébrifuge, et qui demandent un traitement indirect capable de les réduire à leur état de *légitimité*, pour me servir de l'expression consacrée dans l'école. Si la proposition de Voullone s'applique à une thérapeutique quelconque, et non au fébrifuge en particulier, elle renferme la vérité, et ne peut être combattue que par quelques exceptions très rares. Respecter une maladie, une fièvre intermittente ou autre, dans son principe, c'est méconnaître le fameux axiome *principiis obsta*..... et s'exposer aux conséquences fâcheuses de son oubli [1]. Dans l'ignorance de la nature de la fièvre intermittente, les bons praticiens, par prudence et faute de mieux, avaient recommandé de n'attaquer cette maladie qu'au bout d'un certain nombre d'accès, parce que les premières intermissions sont

[1] Lorsque l'on tente d'arrêter après le premier accès, par le quinquina, une fièvre intermittente d'été, accompagnée de symptômes qui dénotent un état permanent d'injection ou de phlogose gastro-intestinale, hépatique ou splénique, d'embarras gastrique, ou de pléthore générale ou partielle, il arrive de deux choses l'une : ou les accès sont supprimés, ou bien ils ne le sont pas. Si la fièvre disparaît, la complication augmente d'intensité; les congestions sanguines s'aggravent toujours, de même que les embarras bilieux, par la diminution des sécrétions. Il en résulte alors des symptômes très variés, et qui ne disparaissent bien que par le retour de la fièvre, qui amène des sueurs abondantes.

Si les accès résistent au quinquina, ils en deviennent plus violens, et la fièvre passe successivement au type rémittent, puis au continu.

Ce n'est que dans l'espèce de fièvre intermittente, où le système nerveux est plus intéressé que le sanguin, que la brusque suppression est exempte de ces accidens.

rarement complètes, et qu'il reste encore, après l'accès, de l'anorexie, de la sensibilité à l'épigastre, une lourdeur orbito-frontale, une grande faiblesse; enfin des symptômes d'une irritation modérée, mais permanente, des organes gastriques et céphaliques, symptômes dont la présence prouve assez qu'il n'est pas bon d'arrêter par le fébrifuge la fièvre qu'ils accompagnent, ce qui ne prouve pas qu'elle ne doive pas être arrêtée plus tard lorsque cette irritation aura disparu, soit spontanément, soit par un traitement méthodique.

Si les médecins qui ont recommandé d'attendre jusqu'au septième accès, surtout dans la fièvre tierce, avant de songer à combattre directement l'intermittence, avaient fondé ce précepte sur l'état d'irritation des organes dans l'apyrexie; et sur ce fait, qu'à mesure que la réaction et les sueurs sont plus fortes l'intermission devient de plus en plus complète, que souvent après le plus violent accès, c'est-à-dire le quatrième ou le cinquième, la fièvre s'arrête spontanément, que le fébrifuge est bien moins facilement supporté dans les premiers jours, et qu'il peut accroître les symptômes d'irritation au point de transformer le type primitif en continu : alors le précepte aurait eu pour base l'observation de tous les temps, et il aurait pu être mis en pratique beaucoup plus utilement d'après ces données, que d'après les ténébreuses hypothèses de la coction et de l'élimination d'un principe morbifique.

Commencez, dit M. Broussais, par combattre l'irritation en accès, et qui se maintient dans les organes digestifs pendant l'apyrexie; mettez tous vos soins à rendre celle-ci complète, c'est-à-dire, à ramener les viscères à leur état normal durant l'intermission; et si les retours périodiques persévèrent, prescrivez le quinquina. En se conduisant ainsi, on a le double avantage d'abréger la violence et la durée des accès, et de donner le fébrifuge à coup sûr. Pour obtenir ces résultats, le médecin tiendra la conduite suivante : aussitôt que les horripilations, les bâillemens, le brisement des jambes, etc., annoncent l'invasion de l'accès fébrile, il fera coucher le malade dans un lit chauffé, et s'efforcera de diminuer l'intensité de la concentration et du froid, soit en réchauffant et stimulant la peau, au moyen de frictions sèches ou huileuses, de fumigations aromatiques, d'applications chaudes, soit en calmant l'irritabilité épigastrique par quelques boissons aromatiques tièdes, quelques gouttes de laudanum, ou d'ammoniaque très étendue. Plusieurs praticiens ont spécialement recommandé ce dernier moyen, et assurent avoir observé qu'il diminue l'intensité et la longueur du stade de froid, et, qu'employé avec persévérance, il suffit souvent pour arrêter les accès complétement : il convient principalement lorsque le premier stade est caractérisé par un froid profond avec tremblement, et par l'absence de la soif et des phénomènes de gastrite. La dose de l'ammoniaque sera de quatre à huit gouttes dans une verrée d'infusion chaude de sauge ou d'une autre plante aromatique. La ligature des membres ne sera pas un moyen à dédaigner ; il peut concourir à diminuer la concentration, en diminuant la plénitude des gros troncs veineux et donnant plus d'activité à la circulation artérielle. Si les nausées et les contractions spasmodiques de l'estomac tourmentaient le malade, quoiqu'il eût soif, il faudrait le priver de boissons, car plus il boira, plus il vomira ; on se contentera de lui faire sucer un fruit acide pour tromper la soif, et l'on combattra les vomissemens par la potion de Rivière, par l'eau gazeuse acidule, par quelques gouttes de laudanum, ou par des frictions éthérées sur l'épigastre. De tous ces moyens, c'est l'eau gazeuse prise par quart de verre qui soulage le plus promptement. L'acupuncture réussirait peut-être.

Il ne faut pas croire que les boissons délayantes conviennent dans le période de froid. La soif provient alors de la sécheresse de la bouche et du pharynx, état qui provient lui-même d'une irritation spasmodique qui suspend les sécrétions et ôte à l'estomac la faculté de digérer : les boissons fades gonflent alors cet organe, qui les rejette bientôt. Une boisson légèrement stimulante, loin d'augmenter l'état de spasme des muqueuses, le diminue toujours.

Lorsque la chaleur sera développée, on permettra au malade de boire plus souvent, mais non à discrétion ; car la soif est quelquefois si vive, que l'estomac se remplirait outre mesure, et serait exposé à s'en irriter fortement par l'impossibilité où il se trouverait de digérer cette grande masse. Le malade boira donc souvent, mais en petite quantité à la fois ; et s'il veut se soulager beaucoup, il tiendra continuellement dans sa bouche de l'eau très froide, qu'il renouvellera sans cesse. Par suite de l'agitation extraordinaire à laquelle le sang se trouve alors soumis, ce fluide a besoin, autant que les solides, d'une abondante boisson aqueuse pour tempérer les effets d'une trop forte chaleur et hâter l'apparition de la sueur.

En général, les tisanes herbacées, celles de gomme ou de fécule ne satisfont point les fébricitans ; elles leur répugnent et ne les désaltèrent pas. L'eau pure produit le même effet lorsqu'elle est tiède et de mauvaise qualité ; mais si elle est froide et puisée à la fontaine, les malades la préfèrent à toute autre boisson, à raison de l'intensité de leur soif, et dans le fait rien ne leur convient mieux pendant le stade de chaleur. Mais lorsque l'on ne peut se procurer de bonne eau fraîche, on prescrira, avec avantage, en place des tisanes communes, de la bière coupée avec trois quarts d'eau, de l'eau gazeuse acidule, de la limonade crue peu sucrée, ou de l'eau panée légèrement acidulée avec le vin blanc. Ces boissons légèrement stimulantes désaltèrent bien mieux que l'eau de gomme et ne pèsent point sur l'estomac, ce qui prouve qu'il y a une grande différence entre la véritable phlegmasie gastrique et l'état d'irritation des muqueuses digestives dans la fièvre intermittente. Le petit-lait non clarifié sera permis aux individus qui l'aiment dans l'état de santé. Le kwas ou bière russe étendue d'eau serait un excellent breuvage.

Lorsque le ventre est serré et la chaleur excessive, un lavement légèrement acidulé, à la température de l'atmosphère, soulagera beaucoup, en diminuant les effets de ces deux phénomènes. On calmera les grandes douleurs frontales par des applications froides long-temps continuées sur le front. Le reste du corps sera très légèrement couvert, mais toujours plus ou moins, suivant l'intensité de la chaleur atmosphérique et celle du malade. Je ne conseillerais point, comme *Giannini*, de plonger alors le fébricitant dans un bain froid. On ne repousse jamais sans danger d'une façon brusque et violente un effort également violent de la nature. Vouloir arrêter de force l'excessif développement du mouvement circulatoire, c'est évidemment s'exposer ou à l'anéantir subitement, ou à produire des congestions hémorrhagiques ou phlegmasiques des plus formidables.

Aussitôt que la peau commencera à s'humecter, le malade sera couvert plus chaudement, mais on se gardera bien de l'ensevelir sous un amas de couvertures sous prétexte de favoriser la transpiration : celle-ci paraîtra assez, pourvu qu'on évite tout ce qui pourrait entretenir l'irritation interne. Trop échauffer est un sûr moyen d'arrêter la sueur : on ne changera rien d'ailleurs aux boissons tant que le malade se plaindra de la soif et de la chaleur. Dans les temps humides et froids, comme la membrane muqueuse pulmonaire participe presque toujours à l'irritation, et que les symptômes de chaleur sont moins violens, les boissons seront tièdes et plus émollientes que rafraîchissantes.

Le malade ne pourra sortir de son lit que lorsque la peau cessera d'être humectée : c'est alors qu'il lui sera permis de prendre un bouillon gras, une crème féculente ou un potage, selon son degré d'appétence. Ce sentiment de besoin, lorsqu'il est réel, sera la principale règle qui devra être consultée pour l'alimentation pendant l'apyrexie. On ne refusera jamais une nourriture d'ailleurs convenable à un fébricitant qui, pendant des intermissions complètes, n'éprouvera d'autre malaise que celui de la faim, et l'on n'oubliera pas que les aliments doivent être pris de manière que la digestion en soit achevée lors du retour de l'accès suivant. Il arrive quelquefois, surtout dans la fièvre quarte, qu'au moment de l'invasion de l'accès le malade est vivement pressé par le besoin de manger. Quoique j'aie vu des individus manger dans ce cas sans en éprouver d'accident, il est beaucoup plus prudent de combattre cette sensation pathologique par un grain d'opium ou par quelques gouttes de laudanum, comme je le fais ordinairement avec succès, qu'au moyen des alimens.

Les intermissions étant parfaites et le goût naturel, quoique l'appétit ne se prononce pas encore, rien ne s'oppose à l'administration du fébrifuge ; tout, au contraire, en fait une loi. La poudre de quinquina et le sulfate de quinine jouissant d'une vertu égale, on pourra choisir l'une de ces deux préparations. Cependant, en

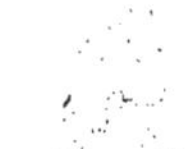

général, on doit donner la préférence au sulfate de quinine, d'abord, parce que son petit volume et sa couleur n'inspirent aucun dégoût au malade, et qu'on est maître de le faire prendre sous quelque forme que ce soit; en second lieu, parce que l'estomac supporte mieux sa présence que celle de la poudre, à la quantité nécessaire pour être efficace.

D'après des observations réitérées, je me suis convaincu que, pour obtenir tout l'effet désiré du fébrifuge, il faut l'administrer aux époques et aux doses que je vais indiquer : on commencera son usage dans la fièvre quotidienne aussitôt que la sueur se sera arrêtée. Huit grains de sulfate de quinine seront nécessaires pour un adulte : on partagera cette dose en deux prises égales, incorporées chacune dans une cuillerée de sirop de gomme, de limon, ou dans tout autre véhicule adoucissant : la dernière prise sera ingérée trois heures avant le retour présumé de l'accès suivant. Six grains peuvent suffire quelquefois, tandis que dix à douze ne sont pas de trop; mais ces particularités tiennent à l'idiosyncrasie des individus et à des causes qui nous sont inconnues. Au reste, si cette première dose n'a pas eu de prise sur la fièvre, on l'augmente de deux ou trois grains dans l'apyrexie suivante : il est rare que le deuxième accès reparaisse ou n'en soit pas considérablement affaibli. Si le contraire arrivait, il faudrait en chercher la cause, soit dans la mauvaise préparation du médicament, soit dans l'existence d'une complication, qu'avec un peu d'attention on découvrira facilement. Lorsqu'un accès a manqué, on diminue chaque jour la quantité du médicament, que l'on ne cesse complétement d'administrer qu'au bout de quatre à cinq jours. Dans le type tierce la dose du sulfate de quinine doit être portée de dix à quinze grains, donnés en trois prises à la distance de quatre à cinq heures : il est assez indifférent que les doses soient inégales. Je sais qu'il est d'usage de prescrire pour la première dose une quantité du fébrifuge plus forte que celle des suivantes ; mais on n'en donne aucune raison valable. Au contraire, pour ménager les organes qui conservent encore l'impression de l'accès qui vient de finir, il serait plus physiologique de commencer par la plus petite dose. Il n'en est pas de même pour la fièvre pernicieuse : la crainte que l'on a d'être prévenu par un paroxysme mortel, fait qu'on se hâte, et avec raison, d'administrer promptement une forte dose du spécifique.

Pour la fièvre quarte, beaucoup plus rebelle que celle des autres types, les doses seront encore plus fortes. Ainsi vingt grains entre chaque accès, dix chaque jour en deux prises, ne seront point une quantité exorbitante ; on peut même aller plus loin sans inconvénient. Il est préférable de donner le fébrifuge (sulfate de quinine) en masse de cinq à six grains qu'à doses brisées ; son action est beaucoup plus puissante lors même qu'une quantité égale est consommée dans le même espace de temps : il convient aussi de l'étendre le moins possible. Lorsque l'estomac le repousse, ce qui est infiniment rare dans une fièvre simple, on l'unit à un opiacé, ou, ce qui est préférable, on le donne en lavement ou même en friction.

La poudre de quinquina est si dégoûtante, que j'ai renoncé à l'administrer par la bouche. En lavement, délayée dans une petite quantité de véhicule, elle jouit d'une efficacité aussi grande que portée sur l'estomac, en supposant d'ailleurs que la membrane muqueuse des gros intestins soit intacte.

L'expérience m'a appris qu'il y a plus d'inconvénient à prolonger l'usage du fébrifuge après la cessation des accès qu'à le supprimer aussitôt qu'un accès a manqué; que les rechutes ne sont point prévenues par un emploi long-temps répété du quinquina; qu'il finit par irriter les membranes muqueuses gastriques, dispose à des phlegmasies chroniques de ces membranes chez les sujets irritables; et qu'il y a plus d'avantage à renouveler son administration à l'époque où l'on présume que la fièvre peut récidiver : époque variable, il est vrai, mais qui, pour les types quotidien et tierce, est assez constamment fixée entre les onzième et vingt-unième jours, et pour le type quarte, entre les vingtième et trentième.

On est d'autant plus certain que la fièvre reparaîtra, que les accès ont été plus longs et plus violens, que l'estomac a conservé plus de sensibilité, que les digestions sont plus pénibles, malgré la vivacité de l'appétit, et que le sujet, quoique sans fièvre, ne récupère pas ses forces, qu'il a des sueurs nocturnes, et qu'il ne s'est fait chez lui aucune éruption. Les organes gastriques ont encore dans ce cas une irritabilité surabondante : aussi l'impression de l'humidité, un peu de fatigue, une indigestion ou une émotion morale, rappellent la fièvre avec la plus grande facilité, que l'on ait changé ou non de résidence : celle-ci se manifeste ordinairement par des symptômes moins violens que dans le début, et par des intermissions plus franches. Le sulfate de quinine peut alors être employé de suite, mais de préférence en friction ou en lavement. Contre cet état de malaise qui précède et fait présager une rechute, on prescrira avec avantage les bains tièdes chez les personnes nerveuses; les frictions sèches, les bains de vapeur dans les constitutions lymphatiques; quelques préparations opiacées, l'application de quelques sangsues, d'après certaines indications, et surtout une grande régularité dans un régime convenable et le changement d'air.[1]

Quant aux rechutes subséquentes, qui tiennent ordinairement à l'habitude ou à la difficulté de l'acclimatement, elles doivent être combattues, et promptement, par une dose de fébrifuge assez forte pour couper le deuxième accès; car il est essentiel dans cette circonstance de ne pas fatiguer long-temps les organes par un tonique, et de rompre brusquement le mouvement de concentration chaque fois qu'il veut s'établir.

M. Broussais a fait un tableau effrayant des maux qu'entraîne l'usage du quinquina; mais il a évidemment chargé ce tableau, et ne l'a composé que de l'abus que l'ignorance a pu faire de ce médicament. Il y a long-temps que les praticiens, doués de quelque jugement, savent que le quinquina ne peut pas être employé impunément toutes les fois que la fièvre intermittente est compliquée de quelque irritation viscérale ou d'un état saburral: ils savent très bien qu'on a étrangement abusé jadis de cette écorce, au point qu'on avait compromis ses précieuses qualités, et qu'en général l'opinion du vulgaire l'accusait de *ruiner* l'estomac et de faire naître les obstructions. Dans les premiers temps de sa découverte son administration n'étant point établie sur des données certaines, les médecins du temps furent en grande discorde à son sujet. Les uns, soit par esprit de système, soit parce que réellement ils avaient observé des effets défavorables de son emploi, se déclarèrent contre lui; les autres prônèrent avec enthousiasme ses effets admirables. Les médecins les plus célèbres de cette époque prirent part à cette querelle. Frédéric Hoffmann

[1] Si l'on fait sa résidence habituelle dans un pays marécageux, on ne doit pas changer d'air à chaque fièvre dont on sera atteint, parce que l'acclimatement étant alors plus long à s'opérer, on resterait plus long-temps soumis aux effets pernicieux du pays.

cherchа à concilier les deux partis, mais il n'y parvint qu'imparfaitement. Sydenham avoue que les revers qu'il éprouva d'abord, par suite de l'emploi de l'écorce du Pérou, ébranlèrent sa confiance en ce médicament; mais cet excellent observateur, ayant reconnu qu'il n'était nuisible que par la manière dont il était administré, s'écrie : « Quant à moi, faisant de sérieuses réflexions sur la vertu extraordinaire de ce remède, je me persuadai qu'il n'y en avait point d'aussi bon contre les fièvres intermittentes, pourvu qu'on l'employât avec les soins et les précautions convenables. » Avant la découverte du quinquina, ajoute-t-il, la fièvre quarte était incurable par les moyens de l'art. Pendant trois années, dit Lind, j'ai employé cent quarante livres de quinquina sans qu'il en résultât d'accidens consécutifs : je n'ai observé l'ictère, les obstructions et l'hydropisie, que lorsque ce fébrifuge n'avait pas été mis en usage. Mais Lind savait combattre par la saignée les complications phlegmasiques. La manière aveuglément empyrique qui préside à l'administration du quinquina dans les hôpitaux de Rome, au rapport de M. Bailly, explique assez la cause du grand nombre de nécroscopies, dont cet infatigable observateur a enrichi son histoire de la fièvre intermittente.

Le quinquina n'est dangereux que lorsqu'il est déposé sur des organes enflammés, et par conséquent il ne l'est nullement dans la fièvre simple, lors même qu'il serait donné pendant l'accès, ce que l'on doit cependant toujours éviter, parce que s'il n'a pas ordinairement une action nuisible sur l'ensemble des paroxysmes, il en a une bien prononcée sur l'accès actuel.

On peut dire que dans les pays marécageux l'écorce du Pérou est un objet de première nécessité, dont le prix devrait être taxé rigoureusement comme celui du pain; car, il faut l'avouer, la cupidité des pharmaciens, surtout dans les petites villes, est si connue, que les gens du peuple préfèrent avoir recours à des moyens empyriques, mais peu coûteux, pour se guérir de la fièvre, que d'aborder une officine où le sulfate de quinine se vendra 8 à 10 sous le grain.

La petite centaurée qui abonde dans la Bresse est un remède vulgaire contre la fièvre. Son amertume extraordinaire, très analogue à celle du quinquina, est déjà un indice qu'elle doit jouir, en quelque point, des qualités de l'écorce du Pérou. D'après des expériences assez nombreuses et que je me propose de continuer, j'ai reconnu :

1°. Qu'en décoction même chargée, la petite centaurée n'avait de prise que sur quelques fièvres très bénignes ;

2°. Qu'en poudre, à fortes doses, elle était suivie de résultats assez constamment heureux dans les fièvres autres que les pernicieuses ;

3°. Que cette substance étant encore plus désagréable au goût, et moins bien supportée par l'estomac que le quinquina, on devait l'administrer en lavement, mais à la dose d'une once à deux.

Si l'on parvenait à séparer la partie active de cette plante, comme on l'a fait pour le quinquina, il est probable que cette découverte aurait de grandes conséquences.

L'opium a été vanté par les plus grands praticiens comme fébrifuge. Je l'ai mis en usage très souvent, en étudiant avec soin sa manière d'agir; et voilà ce que j'ai cru découvrir : l'opium ne paraît point agir dans la fièvre intermittente, comme le quinquina, en arrêtant le mouvement périodique, ou en le prévenant, il s'adresse seulement à l'exaltation nerveuse actuelle; aussi est-il plus avantageux de l'employer pendant les paroxysmes qu'avant. Ainsi, il n'est point directement fébrifuge;

mais il le sera indirectement en combattant les symptômes nerveux qui accompagnent si souvent la fièvre. Sous ce rapport il se joint très bien au quinquina, et leur union est même indispensable toutes les fois que les accidens nerveux sortant de l'estomac compliquent la fièvre intermittente.

Parlerai-je des autres médicamens employés comme fébrifuges? Lorsque l'on possède une substance qui ne trompe presque jamais l'espoir de celui qui connaît assez les fièvres intermittentes pour savoir l'administrer rationnellement, ne devrait-on pas condamner à l'oubli toutes celles qui ne possèdent la même vertu qu'à un degré très inférieur? Si donc j'en parle ici, c'est dans le but de rappeler que si les inventeurs de quelques fébrifuges se sont fait illusion sur l'importance de leur découverte, il est essentiel qu'ils n'abusent qu'eux-mêmes.

Ainsi le remède de Fowler, l'arseniate de soude, doit être proscrit à jamais, parce que, outre qu'il est souvent infidèle, il peut devenir un véritable poison. Le fébrifuge de la composition de M. Audouard a-t-il des panégyristes autres que l'auteur lui-même? quelles sont les expériences qui constatent que ses qualités rivalisent avec celles du quinquina? Je l'ai employé quelquefois dans les fièvres quartes, mais sans succès. La composition de ce médicament a été faite d'après la théorie de M. Audouard sur la fièvre intermittente. C'est un quinquina artificiel, comme celui dont parle Ettmüller, et qui eut une grande vogue : il se composait d'opium, d'alun et de noix muscade; celui de M. Audouard est formulé ainsi :

Opium	ʒj.	pour 60 bols; en prendre un toutes les 2 heures dans l'apyrexie.
Camphre.	ʒß	
Aloës.	ʒß	

Ces bols peuvent réussir quelquefois; mais une fièvre simple, qui ne demande qu'un fébrifuge, guérira toujours plus sûrement avec le quinquina qu'avec quelque substance que ce soit; ces bols d'ailleurs sont d'un prix aussi élevé que celui de l'écorce péruvienne.

Quant au remède de M. Peysson, les expériences tentées à son sujet sont trop contradictoires pour que nous puissions nous en tenir à l'opinion de son inventeur. J'ai essayé son administration un grand nombre de fois dans la fièvre intermittente simple, et sa vertu fébrifuge m'a paru extrêmement faible. Dans le plus grand nombre de cas, j'ai été obligé d'avoir recours au sulfate de quinine. Je serais très porté à croire que ce remède n'agit que par le moyen de l'opium qu'il contient, comme l'a écrit M. Audouard; dans tous les cas, j'ai retiré de l'opium seul des succès plus prononcés. Dans les névralgies périodiques non fébriles, dans celle surtout qui a son siége au-dessus de l'œil, sur l'arcade sourcilière, et qui s'accompagne souvent d'une injection sanguine de la conjonctive, fort commune dans mon arrondissement, la potion de M. Peysson a de l'avantage sur le quinquina, mais non sur l'opium, qui agit dans ce cas avec un succès égal.

Au reste voilà la formule de cette potion :

Tartre émétique . . . . un grain
Sirop diacode. . . . . ℥ j.
Eau distillée de fleurs de tilleul. ℥ viij.

à prendre par cuillerées, d'heure en heure, pendant l'intermission.

La pommade stibiée du même docteur Peysson est encore plus infidèle que la potion.[1]

[1] Le docteur Heudelet, excellent praticien et médecin de l'hôpital de Bourg (Ain), a constaté, par un grand nombre d'expé-

§. II. *Traitement de la Fièvre intermittente inflammatoire.*

La pléthore sanguine générale ou partielle qui caractérise cette complication, peut être détruite par une hémorrhagie spontanée, ou par une sueur abondante après un accès violent qui termine en même temps la fièvre ; mais ces évacuations naturelles sont trop incertaines pour qu'on doive les attendre. Le médecin prudent et expérimenté, persuadé que la nature est trop souvent aveugle ou lente dans ses efforts critiques, cherchera à produire de suite ce qu'il désirerait qu'elle pût produire elle-même, afin de prévenir l'inflammation redoutable d'un organe, ou une hémorrhagie qui dépasserait le but.

riences, l'efficacité de la thridace contre la fièvre quotidienne principalement, et M. Latil-Thimécourt, médecin de l'hôpital de Trévoux (Ain), en a confirmé la vertu fébrifuge. Ces praticiens l'emploient à la dose de 12 à 15 grains par jour dans quelques onces de véhicule. Au bout de trois ou quatre jours la fièvre disparaît.

Je me suis livré aux mêmes expériences; j'ai employé la thridace en potions, en pilules, depuis 12 jusqu'à 40 grains par jour. J'en ai donné jusqu'à 10 grains en une seule dose et sans véhicule, et je puis affirmer que non seulement je n'ai pu constater sa vertu fébribuge, mais même une vertu quelconque. Cependant j'ai opéré avec de la thridace préparée soit à Bourg par M. Tiersot, soit à Lyon par M. Jot, pharmaciens distingués, à la dose de 40 grains en trois prises. Une fièvre quotidienne a paru céder à ce médicament; mais la fièvre intermittente disparaît si souvent spontanément, qu'il faut un nombre considérable de faits bien observés pour faire ranger la thridace parmi les fébrifuges du premier ordre. Je me propose de la soumettre à de nouveaux essais. [1]

[1] De nouvelles tentatives, faites pendant l'impression de cet ouvrage, m'ont prouvé que la thridace est complétement inerte contre les fièvres d'accès, du moins depuis un grain jusqu'à un gros. Je n'ai pas expérimenté avec de plus fortes doses.

En conséquence, toutes les fois qu'il existera une céphalalgie violente, ou une somnolence avec face rouge, yeux injectés, pouls plein et dur; toutes les fois qu'il y aura toux et oppression avec la même coloration; que le malade sera sujet aux crachements de sang, aux épistaxis; que la menstruation est difficile, douloureuse, supprimée ou prélude à son apparition première; lorsque enfin ces différens symptômes ne disparaissent qu'imparfaitement pendant l'intermission, on n'hésitera pas à saigner le malade avec la lancette. Le moment le plus opportun pour tirer du sang, est celui du second stade de l'accès : cependant on peut également saigner dans l'apyrexie, pourvu que la sueur ne mouille plus la peau, et que l'accès suivant soit encore éloigné; car l'effet immédiat de la phlébotomie étant de ralentir et d'affoiblir les mouvemens du cœur, il en résulterait, ou suppression nuisible de la transpiration, ou bien disposition à un refroidissement plus profond lors de l'accès suivant, c'est-à-dire disposition à une concentration plus intense sur les viscères, et aggravation de l'accès. Dans le stade de chaleur, on n'a aucun de ces inconvéniens à redouter : la soustraction du sang diminue directement la sur-activité de la circulation, en même temps qu'elle combat la cause des symptômes précédens. Quant à la quantité de sang à tirer, je n'ai pas besoin de rappeler qu'elle sera déterminée par le tempérament, l'âge, la nature et la violence des symptômes, etc., et principalement par l'état des organes au moment de l'apyrexie. Quand toute irritation sanguine a cessé, que les intermissions sont parfaites, on commence la médication antifébrile. Cette médication devient quelquefois inutile, parce que le traitement antiphlogistique est alors assez souvent suivi de la guérison de la fièvre elle-même, surtout lorsque celle-ci est récente. La fièvre quarte prend ordinairement le caractère inflammatoire dans les tempéramens sanguins; la saignée est aussi dans ce cas de toute nécessité, et le quinquina ne peut avoir un effet avantageux qu'après son emploi. J'ai vu nombre de fois des fièvres quartes anciennes chez des individus d'une constitution robuste ou au moins sanguine, céder à une seule saignée, après avoir résisté à tous les fébrifuges connus. Mais le *facies* de ces individus n'était point celui du Bressan atteint de cette pyrexie: au lieu d'une décoloration générale, d'un ventre tuméfié, inerte, d'une langueur de toutes les fonctions, on observait une chaleur habituelle de la peau, jointe à une coloration active, quoique sur un fond d'un jaune léger, une rougeur de la langue, lourdeur de tête, pouls plein ou dur, tension du ventre, engorgement douloureux du foie et plus souvent de la rate, absence d'œdème aux jambes, mais gonflement des veines des extrémités inférieures. Le quinquina ne faisait que rendre cet état plus grave, et qu'augmenter la violence des accès. M. Bailly prétend que la saignée, quoique bien indiquée, donne à l'accès suivant une plus grande intensité, et il en cite des exemples. J'ai quelquefois observé la même chose; mais il faut ajouter que les intermissions deviennent beaucoup plus complètes. Il est des médecins qui s'opiniâtrent inconsidérément à gorger leurs fébricitans de quinquina sous toutes les formes, malgré la résistance opiniâtre que leur oppose la fièvre. Une pareille conduite ne peut qu'avoir les suites les plus funestes. On ne doit jamais oublier que lorsque la fièvre résiste à une quantité convenable de quinquina donnée trois ou quatre fois dans les apyrexies, on doit en chercher la cause dans une phlegmasie chronique, dans un état pléthorique, ou dans un éréthisme nerveux local ou général; c'est au praticien à s'attacher à bien connaître ces complications, pour les détruire avant de songer à combattre la fièvre. Si après un examen approfondi on ne découvrait rien de pareil, il faudra chercher dans une autre substance un effet que l'idiosyncrasie de l'individu ne permet pas d'obtenir du quinquina seul, ou même mélangé. Quelquefois un changement de lieu est le seul moyen de guérison, lorsque la fièvre intermittente des marais attaque un étranger non encore acclimaté. [1]

Lorsque les membranes muqueuses digestives paraissent être le siége principal de la turgescence sanguine; lorsque la rate est tuméfiée et douloureuse, si l'individu n'est pas sanguin, s'il souffre depuis long-temps, et que ses forces générales soient affaiblies considérablement, on préférera l'emploi des sangsues, appliquées soit sur l'abdomen soit à l'anus.

Non seulement l'état de grossesse ne contre-indique point les évacuations sanguines, mais encore il les rend plus nécessaires.

M. Bailly a une telle confiance dans la saignée, que s'il était forcé de choisir entre elle et le quinquina, il se prononcerait pour la première. Les bons effets de la saignée sont incontestables, toutes les fois que le mouvement nerveux périodique s'accompagne d'une phlegmasie ou d'une injection sanguine des viscères, et cette complication doit être infiniment plus fréquente et plus intense dans les pays chauds où M. Bailly a fait ses observations, que dans notre climat tempéré : il n'est donc pas étonnant que ce médecin donne la préférence à la

[1] Dire avec M. Récamier et d'autres médecins que certaines fièvres ont un cours nécessaire, uniquement parce qu'elles sont rebelles à plusieurs méthodes de traitement, et qu'elles se terminent spontanément, c'est vouloir, ce me semble, créer sans motifs suffisans des fièvres d'une nature particulière.

phlébotomie comme médication préliminaire indispensable. Mais pour nous, elle ne nous a pas paru aussi nécessaire, et nous n'oserions essayer de faire avorter la fièvre par une saignée poussée jusqu'à la syncope, et immédiatement suivie d'un purgatif [1]. « Le quinquina, dit-il, vrai charlatan parmi les médicamens, guérit l'apparence et non le fond de la maladie, au moins dans la plus grande partie des cas, car j'en excepte toujours les fièvres intermittentes pernicieuses. »

N'y a-t-il pas un peu de contradiction dans tout cela? Si la saignée convient si bien pour le fond de la maladie, son efficacité doit-elle diminuer en raison de la gravité des symptômes ? n'est-ce pas dans les organes de ceux qui ont succombé à la fièvre pernicieuse que M. Bailly nous a montré les phlegmasies les plus profondes et les plus étendues? et la saignée a-t-elle moins de prise sur ces lésions que sur celles qui sont beaucoup plus légères? Si l'auteur me répondait que le mouvement nerveux intermittent doit seul alors fixer notre attention, et que c'est lui qui menace les jours du malade, il devrait convenir que l'accessoire d'une maladie ne se comporte pas ainsi, et que si le quinquina sans le secours de la saignée peut guérir radicalement, son charlatisme est de bon aloi, et qu'il tient tout ce qu'il promet. Au reste, nous verrons plus tard que la saignée est toujours indiquée, quelque caractère que présente la fièvre, lorsque l'existence d'un état inflammatoire est bien reconnue.

Le sang tiré d'un fébricitant ne se couvre d'une couenne que dans cette complication.

Dans une fièvre de longue durée, chez le Bressan, une saignée serait suivie de l'enflure.

[1] Une forte dose de sulfate de quinine à la suite d'une pareille évacuation sanguine, est beaucoup plus certaine dans ses effets et n'a aucun des inconvéniens des purgatifs.

§. III. *Traitement de la Fièvre intermittente bilieuse ou gastrique,*

A. *De l'embarras gastrique.*

Lorsque dans l'intermission de la fièvre, quel que soit d'ailleurs son type, on observe le dégoût, l'amertume de la bouche; lorsque en même temps la langue est large, humide, sans développement des pupilles ; la soif nulle; l'épigastre et le ventre souples et mous, non douloureux à la pression, lors même qu'ils seraient le siége d'une pesanteur ou d'une douleur sourde; enfin, quand il existe cette série de symptômes que nous avons plus haut attribués à l'embarras gastrique, il faut, sans hésiter, provoquer le vomissement à l'aide d'un ou deux grains d'émétique. Un grain délayé dans une demi-verrée de liquide est ordinairement assez puissant pour faire rejeter par le vomissement une plus ou moins grande quantité de bile jaune, verte, brunâtre, liquide ou en grumeaux, d'autant plus épaisse et fétide que les symptômes bilieux sont plus anciens. Souvent j'ai vu rendre aux malades des quantités énormes d'une matière poisseuse, ou semblable à de l'huile de poisson, d'une grande puanteur, et jointes à des vers lombrics : le bien-être qu'ils en éprouvent immédiatement est merveilleux; tous les symptômes d'embarras gastrique ont disparu, et quelquefois la fièvre avec eux; quelquefois aussi l'accès suivant est plus violent. Dans tous les cas, si les symptômes de saburre persistent, il faut revenir sans crainte à l'émétique ; il est rare qu'une troisième dose soit nécessaire. Lorsque les accès fébriles se maintiennent après la destruction des symptômes bilieux, quelques prises de sulfate de quinine en triomphent aisément.

Tant que cette complication se soutient, l'administration du fébrifuge n'a aucune prise sur la fièvre, si ce n'est pour l'aggraver. Dans les cas où il parvient à la supprimer, l'individu reste languissant, dégoûté, sans appétit, avec un teint jaune, jusqu'à ce qu'elle reparaisse de nouveau et plus tenace, ce qui ne tarde guère à arriver.

L'émétique n'est ordinairement indiquée et nécessaire que dans la classe du bas peuple, dont les organes gastriques sont doués d'une irritabilité beaucoup plus obtuse que chez les individus d'une classe supérieure, chez lesquels le système nerveux général et celui des voies digestives ont été développés par le travail de l'intelligence, et les aisances de la vie poussées jusqu'au luxe ou à l'abus.

Il y a quelques années que le traitement de la fièvre intermittente, du moins dans la Bresse, était encore invariablement établi sur la méthode préliminaire et obligée, vomitive et purgative, complétée par l'administration consécutive du quinquina, dont on prolongeait l'usage avec une persévérance souvent bien déplorable. Cette méthode était beaucoup moins nuisible qu'on ne pourrait le croire à cette époque, parce que la complication bilieuse était plus fréquente que de nos jours, et par les raisons indiquées dans le chapitre premier.

L'embarras gastrique est une lésion gastro-humorale extrêmement commune dans les pays marécageux, tempérés ou froids; car les mêmes causes qui produisent une gastrite franche chez les individus irritables ou soumis à l'influence des grandes chaleurs, ne pourront développer chez le faible habitant des marais de la Bresse ou de la Sologne, qu'une inflammation bâtarde, si je puis ainsi m'exprimer. En effet, la phlegmasie paraît vouloir s'établir sur les organes gastro-hépathiques; la membrane muqueuse est injectée, le foie tuméfié, mais la laxité et le peu d'activité des capillaires vasculo-nerveux, ne lui permettent pas de se soutenir et de parcourir régulièrement ses périodes : la résolution ne s'opère pas, les capillaires restent distendus, les fluides séro-sanguins stagnans en partie ou circulant trop lentement, engouent les organes et sont imparfaitement élaborés ; la sécrétion mucoso-biliaire est quelquefois arrêtée; d'autres fois, quoiqu'elle soit augmentée, elle n'amène aucune amélioration, parce qu'elle est entretenue par cette irritation ou plutôt cet engorgement chronique, et que ses produits peu ou point expulsés deviennent corps étrangers, et, à leur tour, cause matérielle permanente de la lésion organique.

Cet état des voies digestives existe sans fièvre, et même sans provoquer la soif; il précède souvent la fièvre intermittente, d'autres fois il se manifeste après plusieurs accès, caractérisés par des symptômes d'irritation gastro-hépathique aiguë. L'ipécacuanha, et surtout le tartre stibié, sont, sans contredit, le remède le plus prompt et le plus assuré de l'embarras gastrique. L'expérience journalière et le raisonnement le prouvent, du moins à moi, avec la dernière évidence. L'irritation qu'un vomitif exerce sur les follicules muqueux, sur l'organe hépatique et sur les muscles qui concourent à l'acte du vomissement, amène un dégorgement rapide et considérable de ces parties, en même temps que le réveil des autres sécrétions, dépendant du mouvement perturbateur général, s'oppose au retour de l'engorgement.

Lors même qu'il n'existe pas de symptômes bilieux et saburraux, si la fièvre existe depuis long-temps, si l'appétit est languissant, le ventre bouffi, avec absence des signes d'une phlegmasie gastrique, l'émétique est encore indiqué comme moyen perturbateur très capable de rompre l'habitude vicieuse des mouvemens périodiques de concentration, en même temps qu'il combat directement l'état d'engouement des membranes muqueuses gastriques, et celui des deux principaux viscères parenchymateux qui existe toujours en pareil cas. Il peut arriver, quelquefois, que n'ayant pas bien calculé le degré d'irritation de l'estomac, des symptômes de gastrite succèdent à l'administration du vomitif; mais cette phlogose commençante sera promptement détruite par une application de douze à vingt sangsues, et même moins.

On a cru que le tartre stibié jouissait d'une vertu antifébrile spécifique. M. Peysson l'emploie en frictions, et dans son esprit il le place hardiment au-dessus du quinquina. J'ai essayé cette méthode un grand nombre de fois, mais j'ai été si malheureux que jamais je n'ai pu arrêter une seule fièvre par ce moyen.

Le docteur Arnal de Montpellier donnait l'émétique uni à la thériaque, à la dose d'un quart de grain toutes les quatre heures : les premières doses faisaient vomir, les autres donnaient à peine des nausées, et emportaient la fièvre. La potion du docteur Peysson a beaucoup d'analogie avec ce mélange d'Arnal.

D'après l'opinion de M. Bailly, l'émétique n'agit que comme perturbateur; il ne s'oppose à la répétition des accès fébriles qu'en usant les forces nerveuses, et jamais en évacuant des matières saburrales.

Il est très rare qu'on fasse usage de l'émétique d'une manière empirique et perturbatrice pour guérir une fièvre intermitteute; c'est principalement comme évacuant, et sur des indications précises qui forment une complication, qu'il doit être employé. L'accusation d'humorisme lancée trop souvent légèrement, ne m'empêchera point de penser et d'écrire, que l'émétique, en faisant disparaître constamment les symptômes d'embarras gastrique, agit autant en évacuant des matières viciées, en augmentant la sécrétion des organes lésés, qu'en provoquant une réaction générale. Si M. Bailly n'a jamais vu cet état, qu'avec les grands praticiens j'appelle état saburral, embarras gastrique, qu'il se transporte dans tous les hôpitaux de la Bresse, et il se convaincra bientôt de la vérité de tout ce que j'ai avancé à ce sujet dans ce mémoire, et dans un autre inséré dans le bulletin de la Société médicale d'émulation (août 1823).

M. Bailly, fortement imbu de l'opinion des Italiens sur le mode d'action des médicamens, n'attribue à l'émétique et aux purgatifs qu'une qualité déprimante, ou contre-stimulante. « Les purgatifs, dit-il, tels que le calomel, les sels neutres, m'ont si souvent réussi, au début d'une maladie, pour faire avorter une violente fièvre intermittente pernicieuse, que je ne connais rien de si convenable, lorsque toutefois le malade a été en quelque sorte saigné jusqu'à la syncope [1]. La congestion qui s'établissait est dérangée ; elle se porte et s'use sur les intestins. En quelques instans l'individu est guéri comme par enchantement, mais il ne faut pas être timide : il faut enlever de suite quinze, vingt, trente *livres* de sang [2] ; donner immédiatement le purgatif, et si la fièvre revient... » Comment ! la fièvre peut encore revenir ! voilà pourtant une thérapeutique expéditive. Le remède de Leroy ne serait donc pas si mauvais, car il

[1] M. Bailly aurait bien dû nous donner quelques observations détaillées de ce genre de médication, et il le devait, dans un ouvrage consacré à la fièvre intermittente pernicieuse. Il n'en cite pas une seule.

[2] Il y a là certainement une faute typographique, *livre* pour *once*.

peut, sans contredit, *user* sur les intestins toutes les congestions possibles.

Je suis tellement éloigné d'adopter une pareille manière de voir sur les purgatifs, que je les regarde en général comme les moins convenables de tous les médicamens, dans la fièvre intermittente, excepté dans quelques cas d'engouement intestinal et d'infiltration, et j'ai observé bien souvent qu'ils *usaient* plutôt les intestins eux-mêmes que la congestion vasculo-nerveuse périodique. Ainsi, de même que l'émétique, il faut prescrire les purgatifs comme évacuans et dérivatifs, d'après des indications reconnues et admises généralement, et non sur des idées systématiques comme celles qui nous viennent des pays étrangers.

B. *Traitement de la Fièvre intermittente bilieuse, compliquée de gastro-hépatite.*

Lorsque les symptômes bilieux ou saburraux coexistent avec ceux d'une irritation sanguine de la membrane muqueuse gastrique, tels que douleur et chaleur épigastriques, langue rouge, allongée, couverte d'un enduit mince, jaunâtre, se séchant facilement, soif, désir des boissons froides et acides; chaleur de la peau, pouls vif et serré; et que ces phénomènes persévèrent dans l'apyrexie, quoique à un moindre degré, on se gardera bien de provoquer le vomissement, malgré l'amertume de la bouche, le dégoût et même les nausées et les vomissemens bilieux spontanés qui signalent ordinairement le retour de chaque accès; c'est bien alors qu'on jouerait à quitte ou double. La présence de la bile n'est ici qu'un phénomène secondaire, entièrement subordonné à l'irritation inflammatoire aiguë gastro-duodénale, et à la turgescence sanguine du foie. C'est cet état qui doit être combattu avant tout, non comme l'embarras gastrique, par des stimulans évacuans, mais par les antiphlogistiques directs ; par la saignée, lorsque les symptômes sont violens, et le sujet d'une constitution robuste et sanguine ; mais le plus ordinairement par les sangsues, appliquées sur les points douloureux de l'abdomen, au nombre de quinze, vingt, vingt-cinq et même trente et plus. Ces applications, qu'on fera toujours suivre de celles de cataplasmes émolliens, seront faites pendant le stade de chaleur : l'écoulement du sang s'opère mieux, le malade supporte plus facilement alors une perte considérable de ce liquide, et la phlogose en est plus promptement détruite.

La saignée générale est loin d'être aussi efficace, surtout lorsque les symptômes bilieux sont bien prononcés ; je l'ai trouvée même quelquefois plus nuisible qu'utile ; elle convient rarement chez le Bressan ; elle affaisse ses forces et rend les congestions abdominales plus fortes. C'est à l'occasion des gastro-entérites bilieuses, que Stoll prescrivait la saignée avec parcimonie, et qu'il avoue qu'après une longue pratique, il avait reconnu qu'elle favorisait le développement des symptômes bilieux, ce qu'il croyait avoir expliqué, en disant que le sang est le frein de la bile. Mais l'explication, quelque insignifiante qu'elle soit, ne détruit point le fait, et celui-ci a été constaté par tous les praticiens, et surtout par ceux qui ont exercé leur art dans les pays humides et marécageux. Pour mon compte, j'ai eu rarement à me louer d'avoir saigné dans toute maladie compliquée de symptômes bilieux bien prononcés, même dans la pneumonie, à moins que le malade ne fût doué d'une constitution sèche et sanguine, et que la température ne fût très chaude et très sèche ; tandis que les sangsues n'ont jamais trompé mon attente. Ce traitement, d'ailleurs, doit être secondé par une diète absolue, et les boissons froides acidulées.

L'irritation gastrique ainsi attaquée disparaît promptement, et quelquefois avec elle les symptômes bilieux, et les accès fébriles eux-mêmes. Dans tous les cas, l'intermission devient plus complète. Si les signes d'embarras bilieux persistaient seuls, on les combattrait sans crainte par l'émétique, comme il a été dit plus haut. Il arrive fort souvent que les symptômes de saburres ne se montrent que lorsque le traitement antiphlogistique a triomphé de la phlogose gastrique aiguë : tant l'état de relâchement et d'engouement des capillaires succède facilement à celui de leur sur-excitation, dans les constitutions molles et inertes des habitans de la Bresse.

C'est surtout dans cette complication que les malades éprouvent une céphalalgie frontale désolante, que le retour des accès porte au dernier degré d'intensité. Ce sont encore les sangsues qui calment le mieux cette douleur, appliquées sur l'épigastre ou aux narines. Si elle persiste, après leur emploi, et lorsque la gastrite est enlevée, l'émétique la détruira. Lind vante beaucoup, dans ce cas, l'usage de l'opium donné dans le commencement du stade de chaleur, et le vésicatoire entre les épaules. Je n'ai jamais employé le vésicatoire, mais très souvent le laudanum à la dose de douze à quinze gouttes. Dans le plus grand nombre de cas, ce narcotique a calmé la céphalalgie et la fatigue d'estomac qui suit les vomissemens, lorsqu'elle avait résisté aux moyens précédens. [1]

Une fièvre intermittente gastro-bilieuse, qui se pro-

[1] La céphalalgie frontale étant constamment sympathique de l'état d'irritation gastrique, il n'est pas étonnant que les opiacés la calment, ce qui n'arrive jamais dans une phlegmasie cérébrale idiopathique.

longe et s'aggrave par suite d'imprudence dans le régime, ou de l'emploi prématuré des évacuans et des toniques, prend le type rémittent et même le continu; la gastro-entérite devient chronique, le foie s'engage et la rate encore davantage; la diarrhée survient, la peau devient jaune, et une infiltration séreuse plus ou moins générale ne tarde pas à se joindre à tous ces accidens. Pour prévenir des lésions aussi graves, il faut se hâter de mettre tous les stimulans de côté; employer les sangsues en petit nombre, soit à l'anus, soit sur les points les plus douloureux de l'abdomen, mais y revenir plusieurs fois; donner des boissons gommées, acidulées, légèrement nitrées, des lavemens émolliens, et quelques crêmes féculentes pour nourriture. Aussitôt que les symptômes de phlogose commencent à se dissiper, on attaque les accès fébriles au moyen de frictions de sulfate de quinine, et avec des lavemens contenant le même sel si le gros intestin est intact, car l'estomac ne peut point encore admettre ce médicament. Si, méconnaissant l'état des voies gastriques, on voulait poursuivre la fièvre sur ce viscère, on ne ferait que donner à la phlogose plus de tenacité, et il en résulterait tous les maux que M. Broussais s'est plu à reprocher au quinquina. C'est alors qu'il existe une véritable gastrite ou gastro-entérite, une hépatite, etc., cause des retours interminables des accès de tous les types qui surviennent à toute heure.

Lorsque le praticien juge que les lésions organiques sont trop avancées (et, à cet égard, on ne peut point assigner de règles et de limites précises), il s'en tiendra aux adoucissans à l'intérieur; mais il doit essayer d'enrayer les paroxysmes à l'aide des frictions de quinine, ou de teinture de quinquina. Au reste, je renvoie au dernier chapitre de cet ouvrage pour tout ce qui regarde les lésions organiques des viscères du bas-ventre, les obstructions et l'enflure.

Les fièvres intermittentes compliquées de phénomènes gastro-bilieux aigus ne règnent que dans l'été, et leur violence est toujours proportionnée à l'intensité des chaleurs. Aussi dans les pays chauds, marécageux, et même dans la Bresse, dans certaines années remarquables par l'ardeur de l'été, comme l'année 1822, un accès de fièvre gastro-bilieuse ressemble à la fièvre jaune. Mais, dans ce cas, la fièvre est rémittente, une apyrexie complète est impossible; et c'est alors que vingt-cinq à trente sangsues sur l'épigastre sont nécessaires, de même qu'une diète absolue.

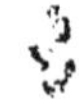

Dans tous les cas, la convalescence est toujours longue et les rechutes fréquentes. C'est alors qu'il faut bien se garder d'un régime tonique et trop substantiel. Toutes les substances amères, les vins fortifians, et en général toute la classe des stimulans, doivent être proscrits, ainsi que les consommés et le régime animal pur. On croit, en prescrivant un pareil plan de conduite, prévenir le retour de la fièvre, et on fait tout pour la rappeler; il n'y manque que quelques purgatifs, pour compléter une récidive de toutes les lésions antécédentes. Lorsqu'une gastro-entérite, même violente, a été combattue et détruite promptement, la membrane muqueuse a plus de tendance à tomber dans l'inertie qu'à s'enflammer de nouveau; alors si les toniques légers ne sont pas utiles, ils ne sont pas non plus nuisibles; mais il n'en est pas de même d'une irritation long-temps prolongée, surtout lorsqu'elle est autant nerveuse qu'inflammatoire : les organes en contractent une irritabilité habituelle qui leur rend insupportables les plus faibles stimulans, de même qu'une alimentation trop forte, quoique l'appétit soit assez souvent plus vif qu'il ne l'était d'ordinaire. Loin donc d'avoir besoin de tonique, l'estomac ne demande qu'à être ménagé et calmé; c'est dans ces cas que les frictions et onctions, dont les anciens faisaient avec succès un si fréquent usage, seraient parfaitement indiquées; elles favoriseraient une distribution plus régulière et plus générale de l'influence nerveuse, et, par suite, feraient cesser la tendance aux concentrations épigastriques; les bains tièdes, les eaux gazeuses acidulées, un régime doux, un exercice modéré y joindraient leurs effets calmans, et feraient autant de bien que les toniques font de mal.[1]

Lorsque l'irritation gastrique qui accompagne la fièvre intermittente se borne aux follicules muqueux, tous les symptômes prennent une lenteur remarquable; c'est la fièvre muqueuse des auteurs : elle ne demande jamais le traitement actif antiphlogistique de la fièvre précédente : après quelques jours d'un traitement délayant, on peut prescrire le fébrifuge. Le gonflement de la rate et l'infiltration qui la compliquent assez souvent, seront combattus par les moyens que j'indiquerai dans le dernier chapitre.[2]

[1] On pourra retirer de grands avantages des bains tièdes alternés avec des frictions sèches ou huileuses; le lait d'ânesse est aussi très bien indiqué. On se gardera avec soin de l'humidité et de la fatigue musculaire.

[2] Il arrive quelquefois qu'à chaque accès le malade est tourmenté par une toux sèche, continuelle, accompagnée de dyspnée, et qui se prolonge même dans l'apyrexie. Le meilleur moyen pour faire cesser ce symptôme fatiguant, est d'appliquer un large vésicatoire entre les épaules, qu'on ne lève pas avant le quatrième jour, et qu'on remplace ensuite avec un emplâtre de diachylon.

§. IV. *Traitement de la Fièvre intermittente pernicieuse.*

Avant d'établir le traitement d'une fièvre intermittente pernicieuse, il est nécessaire de connaître au plus juste la gravité de l'accès, et l'état des organes dans l'apyrexie. Si dans le moment de l'intermission il existe des signes non équivoques d'un état inflammatoire intense ou très étendu, il faudra combattre cet état promptement et vigoureusement, et donner immédiatement après le fébrifuge. M. Bailly recommande, dans ces circonstances, de tirer jusqu'à trois livres de sang. Un Irlandais (*voyez* page 330 de son ouvrage) est atteint d'une fièvre avec une douleur de tête si violente qu'il la compare à celle que ferait éprouver une lance rouge qui traverserait le cerveau. M. Bailly lui fait une saignée d'une livre, l'accès reparaît avec une force encore plus grande. Aussitôt l'accès passé, on lui tire une autre livre de sang, et on lui donne un mélange composé de vingt grains de calomel et de dix grains de sulfate de quinine, en deux fois dans l'espace de deux heures, et tout le reste du jour, cinq grains du même sel, de deux en deux heures. Il y eut six évacuations alvines, et la fièvre ne reparut plus. Le malade aurait-il aussi-bien guéri sans la saignée, du moins sans la seconde? Le calomel était-il bien nécessaire? Je ne trouve pas dans cette observation des signes assez évidens d'un état inflammatoire du cerveau, pour nécessiter la soustraction de deux livres de sang. On reconnaît dans la guérison l'action puissante du sulfate de quinine, surtout lorsqu'il est donné à une certaine dose; mais on doute que le calomel y ait concouru. Je ne conseillerai jamais, lorsqu'un accès a été d'une grande intensité, d'en attendre un second, surtout après une saignée. Lorsque celle-ci est indiquée, il faut la faire, autant que possible, dans le paroxysme, et profiter de l'intermission suivante pour administrer le fébrifuge. On doit toujours se rappeler qu'un second accès peut être mortel, et que la saignée augmente presque toujours l'intensité des concentrations périodiques.

Toutes les fois que dans un accès pernicieux la réaction s'est bien opérée, il faut combattre immédiatement les accidens qui existent actuellement; ainsi les symptômes de gastrite, arachnitis, pleurésie, etc., seront attaqués directement, soit par la saignée, soit par les sangsues.

Mais lorsque le deuxième stade ne se développe pas, ou avec peine; que le malade est dans un état de stupeur profonde, qu'il est dans une espèce d'agonie, il serait très dangereux de soustraire du sang : on doit s'en tenir à des stimulans extérieurs, et administrer le fébrifuge sans délai dans l'apyrexie.

Lorsque les symptômes du paroxysme partent de l'estomac, il ne faut jamais administrer le fébrifuge par la bouche, ou si l'on y est forcé, on l'unira à un narcotique.

En général, le danger de la fièvre intermittente pernicieuse se trouvant dans la violence du mouvement de concentration nerveuse, il faut aller au plus pressé et combattre promptement les retours de ce phénomène. On pourra plus tard, s'il est nécessaire, s'occuper de la lésion matérielle, à moins que celle-ci ne soit une inflammation grave et préexistante à l'accès; car dans ce cas, il faut nécessairement commencer par elle.

La dose du fébrifuge doit varier suivant le type de la fièvre, la violence des paroxysmes et l'espèce de préparation du quinquina. Dans le type quotidien, deux prises de poudre de quinquina à la dose de deux gros chacune, suffiront, ou bien douze ou quinze grains de sulfate de quinine: si les premiers accès sont effrayans par leur intensité, on portera la poudre à une once, et le sel à vingt grains, en trois prises. Dans le type tierce on augmentera la dose d'un tiers, et dans la fièvre quarte d'une moitié. On partagera le fébrifuge en doses égales, ni trop fortes ni trop faibles : en général, on ne doit pas donner plus de deux gros de poudre de quinquina ou six grains de sulfate de quinine à la fois par la voie de l'estomac, afin d'éviter le vomissement ou l'irritation gastrique, et moins d'un demi-gros de poudre et de trois grains de sulfate ; parce que l'expérience a appris que le quinquina à doses brisées n'avait jamais une action aussi puissante à quantité totale égale, qu'à doses plus fortes et moins rapprochées.

Dans les cas ordinaires le fébrifuge sera administré dans un véhicule inerte comme l'eau. Tous les mélanges stimulans, comme le vin, doivent être mis de côté ; ils ne peuvent qu'entraver la médication de l'écorce du Pérou, la seule qu'on cherche à obtenir. Il n'est qu'un seul mélange qui doive être toléré et même prescrit dans les cas d'irritation nerveuse générale ou locale, même dans l'apyrexie, c'est celui de l'opium à la dose d'un ou deux grains, avec le quinquina ou ses préparations.

Le quinquina pris deux heures avant un accès n'ayant presque jamais de prise sur celui-ci, et augmentant même ordinairement sa violence, on fera en sorte que toute la quantité nécessaire dans une intermission soit consommée trois heures avant le retour présumé de l'accès.

Les doses que j'ai indiquées sont en général suffisantes dans les pays tempérés ; dans les pays chauds elles seraient quelquefois trop faibles. *Torti* et plusieurs autres ont fait prendre jusqu'à six gros à la fois de poudre de quinquina, et quelques praticiens sont allés jusqu'à une demi-livre, dans une apyrexie de fièvre quarte, et, ont-ils dit, avec succès. Je ne nie point la vérité de tous ces faits; mais je suis convaincu qu'en France on n'est jamais obligé de donner une si grande quantité de quinquina, et qu'on ne le ferait pas impunément.

On doit se faire une nécessité d'arrêter le plus promptement possible des accès pernicieux, parce que, outre que le malade peut périr au milieu d'un paroxysme, chacun de ceux-ci produit une telle dépense d'influence nerveuse générale, et une telle irritation, qu'il peut en résulter les suites les plus déplorables pour la santé à venir, pour peu qu'ils se répètent.

Lorsqu'il existe des symptômes bien prononcés d'embarras gastrique, on ne craindra pas de faire précéder l'usage du quinquina par celui d'un vomitif; mais dans aucun cas on ne prescrira des purgatifs.

Dans le cas où un accès serait marqué par des mouvemens convulsifs ou tétaniques, on plongera le malade avec succès dans un bain tiède. On pourrait tenter l'acupuncture dans le cas de douleur locale très vive. L'analogie fait croire que ce moyen pourrait apaiser la douleur; mais je ne puis en citer aucun exemple. L'extrait de belladone, à la dose progressive de quatre à dix grains, a été employé avec succès dans des cas analogues.

§. V. *Traitement de la Fièvre rémittente.*

La fièvre rémittente du printemps et d'été, dans son état de bénignité, est toujours gastrique ou inflammatoire, et le plus souvent compliquée de ces deux états. La complication gastrique aiguë se traite d'abord par les sangsues sur l'épigastre, et après leur emploi, si les symptômes d'embarras bilieux et saburral persistent ou surviennent, on les combat par les moyens indiqués plus haut : ce qui suppose que la fièvre a passé au type intermittent.

La complication inflammatoire non circonscrite, demandera la saignée, préférablement aux sangsues, chez les sujets jeunes et sanguins, surtout dans le printemps et le commencement de l'été, époque où la fièvre intermittente, comme nous l'avons déjà dit, n'a pas d'intermissions franches. Quoiqu'il n'existe aucun symptôme d'inflammation circonscrite, la peau reste chaude, la tête lourde, l'épigastre sensible, les lombes brûlantes, la langue un peu rouge, le pouls accéléré; enfin il reste un malaise général. Cette fièvre n'est appelée rémittente que par la persistance de ces symptômes dans l'apyrexie : pratiquez une saignée de douze à dix-huit onces, le type intermittent survit seul, et cède promptement au quinquina.

Lorsque ces mêmes symptômes inflammatoires locaux ou généraux existent à un haut degré, on ne doit point redouter les évacuations sanguines copieuses dans le premier septenaire, car il est de la plus grande nécessité de détruire une complication qui, en se prolongeant et devenant chronique, éternise les rechutes et devient un jour funeste au malade. D'ailleurs, que peut-on opposer aux accès tant qu'elle existe? rien absolument, car le fébrifuge ou ne serait qu'un palliatif trompeur, ou bien aggraverait de suite tous les symptômes. Les évacuations sanguines préliminaires, dans les circonstances que nous avons spécifiées, n'ont aucun inconvénient majeur : car si, d'une part, elles sont susceptibles d'augmenter quelquefois les retours périodiques de concentration, d'une autre part, elles détruisent une inflammation qui fait tendre la fièvre à la continuité;

transformation bien plus à craindre que les accès les plus pernicieux, quand ils sont réduits au type intermittent, puisque nous possédons une arme assurée contre cette dernière et non contre l'autre.

Mais, dit avec raison M. Broussais, il ne faut point s'opiniâtrer à opposer aux redoublemens des applications de sangsues : on obtiendrait, à la vérité, la diminution des accidens; mais ils reparaîtraient le lendemain avec une intensité nouvelle, et la vie du malade serait compromise. Ceci prouve que l'assertion de M. Bailly est très vraisemblable, lorsqu'il dit que c'est le mouvement nerveux périodique qui pousse le sang dans les organes; qui les injecte; que la saignée combat uniquement cette injection, c'est-à-dire l'effet du mouvement fébrile; mais qu'à chaque redoublement, cette injection ayant lieu de nouveau, on rendrait le malade ex-sangue, que la dernière goutte de sang serait encore poussée dans l'organe qui est l'aboutissant de la concentration, si l'on n'attaque pas d'une autre manière le déplacement nerveux qui constitue l'essence de la fièvre intermittente.

Revenons à M. Broussais : « Tant qu'il y a plénitude « des vaisseaux sanguins, vive coloration de la peau, « rougeur et contraction de la langue [1], on peut com- « battre les redoublemens par les applications de sang- « sues à l'épigastre et par les boissons adoucissantes, en « faisant observer une diète rigoureuse; mais aussitôt « qu'on a bien constaté le retour des redoublemens, « malgré la diminution des signes qui viennent d'être « énumérés, il faut abandonner le traitement antiphlo- « gistique. Il n'y a point ici irritation pure et simple de la

[1] La rougeur et la contraction de la langue, quand elles existent seules, ne contre-indiquent pas l'administration du fébrifuge; car ces deux symptômes persistent assez souvent, malgré un traitement antiphlogistique poussé même à l'excès.

« membrane muqueuse des voies gastriques; l'irritation « plus étendue paraît résider dans l'encéphale et les « nerfs splanchniques, ou plutôt dans le trépied viscéral, « tête, poitrine et abdomen, dont elle occupe les tissus « capillaires nervoso-vasculaires : car elle ne saurait être « purement nerveuse [1]; elle y est continue, mais l'in- « fluence des alternatives du froid au chaud [2], lui a « donné un caractère de réduplication périodique, qui « menace ces tissus d'une congestion funeste: pour la « prévenir, il faut de suite opérer une révulsion sur la « muqueuse de l'appareil digestif, ou sur la peau, par le « sulfate de quinine [3]: on l'administre à la dose de « trois à dix grains, dans un véhicule adoucissant, et « par cuillerées, d'heure en heure, aussitôt que le re- « doublement a cessé, soit qu'il y ait eu ou non de la « sueur. Si le malade avait une vieille gastrite avant « l'état aigu, on doit faire frictionner toutes les heures la « peau, dans toute son étendue, excepté à l'épigastre et « à la poitrine [4], avec la teinture alcoolique de quinquina;

[1] Certainement l'irritation ici n'est pas purement nerveuse, mais le principe du redoublement a ce caractère; le reste lui est subordonné.

[2] De quelles alternatives M. Broussais veut-il parler? de celles du froid et du chaud de l'atmosphère? mais beaucoup de malades ne les ont point ressenties. D'ailleurs dans son début la fièvre n'a souvent que des rémissions obscures; ce n'est que plus tard que les paroxysmes se prononcent. Les malades ont-ils alors été exposés, dans leur lit, aux variations de la température?

[3] Vous annoncez que les voies digestives sont sur-irritées, et vous portez sur elles un stimulant révulsif? N'est-ce pas jouer à quitte ou double? Mais qu'on se rassure, la révulsion ne se manifeste pas plus clairement sur la muqueuse que sur la peau. Nous traiterons cette question dans son temps.

[4] L'exclusion de ces régions n'est fondée sur rien; car si la matière des frictions est absorbée, ne pénètre-t-elle pas partout.

« si la colite n'existe pas, on y joindra un lavement avec « deux ou trois grains de sulfate de quinine, chaque « trois ou quatre heures. Si la colite a lieu et que les « lavemens soient rejetés, il vaut encore mieux adminis- « trer le sulfate de quinine par la voie de l'estomac, que « de se borner aux frictions. Le fébrifuge cause quelque- « fois de la douleur, et un renouvellement de phlogose; « mais les redoublemens étant arrêtés, on revient aux « sangsues sur les points enflammés. Au reste, la gastrite « que l'on produit, dût-elle devenir funeste à une époque « plus ou moins éloignée, elle vaudrait toujours mieux « que la congestion intermittente qui peut tuer en un « instant.

« Si le médecin est appelé après plusieurs jours d'inva- « sion, pendant un accès extrêmement violent, rappro- « ché de l'agonie, avec un pouls petit, intermittent, la « face cadavéreuse, la perte de connaissance, qu'il se « garde bien d'appliquer des sangsues, surtout si le « malade a déjà supporté des pertes de sang, et quand « même il aurait paru s'en bien trouver. Ces grands accès « qui succèdent ainsi à d'autres que la saignée avait « améliorés, deviennent funestes, si le sang coule de « nouveau. Mais comme, d'une part, la congestion est « excessive dans les viscères, les stimulans ne seraient « pas sans inconvénient, déposés dans le centre épigas- « trique, au milieu des nombreux plexus actuellement « sur-irrités; voici ce qu'il faut faire : on appliquera des « rubéfians à la partie interne des cuisses, des jambes et « même des bras; l'action des cantharides est trop lente « pour des cas aussi urgens; on préférera l'ammoniaque, « ou des vessies remplies d'eau très chaude; on prescrira « des pédiluves et des manuluves sinapisés; en même « temps on fera frictionner le dos et les lombes avec la « teinture de quinquina, que l'on pourra animer avec

« un sixième de teinture de cantharides, si les gros in-
« testins ne sont pas enflammés, et on y joindra des la-
« vemens avec le sulfate de quinine[1]; et aussitôt que le
« malade sera revenu de son accès, on administrera cette
« substance à doses pressées, par la voie de l'estomac,
« à moins que ce viscère ne conserve une trop forte ir-
« ritation, auquel cas on devrait se contenter des fric-
« tions et des lavemens *quinacés*. En somme, si l'on se
« croit obligé de donner la quinine à l'intérieur, malgré
« la gastrite, on la suspendra aussitôt que les accès au-
« ront diminué, pour achever la cure avec les lavemens
« à la quinine, et les frictions de quinquina. » (*Annales de la Méd. physiol.*, numéro d'octobre 1823.)

On voit que M. Broussais est un praticien trop consommé pour suivre toutes les conséquences de sa doctrine. Il ordonne le fébrifuge, malgré la présence de la gastrite continue, quoiqu'il prétende que le quinquina n'agisse que comme stimulant, et que la lésion inflammatoire soit la cause et non l'effet des accès : exemple remarquable, mais assez commun, du peu d'accord de la théorie avec la pratique.

Dans le printemps et l'été de 1761, dit Lind, les chaleurs étant violentes, les fièvres rémittentes furent nombreuses et effrayantes : elles étaient accompagnées de vertige, de céphalalgie atroce, de vomissemens bilieux, de jaunisse, etc... Mais peu de personnes en moururent, quand on eut recours à la saignée, et au quinquina à grandes doses. La grande céphalalgie qui tourmentait les

[1] On pourra tenter avec succès, dans ces circonstances, l'application de 6 à 8 grains de sulfate de quinine sur une plaie récente de vésicatoire. Cette méthode, vantée depuis peu de temps, m'a bien réussi dans le petit nombre des cas où j'ai eu occasion de l'essayer. Pour éviter, ou au moins diminuer la douleur de l'application, il faut que le sulfate de quinine soit incorporé dans un peu de beurre ou de cérat.

malades après l'accès, cédait au vésicatoire entre les deux épaules.

Lind cherchait à rendre plus simple la fièvre intermittente, lorsque le pouls n'était ni plein ni dur, par le vésicatoire au dos, et un demi-grain de tartre stibié uni au nitre, toutes les six heures. Cette méthode peut être bonne, lorsque l'engouement gastro-hépatique est plus prononcé que l'irritation sanguine; mais ce cas rentre dans la complication saburrale.

Il faut être extrêmement circonspect dans l'emploi des purgatifs, ou plutôt ils ne sont jamais indiqués dans la fièvre rémittente, pour peu qu'elle soit grave : j'en ai vu les suites les plus funestes.

Les purgatifs, en irritant une grande surface intestinale, favorisent non seulement l'inflammation de la membrane muqueuse, mais encore les concentrations viscérales périodiques, qu'on doit au contraire chercher à prévenir, ou à disséminer à l'extérieur. L'émétique a beaucoup moins d'inconvéniens.

Les fièvres rémittentes graves de l'automne et de l'hiver s'éloignant ordinairement du caractère inflammatoire, pour prendre celui qu'on a appelé muqueux ou catarrhal, et, d'après M. Broussais, irritation vasculo-nerveuse, sub-inflammation des trois cavités, on ne doit user, dans leur traitement, des évacuations sanguines qu'avec une extrême circonspection, surtout chez les malades à tempérament nerveux ou détérioré. On trouve à cet égard d'excellens préceptes dans un opuscule du docteur Cartier, praticien distingué de Lyon, concernant des fièvres muqueuses ataxiques (1822).

« On ne doit, dit il, employer ces évacuations que « pour dégorger quelques organes, pour alléger l'organisation et non pour l'affaisser. Parmi les causes capables d'entraver la marche des maladies dont il s'agit,

« on doit placer au premier rang l'abus des saignées; « et j'ose affirmer que, dans ces dernières années, il a « donné lieu à de déplorables accidens. Le système des « saignées copieuses a pris naissance dans la capitale, et « le climat de Paris est moins humide que le nôtre; je « ne serais point étonné que ce remède y fût moins fa- « cilement abusif que parmi nous. »

L'auteur n'a pas de peine à prouver que l'inflammation des membranes muqueuses est alors d'une nature très peu sanguine; que la résolution s'en fait lentement, et qu'une débilitation un peu forte, ôte à la nature la force qui lui est nécessaire pour opérer dans la suite un changement favorable.

« Je considère, ajoute-t-il, comme une idée fausse celle « qui envisage, dans le cours des maladies aiguës, tous « les points d'irritation comme autant d'inflammations « distinctes. L'inflammation parcourt ses périodes avec « une succession de symptômes reconnus, et les phéno- « mènes, pour la plupart mobiles et momentanés, qui « s'établissent sur quelques points irrités, ne peuvent la « caractériser. Le médecin qui, s'abusant à cet égard, les « considère comme des preuves non équivoques de phlo- « gose, adopte une théorie fausse, et dont les conséquences « sont désastreuses, s'il la prend pour base de sa prati- « que; cette erreur serait surtout importante, s'il en fai- « sait l'application à l'organe cérébral, et s'il confondait « le trouble des fonctions intellectuelles, qui dépend « d'un délire fébrile, avec les accidens de la frénésie et « de l'apoplexie. L'expérience ne cesse de démontrer que « l'abus des saignées amène ces maladies aux phénomènes « de la plus fâcheuse ataxie.

Et ailleurs : « La blancheur et l'enduit jaunâtre de la « langue, déterminent un grand nombre de praticiens « à provoquer le vomissement dès l'invasion de la ma-

« ladie; mais cette pratique perturbatrice est très témé-
« raire. »

M. Cartier blâme encore plus l'emploi des purgatifs. Il regarde le quinquina comme l'ancre de salut contre l'ataxie, qui se montre toujours, dit-il, avec des redoublemens. Ces réflexions, faites à l'occasion des fièvres muqueuses ou catarrhales continues graves (ataxiques), conviennent beaucoup mieux à celles dont le type est rémittent, et qui sont d'ailleurs les plus fréquentes dans les contrées humides et marécageuses.

On a vu plus haut que si l'opinion de M. Broussais, relativement à la nature de la fièvre rémittente précédente, est un peu obscure, il n'en résulte pas moins de ses observations, que les redoublemens pernicieux s'aggravent après les évacuations sanguines copieuses, comme l'avaient déjà fait remarquer les meilleurs praticiens, et comme je l'ai observé moi-même un grand nombre de fois. Les bons effets des préparations de quinquina dans ces circonstances prouvent que ce fébrifuge n'est pas un stimulant pur et simple, et que le désordre des fonctions cérébrales, d'où provient l'irrégularité de l'innervation générale, ne trouve point sa cause matérielle dans une véritable phlogose de l'encéphale.

Ceux qui sont atteints de blessures considérables, ou qui ont subi l'amputation d'un membre, de même que ceux qui sont en proie à une phlegmasie fébrile chronique viscérale, sont fréquemment tourmentés, comme nous l'avons déjà dit, d'une fièvre intermittente accidentelle, ou, si l'on aime mieux, de paroxysmes rémittens, dans les grands hôpitaux, les lieux bas, humides, ou marécageux. Ces redoublemens périodiques, véritable complication indépendante, quant au fond, de la maladie principale, prennent le caractère pernicieux avec d'autant plus de facilité, que la blessure est plus grave, et l'individu plus irritable.

Le médecin observateur et expérimenté se conduira dans ces circonstances comme dans les précédentes ; c'est-à-dire qu'il commencera toujours par combattre, soit par les évacuations sanguines, soit par la diète et les délayans, la phlegmasie locale et l'irritation sanguine dominantes; et dès qu'il aura obtenu une diminution assez notable de cet état; que les rémissions seront prononcées et plus prolongées, et que les paroxysmes sembleront vouloir prendre plus d'intensité, en même temps qu'ils se régulariseront davantage, il aura recours au quinquina, administré sous la forme et sur l'organe qui offrent le moins d'inconvéniens.

Lors même que la phlegmasie chronique serait incurable, on ne devrait pas moins attaquer les paroxysmes rémittens qui la compliquent et l'aggravent.

La fièvre rémittente se joint très souvent au catarrhe pulmonaire, et même à la pneumonie, sur leur déclin, lorsque la fièvre concomitante a été grave. Le sulfate de quinine, dans une potion pectorale émolliente, à la dose de six à huit grains, donnée pendant la rémission en trois ou quatre fois, fait bientôt disparaître les redoublemens, et favorise évidemment la résolution de la phlogose de la membrane muqueuse pulmonaire.

C'est principalement au sujet de la fièvre rémittente pernicieuse, qu'il y a eu une grande dissidence d'opinion entre les médecins les plus célèbres du siècle dernier, relativement à l'opportunité du quinquina : les uns, comme Ramazini, le proscrivant dans tous les cas ; les autres, avec Torti, le conseillant comme nécessaire et exempt de danger ; quelques autres enfin, mais en petit nombre, comme Frédéric Hoffmann, s'efforçant d'accorder les deux opinions, mais d'après des considérations qui ne sont pas toujours fondées.

Voullonne, dans un mémoire remarquable par l'élégance du style et par la finesse des réflexions, et Baumes, dans son traité de la fièvre rémittente, commencèrent à débrouiller ce chaos; mais il faut avouer que tous les points du problème n'ont pas encore été résolus d'une manière satisfaisante.

Voullonne à établi une donnée générale lumineuse, lorsqu'il a dit : « Autant les fébrifuges sont utiles dans la fièvre intermittente, autant ils sont nuisibles dans la fièvre continue. » C'est une vérité généralement reconnue : or, toute fièvre rémittente supposant une vraie fièvre intermittente, le fébrifuge sera en même temps indiqué et contre-indiqué. Afin de placer ce spécifique, ou de s'en abstenir à propos, il ne s'agit donc plus que de savoir bien distinguer, dans une fièvre remittente, ce qui appartient à la fièvre intermittente d'avec ce qui appartient à la fièvre continue, de balancer ces deux objets, et de se décider pour celui qui paraît mériter le plus d'attention. Si le plus grand danger de la maladie provient des paroxysmes, il faut attaquer hardiment la fièvre intermittente par les fébrifuges, sans se laisser arrêter par l'inconvénient qui peut en résulter pour la fièvre continue : si au contraire l'état de rémission ou de continuité est plus dangereux, il faut oublier les paroxysmes. Ce précepte général est très bon; mais il ne lève pas la difficulté qui existe tout entière dans la prédominance relative de l'irritation continue ou du mouvement intermittent, et dans l'impossibilité, dans des cas nombreux, de distinguer de quel côté penche la balance. A cet égard on ne peut donner aucune règle précise; c'est le tact du médecin, aiguisé par la pratique, qui sera son guide le plus sûr dans ces circonstances embarrassantes.

Quelqu'obscure que soit la rémittence, on doit également donner le fébrifuge, lorsqu'on a débuté par les délayans et les antiphlogistiques; que les paroxysmes redoublent d'intensité; qu'on se sera convaincu, autant qu'il est possible, qu'il n'existe aucune inflammation profonde et circonscrite, et qu'on peut plus rationnellement attribuer la fièvre à cette irritation plus nerveuse que vasculaire dont parle M. Broussais, qui occupe la plupart des organes, et surtout leurs capillaires nerveux. Mais il ne faudra jamais oublier que le fébrifuge n'ayant de prise que sur les paroxysmes, on doit le mettre de côté aussitôt que ceux-ci ont cédé, ou ont diminué d'une manière à faire cesser tout danger; car si l'on voulait insister sur son emploi, on ne manquerait pas d'aggraver la fièvre continue, qui étant la lésion première, survit presque toujours aux paroxysmes rémittens.

Je ne terminerai pas ce chapitre sans donner un exemple de ces cas difficiles et de la conduite que doit alors tenir le médecin.

Trente-quatrième observation.

La femme Dumas, âgée de trente-deux ans, maigre, irritable, bien réglée, avait été atteinte, en 1822, d'une fièvre rémittente gastrique très intense. L'estomac, depuis lors, était resté fort sensible; ce qui n'empêchait point la malade de suivre un très mauvais régime, de boire du vin pur, et d'user des viandes de porc ou d'autres préparées avec des épices.

Lorsque je vis la malade, elle souffrait du ventre depuis un an : celui-ci s'était tuméfié insensiblement en totalité, avec douleur lorsque la malade marchait, et surtout lorsqu'elle faisait un faux pas. Couchée sur le dos, me dit la femme Dumas, je ne me sens point de mal; si je suis debout, il me semble que mon ventre va m'abandonner; si je suis couchée sur un des côtés, il tombe dans le même sens. En explorant l'abdomen, je le trouvai tuméfié uniformément, dans toute son étendue, au point de simuler le volume qui résulte d'une grossesse de cinq mois : cette tuméfaction était molle, sans tension, ni ballonnement. Pour peu que la pression de la main fût prononcée, une douleur se faisait sentir presque partout, mais plus particulièrement dans le flanc gauche.

Les selles et les urines étaient à peu près naturelles; la langue, muqueuse au centre, était rouge sur les bords, à la pointe, et un peu sèche; la soif était modérée, l'appétit nul; l'estomac douloureux après l'ingestion de l'aliment le plus léger; la peau était chaude, le pouls vif et fréquent : vers le soir tous ces symptômes s'exaspéraient.

L'ensemble de ces phénomènes caractérisait assez un gastro-péritonite chronique. En conséquence la malade fut mise à l'usage des demi-bains, des fomentations et des lavemens émolliens, des boissons délayantes, et à quelques crêmes féculentes et au bouillon de poulet pour toute nourriture. Huit sangsues furent posées à l'anus, et réitérées quelques jours après.

Au douzième jour de l'emploi complétement infructueux de ces moyens, il survient un léger écoulement hémorrhoïdal, et au pourtour de l'anus des tumeurs rouges, tendues et horriblement douloureuses. C'était pour la première fois que la malade était affectée d'hémorrhoïdes. Aussitôt l'abdomen cesse d'être douloureux; sa tuméfaction diminue d'un tiers; les règles paraissent abondamment comme à l'ordinaire (demi-bains émolliens; douze sangsues sur les tumeurs aussitôt que les menstrues ont cessé de couler). Les piqûres donnent beaucoup de sang, sans produire une amélioration bien sensible, soit locale, soit générale, pour le moment; les douleurs et les tumeurs ne se dissipent qu'insensiblement.

Ce *molimen* hémorrhoïdal dure douze jours : à mesure qu'il s'évanouit, la tuméfaction douloureuse du ventre reparaît, et même avec un degré d'intensité de plus. Cette irritation des vaisseaux hémorrhoïdaux, purement symptomatique, reparut encore deux fois dans l'espace de quarante jours, mais à un moindre degré. Les vives souffrances, accompagnées d'insomnie, que la malade venait de ressentir, avaient exaspéré le mouvement fébrile : celui-ci avait pris un caractère rémittent plus prononcé, non le soir, comme auparavant, mais de dix heures du matin à midi; et chaque jour ces paroxysmes tendaient à devenir pernicieux, c'est-à-dire qu'à la violence très grande du mouvement fébrile, il se joignait une constriction spasmodique du diaphragme, des douleurs aiguës dans tout le côté gauche de l'abdomen, du délire et une grande prostration. Les paroxysmes étaient quotidiens; ils débutaient par des frissons prolongés dans la région dorsale, et par des nausées continuelles, qui ne se dissipaient qu'au milieu du période de réaction. La bouche devenait très amère, la langue sèche; la soif se faisait sentir; l'épigastre devenait beaucoup plus sensible. La chaleur paraissait au bout d'une heure, et insensiblement; sans être brûlante au toucher, elle incommodait tellement la malade, qu'elle se découvrait sans cesse, tant l'anxiété était grande; alors cet état déclinait vers les quatre heures du matin, heure à laquelle se montrait une sueur grasse, presque aussi fatigante que les deux premiers stades fébriles.

Le pouls, dans le moment de rémission le plus prononcé, donnait encore quatre-vingt-seize pulsations par minute. Depuis l'apparition de ces accès, la tête était devenue douloureuse, les urines troubles et hypostatiques, de limpides qu'elles étaient.

Ce n'était plus là de simples exacerbations provenant d'une augmentation de la phlegmasie abdominale, mais bien une véritable complication ou irritation intermittente. Le danger était pressant et le cas épineux. Je réclamai l'assistance du docteur Viricel, ancien chirurgien major de l'Hôtel-Dieu de Lyon.

Ce profond médecin crut reconnaître une entéro-péritonite, comme lésion principale; il pensa qu'un mouvement fébrile continu, avec des exacerbations le soir, était bien l'expression de la phlegmasie, mais que les nouveaux paroxysmes régulièrement rémittens n'en dépendaient qu'accidentellement; qu'ils avaient été provoqués par l'influence de l'atmosphère marécageuse du pays sur une constitution nerveuse, ébranlée par les vives souffrances qui avaient précédé; que si, pendant le cours de ces accès, le ventre devenait plus douloureux et plus tendu, la langue plus sèche et plus rouge, la tête très douloureuse, et les urines troubles, enfin s'il survenait du délire, phénomènes qui jusque-là ne s'étaient point encore montrés, il fallait l'attribuer à l'invasion de l'irritation nerveuse périodique sur des organes déjà enflammés, et à la réaction de ceux-ci sur le cerveau.

L'opinion du docteur Viricel s'accordait trop bien avec celle que je m'étais formée depuis long-temps sur la fièvre rémittente, pour ne pas l'adopter complétement, et pour ne pas en suivre toutes les conséquences pratiques. Ainsi, tout en continuant à combattre par les délayans internes et externes la phlegmasie abdominale, nous nous hâtâmes d'attaquer directement les paroxysmes fébriles par le fébrifuge, mais avec toute la circonspection qu'exigeait la présence d'une inflammation. Attendu l'irritation de l'estomac, le fébrifuge ne pouvant être donné qu'en lavement, nous prescrivîmes, sous cette forme, dix grains de sulfate de quinine dissous dans une verrée et demie d'eau de mauve, au déclin de chaque accès. En même temps il fut convenu qu'on poserait sur l'endroit le plus douloureux du ventre, dix sangsues, dans le fort du plus prochain redoublement, pour diminuer l'injection capillaire qui s'opère toujours alors sur les tissus irrités. Un vésicatoire au bras parut indiqué comme révulsif, d'autant mieux que depuis quelques jours il s'était établi une petite toux sèche; et, pour maintenir continuellement une dérivation indispensable à l'état du ventre, on ouvrit un large cautère à une cuisse. Le sulfate de quinine à la même dose fut continué de la même manière pendant sept à huit jours.

L'intensité des paroxysmes ne tarda pas à diminuer, et au bout de huit jours, il ne resta plus que les exacerbations du soir. Deux fois, dans le cours de la maladie, les mêmes accès reparurent, et furent combattus avec succès par le même moyen, sans qu'il en résultât ni coliques, ni diarrhée, ni aucun symptôme apparent d'irritation abdominale.

Ici je devrais peut-être terminer cette observation, le reste n'ayant plus de rapport avec la fièvre rémittente; cependant, comme elle présente un intérêt pratique, et que d'ailleurs on pourrait me reprocher de l'avoir tronquée, je me permettrai, malgré sa longueur, de la pousser jusqu'à sa terminaison.

Quoique la maladie fût débarrassée de ses accès menaçans, l'état du ventre ne s'améliorait pas. Toutes les applications émollientes étaient insupportables, non par leur poids, mais sans doute par leur qualité, puisque des fomentations de camomille et de roses ne produisaient point le même malaise. Les embrocations huileuses de jusquiame, belladone, laurier-cerise, étaient complétement inertes. Les sangsues n'avaient jamais été suivies d'un soulagement même momentané; la maigreur faisait des progrès, le mouvement fébrile hectique était continuel, le pouls donnait cent pulsations dans les momens les moins mauvais. La malade ne pouvait supporter que le bouillon de poulet aux racines et à la chicorée douce; une petite toux sèche se réveillait tous les soirs avec de la dyspnée. Cinquante jours s'étaient écoulés depuis que la malade avait été forcée de garder le lit; le cautère était en pleine activité, et contenait cinq pois; depuis quelques jours, les selles, auparavant rares et grisâtres, étaient devenues plus fréquentes, jaunes et plus liquides, mais elles étaient rendues sans tranchées. Les lavemens de mauve soulageaient; mais lorsqu'ils étaient composés de petit-lait ou d'eau de son, ils amenaient, comme les fomentations émollientes, un gonflement pénible de tout l'abdomen.

A cette époque nous faisons frictionner tout le ventre avec la pommade stibiée, puis nous laissons à demeure un large emplâtre de même nature uni au camphre. Au quatrième jour il se fait une éruption douloureuse sur les parties frictionnées, et même autour de l'anus et des parties génitales, quoique non en contact avec la pommade. Dès-lors la sensibilité abdominale commence à diminuer; mais, en même temps, il se fait une collection aqueuse dans la cavité péritonéale, sans infiltration des extrémités inférieures [1]. Le mouvement fébrile et la

[1] On reconnaît ici la différence qui existe entre l'hydropisie active, par exhalation, et celle qui provient d'un embarras dans la circulation veineuse ou lymphatique. Ici la collection aqueuse se

chaleur sont moins actifs (tisane de jujubes avec un gros d'acétate de potasse par quatre verrées, et frictions avec la teinture de digitale); les urines coulent en abondance, et la fluctuation abdominale cesse d'être sensible au bout de huit jours.

Au soixante-dixième jour, le ventre était moins tuméfié et beaucoup moins douloureux à la pression. La maladie commençait à prendre évidemment une marche rétrograde, lorsque, tout à coup, le côté gauche de la poitrine devient le siége d'une douleur sourde, profonde et continue, mais avec des exacerbations correspondantes aux redoublemens du soir, augmentant par la pression, accompagnées d'une toux sèche, intermittente, légère, qui s'exaspérait par le moindre mouvement, et par toute inspiration plus vive ou plus prolongée que de coutume, et avec une dyspnée s'aggravant par les mêmes circonstances, et ne permettant d'autre position que le *décubitus* en supination. Il n'y a d'ailleurs ni palpitation, ni irrégularité dans le pouls, mais une plus grande fréquence. Le marasme fait des progrès; point de sommeil.

Cependant cet état de la poitrine avait fait une telle diversion, que la malade ne sentait plus de mal dans le ventre, quoique celui-ci fût encore un peu tuméfié. L'appétit se fait sentir pour la première fois : la malade mange du poisson, des potages, même du veau, sans être incommodée.

Quelle nouvelle maladie était-il survenue? quels rapports ces nouveaux accidens avaient-ils avec les précédens?

La manière brusque dont les douleurs venaient d'en-

borne à la membrane irritée, tandis que, dans les autres cas, l'œdème commence par les pieds lorsque les obstacles morbides se trouvent dans les veines du ventre, et par les mains lorsque les veines de la poitrine en sont le siége. Ces obstacles peuvent se trouver dans les capillaires des gros viscères comme dans les troncs.

vahir la poitrine, la sensibilité des parois thoraciques, le décubitus sur le dos et sur un plan horizontal, la toux sèche et peu profonde, la dyspnée provenant plutôt de la douleur que d'un obstacle matériel à l'introduction de l'air dans les poumons, nous persuadèrent que la plèvre était le tissu principalement affecté; mais qu'il était probable que la péricarde participait aussi à la lésion, parce qu'on ne pouvait guère attribuer qu'à celui-ci les suffocations que le moindre mouvement provoquait. La percussion du thorax donnant un son très clair, il nous semblait que le genre d'irritation des tissus devait se rapprocher de la phlegmasie rhumatismale, ou de cette phlogose caractérisée par la douleur, la mobilité et l'injection médiocre des capillaires; et que le peu de tendance à l'altération organique, malgré l'ancienneté de son existence, et malgré la lésion des membranes séreuses de la poitrine, autorisait à croire que le mal primitif devait être une péritonite lente, parce que les tissus analogues sont toujours ceux qui se transmettent leur lésion de préférence (deux vésicatoires aux bras; dix grains de calomel unis à cinq grains de digitale en cinq doses dans les vingt-quatre heures; emplâtre stibié camphré sur la poitrine, jusqu'à formation de l'éruption; boissons adoucissantes). Les accidens vont en augmentant.

Quatre-vingtième jour. On ajoute, au moyen indiqué ci-dessus, l'application de deux morceaux de potasse caustique, l'un à la région précordiale, l'autre près du creux de l'aisselle gauche; un autre vésicatoire est placé au bras; une couche de coton imbibé de baume tranquille enveloppe la poitrine.

Quatre-vingt-cinquième jour. Le pouls bat de cent dix à cent vingt fois par minute; la dyspnée, la faiblesse et la maigreur sont extrêmes; la figure est profondément altérée ; l'appétit a complétement disparu, malgré le calomel ; les déjections ne sont pas plus abondantes, elles sont liées et grisâtres : depuis trois jours et trois nuits la malade n'a pas eu un seul instant de sommeil, tant la douleur thoracique est insupportable. Le côté gauche de la poitrine présente maintenant un son mat, résultat probable d'un épanchement séreux. La malade paraît arrivée au dernier terme de son existence.

En désespoir de cause nous remplaçons le calomel par des frictions avec l'onguent mercuriel double. Un demi-gros est employé à frotter le ventre tous les matins, et une dose pareille tous les soirs, dans le creux de l'aisselle gauche; on donne en même temps un grain d'opium. Ce médicament produit de suite un calme merveilleux. Les douleurs commencent dès-lors à diminuer, de même que tous les autres symptômes, et d'une manière si rapide, qu'au bout de huit jours la poitrine se trouva complétement débarrassée, sans qu'il se soit formé aucune évacuation remarquable. Les gencives s'étaient un peu affectées. Tout remède est supprimé; l'appétit se prononce de suite, et fortement. Lait d'ânesse; la malade recouvre bientôt plus d'embonpoint qu'elle n'en avait jamais eu ; mais le pouls reste très accéléré, et des douleurs se renouvellent dans le ventre pendant la station et la progression. Pour éviter des tiraillemens douloureux, la femme D. est obligée de se tenir courbée en avant : la région gastro-splénique est très sensible au toucher.

Des adhérences se sont-elles formées entre l'épiploon et le péritoine, entre celui-ci et les organes qu'il recouvre? Cette conjecture est très probable. Au reste, tous ces phénomènes ne s'opposant point à la nutrition, n'annoncent pas de lésions organiques ; ils se dissipent à la longue, et la santé reparaît complétement.

Il arrive quelquefois que l'on échoue dans l'administration du fébrifuge, quoique la plupart des symptômes semblent indiquer son emploi. L'observation suivante, qui nous en fournit un exemple, ne sera pas inutile à la connaissance de la fièvre rémittente, maladie complexe et équivoque, faite pour exercer toute la sagacité du médecin et mettre assez souvent en défaut celle du praticien le plus exercé.

Trente-cinquième observation.

M. F., âgé de quarante-cinq ans, nerveux et mélancolique, sujet à des maux de tête, à des tintemens d'oreilles, et peu maître de son imagination, avait exercé les fonctions de curé, pendant quatre ans, dans une des paroisses les plus marécageuses de la Dombes. Pendant tout cet espace de temps, la fièvre intermittente et rémittente ne le quitta presque pas. Ce ne fut qu'en changeant de lieu qu'il put recouvrer la santé. Cependant les dispositions vicieuses de son tempérament s'étaient renforcées, et, depuis quelque temps, il s'y était joint une extrême susceptibilité : le moindre événement était pour M. F. un sujet d'émotions pénibles; de vaines terreurs assiégeaient son esprit, etc.

A la fin d'octobre 1827, bronchite aiguë avec fièvre très modérée, et perte d'appétit. Après quelques jours de diète et d'un traitement adoucissant, le malade croit devoir se purger deux fois et se placer un vésicatoire au bras; et comme la toux ne diminue point, des sœurs charitables l'engagent à poser sur la nuque un emplâtre saupoudré de tartre émétique. L'effet en fut prompt : éruption boutonneuse, puis ulcéreuse, accompagnée de douleurs presque intolérables, pendant trois fois vingt-quatre heures; le mouvement fébrile augmente. C'est alors que je vois le malade.

Bronchite au vingtième jour, expectoration moitié puriforme, moitié glaireuse; respiration libre; papilles de la langue développées, mais point de soif. Le ventre et la tête n'accusent aucune douleur; appétit nul; pouls légèrement accéléré; paroxysmes irréguliers, tantôt dans la nuit, tantôt le jour. (Diète, boissons mucilagineuses, lavemens, le malade étant habituellement serré du ventre.)

Espèce de convalescence au bout de quelques jours, mais promptement suivie du retour des accidens. Les accès se régularisent davantage et s'aggravent; ils débutent, sans frissons, par des bouffées de chaleur, de l'anxiété, par l'accélération de la respiration, avec suspension de la toux, qui ne reparaît, de même que l'expectoration puriforme, qu'au déclin du paroxysme. Le pouls est d'une médiocre fréquence; la peau, d'une chaleur humide, se couvre bientôt d'une sueur grasse, abondante et très odorante, qui ne soulage nullement; urines jaunes et troubles; langue blanche au centre, rouge sur les bords, moins humide pendant les paroxysmes. Le malade n'est pas tourmenté par la soif, mais il boit avec plaisir de la limonade; il n'a pas d'appétit, et cependant le goût n'est point altéré. Le ventre est plat; la pression n'y réveille aucune douleur; la tête est libre, à part les tintemens habituels. L'état nostalgique augmente; toujours constipation. Les paroxysmes paraissent le plus ordinairement tous les jours, et retardent chaque fois; quelquefois ils présentent les types tierce et double tierce.

L'expectoration puriforme, qui ne se tarissait pas, annonçait clairement la persistance de la bronchite; l'état de la langue et l'anorexie rendaient probable une gastro-entérite lente; et l'état du système nerveux, la médication stimulante employée dans le principe, rendaient assez raison de la tenacité de cette phlegmasie et du mouvement fébrile rémittent. Ma conduite était donc toute tracée : il fallait encore insister sur le traitement délayant. Comme la maladie était longue, je crus devoir permettre des décoctions de riz et des bouillons de poulet, d'autant mieux que l'estomac n'était le siége d'aucun malaise. La phlegmasie ne me parut point assez aiguë, et le tempérament était d'ailleurs trop nerveux, pour exiger des évacuations sanguines.

Cependant, loin de s'améliorer, le mal augmente : les paroxysmes remittens deviennent plus longs, plus violens, et par conséquent plus débilitans ; la tête devient douloureuse ; assoupissement et rêvasserie dans le fort des accès. J'avais assez temporisé ; la tendance pernicieuse des accès me faisait un devoir d'appeler le quinquina à mon aide; mais redoutant toujours de voir son effet contrarié par l'état général d'irritation et la phlegmasie locale, je voulus faire précéder son administration par une saignée de bras de 8 onces, que je pratiquai dans le stade de chaleur. Elle me donna un sang noir et sans couenne, et ne parut avoir aucune prise sur la marche de l'accès. Au déclin de celui-ci je fis administrer, dans un demi-lavement, trois gros de poudre de quinquina unis à un gros de valériane : le paroxysme suivant fut moins long et moins fort. Deux lavemens pareils, les jours suivans, régularisent les accès, et les convertissent au type tierce, de quotidiens qu'ils étaient. La région vésicale commence à devenir douloureuse : les urines sont rendues avec peine et avec douleur ; elles sont toujours troubles. Demi-lavemens de dix grains de sulfate de quinine, précédés de lavemens émolliens pendant trois autres jours de suite. Les lavemens fébrifuges sont gardés; ils n'excitent aucune douleur intestinale ; mais les paroxysmes reparaissent toujours au même degré. Je remplace les lavemens par des potions gommeuses chargées de huit grains de sulfate de quinine : le quatrième jour de leur usage, quoique l'estomac n'accuse ni douleur ni pesanteur, la langue se sèche et devient brune ; le malade désire des boissons acidulées froides ; les douleurs vésicales augmentent ; la fièvre devient continue, avec exacerbation : au lieu de paroxysmes, prostration, chaleur âcre, urines rouges, ventre toujours plat et indolore.

Je me hâte de revenir au traitement purement délayant, auquel j'ajoute des cataplasmes émolliens appliqués sur l'hypogastre. Mon honorable confrère, le docteur Fleury Viricel, me conseille d'y joindre une application de dix sangsues à l'anus. Au bout de six jours, tous les symptômes ont diminué, la fièvre reprend le type rémittent, mais d'une manière plus modérée. L'expectoration est toujours épaisse, mais en petite quantité, et n'a lieu que le matin.

La maladie est arrivée au quarantième jour : vésicatoire, que l'on panse tous les jours avec six grains de sulfate de quinine, incorporés dans une petite quantité de cérat, et étendus sur un emplâtre de diapalme. Au quatrième jour, les paroxysmes commencent à disparaître peu à peu ; la fièvre devient intermittente, mais avec une marche très irrégulière, et des symptômes très modérés, dépendant en grande partie des émotions du malade. La langue se dépouille, mais l'appétit ne se fait sentir qu'au soixantième jour ou environ.

§. VI. *Moyens hygiéniques et prophylactiques.*

L'homme aisé qui use d'alimens substantiels, et d'une boisson fermentée avec modération, qui évite de se livrer à des travaux ou à des exercices fatigans, pendant l'été; qui sait se garantir de l'humidité froide du soir et de la nuit, et se hâte de sécher ses vêtemens lorsqu'ils sont mouillés, soit par la sueur, soit accidentellement, résistera avec succès à l'influence pernicieuse des localités; sa constitution n'en sera que très peu modifiée, et s'il lui est impossible de se soustraire entièrement à la fièvre locale, au moins il n'en éprouvera jamais les suites funestes que nous avons signalées.

Ainsi, il est donc possible à l'homme de neutraliser en partie l'insalubrité du sol; mais pour pouvoir obtenir un tel bienfait d'une manière générale, et pour la masse de la population, le zèle éclairé, le désintéressement et l'humanité des grands propriétaires, joint à la protection paternelle du gouvernement, sont d'une nécessité absolue.

Alimens. Le pain étant la base de la nourriture, devrait être de la meilleure qualité possible; mais le froment est trop rare dans la Bresse marécageuse pour qu'on puisse se procurer du pain fait avec ce seul grain. Un mélange à parties égales de farine de seigle et de froment pourrait suffire, si d'ailleurs la pâte en était bien pétrie, levée convenablement, et cuite plus à point qu'elle ne l'est ordinairement.

On ne saurait trop encourager la culture des légumes ou des plantes qui, tels que l'ognon, l'ail, le cresson, etc., peuvent fournir un assaisonnement stimulant aux alimens fades dont le Bressan fait usage; les soupes surtout en prendraient une qualité précieuse.

Il serait également très utile de répandre l'usage de la choucroute. Chaque ferme pourrait facilement faire une provision de ce condiment salubre et anti-scorbutique, qui se prépare de la manière suivante :

On se procure un tonneau défoncé d'un côté; on étend sur son fond une couche de sel marin pulvérisé, et par-dessus celle-ci une couche de feuilles de chou cabus de l'épaisseur de quatre pouces, et coupées en rubans très effilés : cette couche sera foulée fortement avec les mains ou un instrument aplati quelconque, après avoir été saupoudrée de quelques poignées de graines de genièvre, d'anis ou de carvi. On remplit ainsi le tonneau, en plaçant alternativement un lit de sel et un autre de chou; on finit par celui de sel, puis on recouvre le tout avec de larges feuilles vertes du même légume, sur lesquelles on étend une toile humide. On replace le fond du tonneau, et on le charge d'un poids assez considérable pour empêcher la masse d'être soulevée pendant la fermentation. Pour cinquante à soixante livres de choux il n'est besoin que d'une livre de sel.

Au bout de quelques jours la partie aqueuse et fétide du chou se sépare, et s'évacue au moyen d'un robinet dont doit être garni le tonneau, à quatre ou cinq pouces de son bord supérieur. On remplace cette eau par une saumure, qu'on change de même au bout de quelques jours. On réitère ces soins jusqu'à ce que la saumure sorte nette et sans mauvaise odeur, ce qui arrive ordinairement en douze ou quinze jours. Pour que la choucroute se conserve sans s'altérer et sans contracter de goût désagréable, il est essentiel de la tenir toujours couverte d'un pouce ou deux de saumure, et d'empêcher qu'il y ait jamais de vide entre le tonneau et la masse, ce qui dépend de la manière dont le foulage a été fait. Le tonneau sera tenu dans un lieu frais.

Boissons. Le plus grand service à rendre aux habitans de la Bresse marécageuse, serait de mettre à leur portée non seulement une eau de bonne qualité, mais encore une boisson fermentée quelconque qui pût remplacer jusqu'à un certain point le vin et la bière. Mais l'incurie du paysan est le plus grand obstacle que puisse rencontrer cette amélioration dans son régime. Pourtant il n'en coûterait ni beaucoup de soins, ni une grande dépense à chaque fermier pour filtrer au sable ou même au charbon l'eau qu'il boit. Possédant un vase pareil, il pourrait user même de l'eau d'étang avec impunité.

A défaut de vin, le cultivateur se trouverait bien de mêler à l'eau qui remplit sa gourde pendant les travaux de la moisson, une petite quantité d'eau-de-vie. Mais c'est le maître fermier ou le propriétaire qui devrait faire ce mélange, car si le journalier en était le maître, il commencerait par avaler la ration alcoolique toute pure. Au prix de cinq centimes d'eau-de-vie on pourrait donner à un litre d'eau la faculté de désaltérer, de soutenir l'estomac et de prévenir les sueurs débilitantes que provoque toujours la grande quantité d'eau insipide que les chaleurs et la fatigue forcent de prendre.

Le kwas, boisson vulgaire du peuple russe, si l'on parvenait à en naturaliser l'usage dans le pays d'étangs, pourrait remplacer avec avantage toute autre espèce de boisson. La Société d'agriculture de Trévoux, bien convaincue de cette vérité, fait tous ses efforts pour réaliser ce bienfait dans son arrondissement. M. Latil-Thimécourt, son secrétaire, philanthrope actif et éclairé, s'occupe avec le plus grand zèle à stimuler l'industrie des propriétaires, dans un petit écrit où, avec la manière de composer le kwas, il en démontre encore les grands avantages. Je donnerai ici la composition de cette boisson.

Il faut avoir un tonneau contenant cent vingt bouteilles, propre et exempt de mauvaise odeur. On y introduira par la bonde, au moyen d'un cornet de carton, quinze livres de bonne farine de seigle moulue fine et mêlée avec le son; on y introduira de même, mais plus lentement, trois livres de seigle en grain, qu'on aura fait germer dans une étuve, ou en le tenant au-dessus d'un four, et le mouillant de temps en temps avec un peu d'eau tiède. On versera dans la futaille, avec un entonnoir, environ vingt pots d'eau chaude; on bouchera et on agitera la feuillette à la façon des tonneliers, quand ils rincent un tonneau, et on la placera dans un lieu un peu chaud, près du foyer, s'il est possible. De six en six heures, on y versera la même quantité d'eau chaude, et on remuera de même. Le vase étant rempli, on le laissera vingt-quatre heures sans y toucher; après ce temps on y fera entrer un bâton propre et solide, avec lequel on mêlera et brouillera ce qu'il renferme; opération qui sera répétée trois fois le jour pendant une huitaine. On laissera reposer cinq jours; alors on soutirera en perçant au tiers inférieur de la feuillette, parce que plus bas se trouvent précipités la farine et le grain. Comme le kwas n'est point encore clair, on le transvasera dans un baril bien propre où l'on attend qu'il ait fermenté complétement, et qu'il se soit mieux éclairci pour le mettre en bouteilles, où il se conserve bien et se bonifie.

Les résidus conviennent parfaitement aux bestiaux.

L'orge ou le froment serait préférable au seigle, et l'addition, pendant la fermentation, d'un peu de verveine, de citronnelle, de bois de genièvre, ou de telles autres plantes aromatiques ou amères, selon le goût de chacun, doit être considérée ici comme une amélioration dans la qualité de cette bière.

L'usage du tabac à fumer serait très convenable pour stimuler les excrétions muqueuses des membranes gastro-pulmonaires : ce moyen ne peut pas être général, parce qu'il est dispendieux; mais je l'indique spécialement à ceux qui peuvent se le procurer.

Peut-on se préserver de la fièvre en usant du fébrifuge? Non certainement, et l'expérience me l'a prouvé bien souvent. Cependant les préparations de quinquina pourraient être utiles, comme un tonique général.

Le meilleur moyen d'éviter la fièvre d'accès, comme en général toutes les maladies, c'est de ne se livrer à aucun excès, surtout pendant l'été, le printemps, et le commencement de l'automne, de ne jamais s'exposer à la fraîcheur des nuits à cette époque, et, si l'on ne peut l'éviter, se garder alors du repos.

Quant aux moyens généraux efficaces, ils résident tous dans le desséchement des marais et de toutes les eaux stagnantes.

CHAPITRE IV.

RECHERCHES SUR LA NATURE ET LE SIÉGE DE LA FIÈVRE INTERMITTENTE.

§. I. *Siége de la Fièvre.*

Lorsqu'on analyse avec soin les premiers phénomènes de la fièvre intermittente simple, tels que les frissons, les nausées, les vomissemens, la sensibilité ou le resserrement douloureux de la région épigastrique, le brisement des lombes et des membres inférieurs, les bâillemens réitérés et profonds, la concentration du pouls jointe à sa fréquence et à son irrégularité, la sécheresse des membranes pharyngo-bronchiales, etc., on ne peut douter que les organes qui relèvent du centre épigastrique, ou plutôt du système nerveux des ganglions, ne soient le siége primitif et spécial de la maladie qui fait le sujet de nos recherches, car c'est sur eux que l'action des causes dont nous avons parlé plus haut vient d'abord retentir. L'existence simultanée des fièvres continues bilieuses (gastro-entéro-hépatite), avec les fièvres rémittentes et intermittentes, seules maladies régnantes, au milieu des marais, depuis juin jusqu'à la fin d'octobre dans nos climats ; leurs métamorphoses, les unes en les autres, et leurs complications réciproques, prouvent d'une manière péremptoire que ces causes portent une influence irritante sur les organes gastriques, et en particulier sur l'estomac, le duodénum et le foie.

Toute irritation interne qui naît brusquement, qu'elle soit inflammatoire ou purement nerveuse, pourvu qu'elle ait un certain degré d'intensité, est accompagnée du frisson ; mais c'est principalement dans l'irritation abdominale que ce phénomène est le plus constant. Celui-ci cesse lorsque l'irritation a acquis son plus haut période, ou ne croît plus. Plus l'irritation est brusque et violente, et surtout étendue, plus l'injection capillaire qui la suit et succède à l'état de spasme est considérable, plus aussi le refroidissement extérieur est profond et l'influence nerveuse cérébrale paralysée. En étudiant avec soin ces phénomènes du premier stade de la fièvre intermittente, nous pouvons suivre avec précision la formation de la concentration nerveuse dans le système ganglionnaire, et en marquer les limites ; en même temps que nous voyons, pour ainsi dire du doigt et de l'œil, tous les effets qu'amène dans chaque partie extérieure la diminution momentanée de leur vitalité. Ainsi l'organe cutané, forcé de céder une portion de son irritabilité normale [1], et cela instantanément, se crispe, devient pâle, violacé et moins chaud ; une ces-

[1] Cette diminution dans la vitalité de la peau est prouvée soit par la disparition d'un exanthème existant, soit par la disparition

sion pareille de la part des masses musculaires produit une douleur particulière semblable à celle qui suit une locomotion forcée, et de plus des frémissemens involontaires, des pandiculations, comme dans toute déperdition subite et considérable. Dans le moment de l'invasion de l'accès, à mesure, l'on dirait que la concentration ganglionnaire s'opère, l'influence cérébrale se détourne de toutes les parties qui lui sont habituellement soumises; mais c'est principalement dans l'appareil musculaire et l'organe de la sensibilité extérieure [1] que cette suspension de relation est sensible, et cela en raison de l'intensité de la concentration. Aussi, depuis le simple frémissement de la fibre musculaire jusqu'au tremblement universel avec claquement des dents, on suit le degré de déperdition d'irritabilité de ce tissu, et on reconnaît dans sa prostration complète, avec froid glacial, le plus haut point d'irritation des viscères gastriques; c'est alors aussi que les fonctions cérébrales sont abolies, que le malade se trouve dans un état comateux profond, et qu'il ne vit plus, pour ainsi dire, que par le ventre, que d'une *vie organique*. Il est bien évident que tous ces phénomènes proviennent d'un manque de stimulus, d'une privation subite de l'irritabilité normale, par le fait de la dérivation, sur les viscères, du système ganglionnaire, et non d'une stimulation directe, ni même sympathique; 1°. parce qu'ils se manifestent dans le premier stade; époque où la concentration nerveuse sur les viscères du ventre et de la poitrine est manifeste, où le mouve-

de la suppuration d'une plaie, ou par celle d'une douleur cutanée quelconque.

[1] Aussi toutes les fois que la peau est alors le siége d'une irritation nerveuse ou phlegmasique, on voit cette irritation disparaître pendant tout le temps du premier stade; ce qui est l'inverse pour les organes gastriques et pulmonaires.

ment concentrique est le seul existant alors d'une manière à mettre obstacle à toute espèce de sympathies de réaction ; 2°. parce que cet état, qui forme ce qu'on appelle la *fièvre soporeuse pernicieuse*, est plus fréquent chez les individus misérables des pays marécageux, chez lesquels les fonctions du cerveau sont très languissantes, et, au contraire, celles des organes digestifs très développées, qui vivent en brute plutôt qu'en homme, chez lesquels, par conséquent, les sympathies fébriles ou de réaction sont faibles ou imparfaites ; 3°. enfin, parce que les individus qui ont succombé dans cet état (*voir* l'Observation dix-huitième) ne m'ont offert aucune lésion apparente du cerveau.

La stimulation brusque et purement nerveuse, qui se communique d'abord instantanément aux principaux viscères, amène l'état spasmodique, au-dehors par défaut de stimulus, et au-dedans par excès. N'est-ce pas cette irritation spasmodique qui resserre et fait contracter l'estomac, et qui, en s'opposant à l'absorption ou à la digestion des boissons, fait rejeter celles-ci, ou rend leur présence fatigante ; qui rend les contractions du cœur irrégulières, accélérées et comme saccadées et sans expansion [1] ; qui produit des bâillemens si profonds, en s'opposant à l'*aération* du sang dans les poumons, phénomène qui doit aussi provenir de la suspension d'action du nerf pneumo-gastrique ? Cet état de spasme du cœur et des poumons entrave la circulation, surtout dans les veines ; les gros troncs veineux

[1] J'ai vu constamment les personnes atteintes d'hypertrophie du cœur, ou de palpitations habituelles, éprouver ou des douleurs atroces précordiales au moment du frisson fébrile, ou un redoublement extrême de palpitations avec grande dyspnée. Chez une de ces personnes le frisson ne se faisait sentir que dans le bras et le côté gauche.

s'engorgent, et, de proche en proche, les vaisseaux capillaires, puis les viscères, qui, tels que la rate et le foie, ont une structure toute vasculaire. Ainsi, il n'y a donc pas reflux du sang de la périphérie au centre, mais obstacle à sa circulation, à travers le cœur et les poumons, et par suite stagnation, refoulement et injection veineuse dans les tissus. Voilà le premier stade de la fièvre intermittente.

Ce premier temps est très variable pour la durée; mais tant qu'il existe, le spasme s'oppose à toute injection capillaire active un peu forte, de même qu'à toute réaction. Aussitôt que les tissus sont revenus de leur surprise (car on peut s'exprimer ainsi lorsqu'on réfléchit que la brusque rapidité de la concentration a enchaîné leurs fonctions), ayant reçu une impulsion extraordinaire, ils peuvent se livrer à toute l'énergie d'un immense surcroît de vitalité, et la répandre dans toutes les parties de l'économie animale, soit directement, soit par le développement d'une foule de sympathies. Aussi le système circulatoire se trouve bientôt dans une effervescence prodigieuse; la chaleur générale se développe, et les capillaires sanguins des principaux tissus membraneux et parenchymateux deviennent turgescens, rouges, chauds et douloureux, ce qui est annoncé par la soif, la rougeur de la langue, la coloration de la face, la céphalalgie, la force et la fréquence du pouls, la coloration plus foncée des urines, etc.

L'apparition des symptômes de réaction est toujours l'annonce de la cessation de ceux d'irritation spasmodique et de faiblesse extérieure. Les nausées, les vomissemens, les bâillemens, la toux disparaissent; les frissons et les douleurs musculaires s'évanouissent à mesure que la peau et les muscles recouvrent ce qu'ils avaient perdu. Dans ce second stade la membrane gastro-intestinale n'est pas plus malade que les autres organes [1] : ils sont tous dans un état de surexcitation, qui ne sera dominant dans l'un qu'à raison de son idiosyncrasie ou d'une lésion actuellement existante. C'est ordinairement là la circonstance qui détermine les variétés et complications de la fièvre intermittente ; car une concentration ou une réaction qui se circonscrit sur un seul organe déjà malade amenera des phénomènes extrêmes, quoique de même nature, et donnera lieu aux différentes espèces de la fièvre pernicieuse périodique.

Dans la fièvre simple la réaction ne trouvant point d'entrave, la peau participe plus que tout autre tissu à l'excitation universelle ; et c'est sur elle que se passe le phénomène le plus intéressant, la crise dérivative. Ce tissu se gonfle et s'épanouit, ses capillaires s'injectent ; une chaleur proportionnée à ce surcroît de vitalité s'y développe, et bientôt une active élaboration des fluides fait naître une exhalation de sueur plus ou moins abondante et générale, qui achève de détruire plus ou moins complétement la congestion interne, et termine l'accès.

La sueur est presque toujours le thermomètre de l'état de la membrane gastro-intestinale. Une transpiration nulle ou une légère moiteur, malgré la forte excitation cutanée, dénote la permanence de l'irritation gastrique, et par conséquent une intermission incomplète ; tandis qu'une sueur copieuse et prolongée est un sûr indice de la terminaison entière et parfaite d'un accès ou d'une apyrexie franche. Aussi, dans les premiers accès d'une fièvre intermittente, même simple, il est très rare que la transpiration soit forte, parce qu'il est

[1] A moins qu'il n'existe une gastro-entérite accidentelle.

très rare qu'il n'existe pas déjà une légère phlogose gastrique au moment de l'invasion de la fièvre, ou qu'elle ne survienne pas par le fait même des premiers paroxysmes. Ce n'est qu'au quatrième ou cinquième accès, ou lorsqu'on a fait cesser la complication inflammatoire, que la réaction ayant tout son développement, la sueur devient abondante et les intermissions complètes. Ce n'est que dans quelques cas assez rares de fièvre pernicieuse qu'une sueur, même copieuse, peut exister avec des lésions viscérales profondes; mais si l'apparition de la transpiration peut nous tromper quelquefois à cet égard, son absence est toujours un signe certain et pathognomonique de la terminaison incomplète d'un accès provenant d'une irritation quelconque interne et permanente.

La réaction est ordinairement proportionnée à l'action, c'est-à-dire à la concentration, excepté lorsque celle-ci est extrême et qu'elle détermine l'état carotique.

Dans le printemps et l'été, chez les individus sanguins ou très irritables, les accès ont infiniment plus de véhémence que dans l'automne et l'hiver, parce que dans les premiers cas les causes de stimulation gastrique sont beaucoup plus fréquentes et plus actives.

Quelques médecins, à la tête desquels se place M. Audouard, voudraient placer le siége primitif de la fièvre intermittente dans la rate; mais les faits et les raisonnemens à l'aide desquels ils étaient leur opinion me paraissent d'une grande faiblesse. C'est, dit M. Audouard, la réplétion de l'organe splénique qui produit la réaction et les différens phénomènes sympathiques qui surviennent dans le deuxième stade, même dans les fièvres pernicieuses. Mais comment a-t-on prouvé que la rate, organe jusqu'à présent d'un ordre très secondaire, possédât un empire aussi important et aussi étendu dans l'économie animale? Pourquoi vouloir, sans preuves directes, dépouiller l'estomac de la prépondérance dont il jouit, et que tous les physiologistes lui ont accordée sur les autres organes, pour en parer la rate, dont les fonctions nous sont encore inconnues; qui souvent peut être atrophiée, énormément engorgée, détruite enfin, sans que la santé en soit dérangée d'une manière bien remarquable? Parce qu'à chaque retour fébrile cet organe se tuméfie et se gorge de sang, est-ce une raison suffisante pour lui faire jouer un rôle aussi supérieur? Cette réplétion ne s'explique-t-elle pas d'une manière toute naturelle, et ne peut-elle exister sans que toute l'économie en ressente l'effet? L'hypothèse de M. Audouard peut si difficilement se soutenir par des raisonnemens puisés dans les lois de la physiologie, que l'auteur a été forcé d'appeler à son aide une science étrangère, et de chercher à démontrer que le cours du soleil et de la lune avait une influence très prononcée sur les fonctions de l'économie animale, et principalement sur la circulation. M. Audouard défend très bien une mauvaise cause; il prouve qu'il a étudié profondément le sujet qui nous occupe, et qu'il est un observateur distingué; mais son hypothèse est inadmissible.

Puisque les premiers phénomènes de la fièvre intermittente partent des organes qui se trouvent immédiatement dans le domaine du grand sympathique, il faut bien admettre qu'ils sont le siége de la lésion par laquelle cette maladie se fait reconnaître. Si quelquefois le cerveau paraît être le point primitivement affecté, ce n'est que par exception.

§. II. *De la nature de la Fièvre intermittente.*

Maintenant il nous reste une seconde question, au moins aussi importante que la précédente, à résoudre, celle de la nature de la lésion qui constitue la fièvre intermittente. Est-elle inflammatoire ou nerveuse? Comme c'est sur ces deux états pathologiques que s'exercent maintenant toutes les discussions que la fièvre a fait naître, nous allons examiner les preuves que chaque opinion présente en sa faveur.

« Une irritation n'est point purement nerveuse, dit « M. Broussais (*Annales de la Méd. phys.*, t. IV, p. 256), « quand elle appelle le sang dans les viscères, en échauf- « fant l'estomac, et le forçant de repousser les irritans « et à appéter les rafraîchissans; quand elle agite le « cœur avec accélération du cours du sang et chaleur « ardente de la peau : elle n'est point purement ner- « veuse quand elle peut déterminer des hémorrhagies « et d'énormes sécrétions de bile; elle n'est point ner- « veuse lorsque, devenant continue, elle se confond avec « toutes les phlegmasies de ce type dans l'état aigu; « enfin elle n'est point nerveuse, puisque, après avoir « duré long-temps, elle produit des engorgemens san- « guins dans les parenchymes, des indurations rouges « dans les poumons, des apoplexies, d'énormes extra- « vasations de sérosité, des rougeurs et des noirceurs, « avec ulcération dans le canal digestif, etc. »

« D'après de pareils désordres, suites constantes des « fièvres intermittentes prolongées, il est facile de voir « que ces maladies sont plus vasculaires que nerveuses. « Les nerfs ne servent ici qu'à développer des sympathies, « c'est-à-dire à faire participer plusieurs organes à la « souffrance de celui, quel qu'il soit, sur lequel se fait « la congestion primitive. Quand on voit une congestion

« de sang intermittente à la peau, peut-on dire qu'elle est « nerveuse? Or, celle des voies gastriques et des autres « viscères est de même nature. Que signifie ce mot dans « un cas comme celui-ci? quelle idée donne-t-il de la « maladie? Je l'ignore. Les mots *nerveux* et *inflammatoire*, « appliqués aux congestions intermittentes des viscères, « n'expriment que deux degrés de la même modification « morbide. La vraie intermittence nerveuse est l'irritation « périodique d'un nerf; chose toute différente. La con- « gestion est plus ou moins violente; elle attaque plus « ou moins de viscères, ou elle se borne à des nerfs; elle « se dissipe au bout d'un certain temps, ou elle ne fait « que diminuer jusqu'à ce qu'il s'en forme une autre; « voilà toutes les différences que je puis voir dans les « fièvres rémittentes et intermittentes, simples ou com- « pliquées, bénignes ou pernicieuses. »

En général, ceux qui pensent que la fièvre intermittente est un phénomène nerveux, n'ont point consigné leurs preuves dans une discussion assez suivie pour que je puisse les rapporter ici.

Les objections qu'oppose M. Broussais à cette dernière opinion sont trop solides pour qu'on puisse la soutenir telle qu'elle est combattue; mais je doute que personne aujourd'hui croie à la nature purement nerveuse de la fièvre, et surtout soit disposé à rompre des lances pour soutenir cette opinion. Tout en attaquant et en triomphant avec peu de peine, M. Broussais n'a point établi la nature *inflammatoire* de la fièvre intermittente, il a même évité de prononcer et d'appliquer ce mot d'une manière formelle et décisive.

Certainement l'irritation n'est pas purement nerveuse, du moins j'en suis bien convaincu; mais il reste à savoir si elle n'a pas ce caractère primitivement, et si la congestion sanguine qui l'accompagne n'est pas un phénomène secondaire soumis à cette influence nerveuse, comme la cause à l'effet. Non seulement M. Broussais n'ose pas assurer positivement que cette congestion est inflammatoire, mais il paraît même repousser cette idée lorsqu'il dit, dans son *Traité de Physiologie*, p. 281 : « Lorsque le sang est appelé dans un tissu par l'irritation, il y produit une érection vitale; il n'y a point encore là d'inflammation; elle doit se dissiper au bout d'un certain temps; il suffit pour cela que le stimulus cesse dans les parties qui en sont le siége; mais si le stimulus agit toujours, l'érection vitale devient permanente : c'est une inflammation. »

Et ailleurs, en parlant de la fièvre rémittente pernicieuse, ne dit-il pas : « Il n'y a point ici irritation pure et simple de la membrane muqueuse des voies digestives. L'irritation, plus étendue, paraît résider dans l'encéphale et dans les nerfs splanchniques, ou plutôt dans les capillaires vasculo-nerveux des principaux viscères; elle y est continue. Les antiphlogistiques ne conviennent plus, il faut avoir recours aux fébrifuges. »

C'est-à-dire que M. Broussais, malgré les circonlocutions, regarde cette irritation plutôt comme nerveuse que comme inflammatoire, même dans le cas où elle est continue; ce que je n'oserais moi-même affirmer. Au reste, ses explications équivoques sont un signe certain de la difficulté que présente la solution de cette question.

Comme nous l'avons déjà dit, toute irritation est primitivement nerveuse, et secondairement congestive ou phlegmasique. L'irritation purement nerveuse a son siége exclusif dans un des points des systèmes nerveux isolés de la composition intime des organes; lorsqu'elle atteint les capillaires nerveux entrelacés et fondus avec les capillaires vasculeux, ceux-ci participent nécessairement à l'émotion des premiers; de là l'érection vitale, la réplétion vasculaire; en un mot, la congestion active, l'irritation congestive. Veut-on un exemple de cet état pathologique, qu'on étudie les phénomènes de ce qu'on appelle *ophthalmie périodique*. D'abord une vive douleur se fait sentir dans le globe de l'œil, puis les vaisseaux de la conjonctive se dessinent peu à peu, et forment un lacis rouge dans toute l'étendue de cette membrane; quelquefois la conjonctive s'engorge jusqu'au point d'offrir un chémosis, avec chaleur et pulsations. Mais, chose admirable! au moment où l'on croit avoir affaire à une phlegmasie violente, la douleur diminue, et peu à peu les vaisseaux se dégorgent, au point que l'œil ne diffère de son voisin intact que par la persistance d'une sensibilité un peu plus prononcée. Sans doute on trouve là tous les symptômes de l'inflammation; et cependant quel est le médecin qui osera assimiler cette lésion à une véritable phlegmasie? D'après les propres expressions de M. Broussais, il n'y a dans ce cas qu'une *érection vitale*. La congestion seule ne peut pas constituer l'inflammation; car alors il faudrait donner ce nom au rouge de la pudeur ou de la colère.

Pour qu'une congestion, telle que celle que nous avons citée, décline au moment où elle est arrivée à un haut degré, il faut que le stimulus qui la provoque s'épuise facilement et se renouvelle de même, et que, par conséquent, il n'existe pas d'une manière permanente dans l'organe lui-même. La promptitude de l'invasion, la douleur vive et déchirante qui précède et accompagne son retour périodique, tous ces phénomènes, il faut en convenir, ne peuvent être produits que par l'influence nerveuse agissant momentanément sur les capillaires sanguins. La congestion s'accroît tant que cette influence persiste ; à l'instant où elle se retire, la circulation capillaire rentre dans son état normal. La présence d'une plus grande quantité de sang dans une partie, jointe à l'augmentation de l'irritabilité, n'a pas même été capable d'y entretenir la moindre phlogose (ce qui arrive pourtant quelquefois), parce que le stimulus est nerveux et qu'il s'épuise avant la formation d'une véritable inflammation.

Si, au lieu d'être extérieure, une irritation congestive semblable se porte sur les organes intérieurs, il en résultera tous les symptômes qui caractérisent la fièvre intermittente. Comme, dans cette circonstance, l'irritation porte presque toujours sur le système nerveux ganglionnaire, le sentiment douloureux est obscur, excepté dans le cas où des filets nerveux de la vie de relation sont compromis. La fluxion où congestion des vaisseaux capillaires qui s'ensuit et qui provoque la réaction, n'ayant point sa cause fixe et inhérente à ces mêmes vaisseaux, doit suivre toute la mobilité de celle qui l'a excitée; la congestion ne constitue donc qu'un des élémens de la maladie : il y a plus, dans certaines circonstances cette congestion paraît extrêmement faible, incapable par elle-même de donner lieu aux symptômes généraux et locaux formidables qui se manifestent, et qui appartiennent plus naturellement à une lésion de la portion nerveuse des organes.

D'autres fois l'irritation la plus forte porte sur d'autres vaisseaux que les sanguins, par exemple sur les sécréteurs ou les follicules muqueux du tube digestif, sur les vaisseaux sécréteurs de la bile, et détermine une sécrétion ou exhalation énorme de fluides mucoso-séreux et biliaires.

J'ai vu chez un habitant de Montluel, d'un tempérament lymphatique, même scrophuleux, une irritation périodique à type quarte du nerf de la septième paire gauche dans toutes ses ramifications, et sans fièvre; elle était caractérisée par une douleur déchirante de toutes les parties qui reçoivent des filets de ce nerf, par des mouvemens convulsifs des fibres musculaires et par une sécrétion abondante de salive et de mucus buccal sans congestion sanguine. Il n'y a pas de doute qu'ici l'irritation primitive et dominante ne soit nerveuse, et la sécrétion organique, qui en est le résultat, n'est pas un motif suffisant pour le lui faire perdre. Eh bien! quelle différence peut-on établir entre cette névralgie périodique et la fièvre intermittente diarrhéique, ou qui présente les symptômes du choléra-morbus, telle que l'observation 20? Dans le fond je n'en vois aucune, car toutes celles qu'on peut indiquer ne sont qu'accidentelles. Je partage donc parfaitement l'opinion de M. Alibert, qui s'exprime ainsi dans son excellent *Traité des Fièvres intermittentes pernicieuses*, page 169 : « En me « résumant donc et cherchant à établir une conclusion « d'après tout ce que j'ai dit dans cet article, je pense « que la plus grande affinité existe entre les maladies « périodiques nerveuses et les fièvres pernicieuses inter- « mittentes; que celles-ci n'en diffèrent que par leur « marche plus rapide et par le péril plus imminent qu'elles « entraînent; que la rapidité de leur marche tient aux « deux lésions réunies du système nerveux et du système « vasculaire; que, si nous avions à les ranger dans un « cadre nosologique, nous les fixerions dans la classe « des névroses, quoique, par une suite nécessaire de la « connexion sympathique qui unit si étroitement le sys- « tème nerveux au système vasculaire, celui-ci soit « presque toujours secondairement affecté, ce qui intro- « duit un désordre quelconque dans la circulation. »

Il est temps de limiter l'extension sans bornes qu'on a prodiguée dans ces derniers temps au mot *irritation*, dénomination devenue vague et insignifiante à force d'être généralisée. Il importe surtout de ne pas confondre les deux grandes divisions de l'irritation que nous venons d'indiquer avec l'irritation inflammatoire; c'est-à-dire l'irritation purement nerveuse et l'irritation avec congestion sanguine ou séreuse.

On a dit : l'inflammation n'étant qu'un degré de plus de l'irritation, leur caractère est identique, et toute distinction entre elles ne peut être autre chose qu'une subtilité; mais alors, je pourrai dire à mon tour, la suppuration ou la gangrène n'étant qu'un degré de plus de l'inflammation, c'est toujours de l'inflammation, et rien que cela. On sent dans quelle confusion on se précipite en généralisant ainsi.

Personne ne peut donner le nom d'inflammation à l'appel simple du sang dans les vaisseaux par l'irritation, M. Broussais en est convenu. Il faut donc, pour constituer une véritable phlegmasie, que non seulement il y ait congestion, mais encore que l'irritation qui lui a donné naissance soit fixe, locale et permanente; qu'elle imprime au tissu malade un mouvement ou action spéciale qui retient dans la trame de ce tissu les fluides sanguins, y développe une espèce de nutrition morbide, en fasse un nouvel organe dont l'état normal ne peut reparaître subitement, mais seulement après avoir passé par une série de phénomènes ordinairement réguliers et circonscrits dans un espace de temps assez constant. Il faut que son développement se fasse successivement, ou que, s'il se déclare brusquement, il ne disparaisse pas de même une fois qu'il est formé. Si une inflammation disparaît quelquefois subitement, c'est sous l'influence de causes puissantes, qui sont ordinairement funèstes. Quant à la délitescence de certaines phlogoses, elle est fréquente ; mais aussi le caractère inflammatoire de ces maladies est douteux. En effet, leur siége dans des tissus serrés, tels que le fibreux, le séreux, le cutané (dans le rhumatisme, certains exanthèmes), la vive douleur qui les accompagne, le peu d'engorgement des vaisseaux capillaires, et l'intégrité que conserve le tissu malgré la permanence de l'irritation, peuvent faire ranger ces lésions plutôt parmi les irritations congestives que parmi les inflammations ; il faut que l'irritation nerveuse domine, et qu'il ne s'opère aucune altération de tissu pour concevoir la facilité de leur délitescence. Une inflammation véritable n'est jamais brusquement mortelle, malgré sa violence, parce qu'elle ne surprend jamais assez les organes.

Mais l'irritation périodique nerveuse ou congestive se comporte bien différemment : elle se manifeste par une irruption soudaine, avec douleur intolérable, lorsqu'elle s'empare d'une partie sous la dépendance du cerveau ; avec congestion plus ou moins considérable, suivant la richesse des organes en vaisseaux capillaires sanguins, et lorsqu'elle est arrivée à un degré très élevé, elle décline, sans autre phénomène que sa déclinaison. Si la partie qui en est le siége est disposée à conserver une partie de la congestion, et à se l'approprier, pour ainsi dire, alors l'état inflammatoire lui succède ; mais, dans le plus grand nombre des cas, on croirait que les organes sont dans une disposition antiphlegmasique, pour reprendre leur état normal, après l'action répétée d'une irritation congestive des plus violentes, comme dans les fièvres intermittentes fortes. Il y a donc, entre la modification organique qui produit la fièvre intermittente et celle d'où provient la fièvre continue, cette différence importante, que la première consiste dans une irritation nerveuse congestive, et l'autre dans une inflammation, parce que, de sa nature, l'inflammation est continue, et que l'irritation nerveuse seule peut être périodique. Dira-t-on, avec M. Moufalcon (*Histoire médicale des marais*, seconde édition, page 345), que l'intermittence n'est pas un symptôme, qu'elle ne change en rien l'essence de la lésion locale ? que la seule différence qu'on puisse établir entre la fièvre continue et la fièvre intermittente, ne se trouve que dans la marche, le mode de développement de leurs symptômes; et que, quant à ceux-ci, ils sont parfaitement analogues?

Mais si la nature de la lésion qui produit ces deux pyrexies est la même, pourquoi la marche et le développement de leurs symptômes sont-ils donc si différens ? Est-ce que la marche d'une maladie ne dépend pas de sa cause, de son siége et de sa nature ? et si, comme vous le prétendez, toutes ces circonstances essentielles sont identiques, dans l'un et l'autre cas, d'où provient donc une différence aussi remarquable dans le mode de développement? L'intermittence n'est pas un symptôme! non, mais c'est quelque chose de plus : c'est l'absence de tous ces symptômes qui régnaient un instant auparavant, avec la plus grande violence; et certes un phénomène pareil ne peut être insignifiant, ou sans valeur; il est trop caractéristique pour ne pas tenir à l'essence même de la maladie. Dira-t-on que la fièvre est continue et non périodique parce qu'il y a plus d'intensité dans la lésion locale ? Cette explication serait complétement erronée, puisqu'il y a des fièvres intermittentes de toutes les nuances d'intensité, depuis le simple accès fébrile jusqu'au paroxysme pernicieux le plus grave. Invoquera-t-on le passage assez fréquent du type intermittent au type continu, *et vice versâ*, pour établir l'identité de ces deux lésions ? Mais ces transformations ne prouvent qu'une chose, une grande affinité entre celles-ci; d'ailleurs quelle est la maladie qui ne puisse pas succéder à une autre? l'asthénie ne suit-elle pas l'état sthénique? La fièvre intermittente peut provoquer la fièvre continue, je le sais; mais aussi, ces deux espèces de mouvement fébrile étant susceptibles d'exister simultanément, témoin le type rémittent, nous sommes forcés de convenir qu'ils tiennent à deux modes différens de lésion organique.

Ce qui a pu induire en erreur à cet égard, c'est la complication fréquente d'une gastro-entérite avec la fièvre intermittente, soit avant, soit après quelques accès. Nous avons vu quelle était l'influence stimulante des chaleurs, des travaux pénibles, et des mauvaises boissons sur la membrane muqueuse des voies digestives, et sur l'organe sécréteur de la bile; elle est suffisante, étant jointe à celle des miasmes marécageux, pour produire la phlogose gastrique, et la fièvre intermittente en même temps. Il est même probable que l'irritation inflammatoire préliminaire est la cause déterminante de l'invasion des accès, à l'époque que nous avons indiquée; mais tous ces signes d'une phlogose hépato-gastrique, lorsqu'ils existent, ne peuvent point être regardés comme ceux de la fièvre intermittente, ils ne lui sont qu'accessoires: l'irritation périodique une fois provoquée, revient d'elle-même, et n'est plus liée à sa cause provocatrice que d'une manière très indirecte, puisqu'en détruisant celle-ci, quelle qu'elle soit, les accès n'en poursuivent pas moins leur cours.

La fièvre rémittente enfin, est-elle autre chose qu'une de ces complications, qu'un composé d'une fièvre continue et d'une fièvre intermittente? c'était l'opinion de Stoll et de Boerhaave, très spirituellement défendue par Voullonne. Je pense que nous pouvons aujourd'hui en porter la démonstration beaucoup plus loin. Lorsqu'avant l'invasion des accès les organes sont déjà dans un état d'irritation phlegmasique, ou lorsque ceux-ci sont doués de beaucoup d'irritabilité au moment où ils deviennent le siége de l'irritation congestive périodique, celle-ci laisse sur eux une irritation phlegmasique superficielle, mais permanente; il en résulte une réaction fébrile continue, et un mouvement fébrile intermittent: en conséquence, au lieu d'une intermission entière, on n'observe qu'une rémission. Cet état de phlogose n'est point assez intense pour empêcher le retour périodique de nouvelles concentrations. On ne peut pas dire non plus qu'il le favorise, puisqu'au contraire, en disparaissant au moyen des antiphlogistiques, les accès intermittens deviennent souvent plus intenses; mais il s'oppose à ce que le mouvement de concentration soit assez brusque et assez profond pour faire naître un frisson violent ou le tremblement, même un frisson très marqué; par la raison, très vraisemblablement, que des organes déjà frappés de sur-excitation ne peuvent en supporter une nouvelle sans réagir de suite. Si le mouvement organique inflammatoire devient assez dominant pour maintenir une réaction continuelle, et faire ainsi avorter à mesure qu'il se présente tout retour de congestion, l'intermittence est absorbée; la fièvre passe au type continu; les paroxysmes ne sont plus que des exacerbations; mais le type intermittent primitif peut encore reparaître si l'on parvient à détruire l'inflammation.

On voit partout, mais surtout dans les lieux marécageux, des phlegmasies variées des organes de la poitrine, et notamment du ventre, s'accompagner d'accès fébriles rémittens, lorsqu'elles se développent lentement ou qu'elles se prolongent d'une manière chronique. Il n'est pas même rare de voir survenir quelques accès intermittens d'une grande violence et avec tremblement, quelques jours avant la mort d'individus consumés par des désorganisations viscérales; accès qui hâtent la funeste terminaison, mais qui peuvent en imposer quelquefois, et donner de l'espoir au médecin inexpérimenté qui observe une apyrexie complète entre les accès.

Ceux qui donnent de pareils exemples en preuve de la nature inflammatoire de la fièvre intermittente, sont évidemment dans l'erreur, et confondent deux phénomènes très différens et très distincts. Pour que leur opinion fût vraie, il faudrait ici que la phlegmasie fût intermittente ou rémittente, tandis que le mouvement fébrile seul a ce caractère. Une fièvre rémittente pareille est un épiphénomène qui n'étonne point le praticien, et ne l'empêche pas de combattre la phlegmasie comme la maladie principale; mais qui le met sur ses gardes pour l'attaquer lui-même lorsqu'il veut devenir prédominant.

Ainsi, l'on ne peut voir dans la fièvre rémittente que la complication d'une phlegmasie avec une irritation congestive, avec prédominance de l'une des deux, et quelquefois avec égalité d'intensité.

L'observation suivante va concourir directement à confirmer tout ce que nous avons dit jusqu'à présent sur la nature de la fièvre intermittente.

Trente-sixième observation.

Une jeune femme maigre, d'une constitution nervoso-sanguine, résidant à la manufacture de draps, était affectée depuis huit jours d'une fièvre quotidienne simple (sept. 1823). Quelques grains d'opium arrêtent les accès. Mais trois jours après, au milieu de la nuit, la malade est réveillée brusquement par une douleur extrêmement aiguë, fixée sur la dernière grosse molaire supérieure cariée, et qui de là se répand sur toute la mâchoire inférieure, le haut du pharynx et les muscles de la langue, en produisant sur ces parties une contraction tétanique horriblement douloureuse. Tout cet appareil de souffrance disparaît tout à coup le matin, pour reparaître de la même manière et à la même heure, toutes les nuits.

Le quatrième jour j'extrais la dent, et au lieu du paroxysme odontalgique, c'est la fièvre quotidienne primitive qui se montre de nouveau. Ce passage d'une fièvre intermittente à une névralgie, et de celle-ci à la fièvre intermittente, sous le même type, prouve que ces deux lésions ne diffèrent qu'à raison de leur siége, et qu'il n'appartient qu'aux actes du système nerveux de se montrer avec une marche aussi mobile.

Casmir Medicus attribuait le développement des irritations externes périodiques aux mêmes causes que celles qui produisent les différentes espèces de fièvre d'accès, et il plaçait ces causes dans le ventre. M. Bailly partage cette opinion, et prétend qu'une irritation périodique externe n'est jamais purement locale, comme le veut M. Mongellaz, mais toujours accompagnée de symptômes généraux, et surtout de ceux qui dénotent une lésion du système nerveux abdominal. Il a tout-à-fait raison, lorsqu'il avance que les observations données par M. Mongellaz ne prouvent nullement l'indépendance et l'isolement des irritations externes. En effet, ce médecin n'a pas apporté assez de sévérité dans le choix de ses preuves; il a entassé, sans beaucoup de discernement, un trop grand nombre de faits; mais je contesterai à M. Bailly cette dépendance obligée de l'intermittence externe du système des organes de l'abdomen, dans tous les cas. La nature est très variée dans ses actes; quelquefois il arrive que deux points de l'économie animale deviennent le siége d'une concentration nerveuse simultanée, par exemple une branche nerveuse externe et les organes du bas-ventre; mais cette dissémination de l'influence nerveuse, s'opposant à ce qu'elle soit très violente dans les deux parties à la fois, il en résultera des symptômes généraux de fièvre intermittente, qui seront obscurcis par la douleur locale, ou qui rendront celle-ci peu apparente. D'autres fois, l'irritation externe sera entièrement subordonnée à la fièvre intermittente; et alors celle-ci paraît la première, et l'autre n'en est qu'un phénomène sympathique. Dans cette circonstance l'irritation externe est rarement une névralgie pure, mais bien une irritation avec injection sanguine, comme une ophthalmie, un érysipèle, une pleurésie [1]. Assez souvent aussi l'irritation externe est purement nerveuse locale, c'est-à-dire exempte de symptômes généraux; son siége est alors établi sur une branche nerveuse. Enfin, l'irritation locale peut, à son invasion, s'accompagner de frisson, chaleur et accélération du pouls, lorsqu'elle est intense et accompagnée de congestion, sans qu'on puisse trouver de symptômes prononcés d'irritation gastrique primitive. Le développement du mouvement fébrile dans ce cas n'a rien qui doive étonner; et il est inutile d'aller chercher dans le ventre le point de départ de ce phénomène, lorsque la saine physiologie, ou plutôt l'observation journalière nous apprend que l'invasion d'une inflammation externe ou d'une irritation qui intéresse les vaisseaux sanguins, émeut assez les systèmes généraux pour faire naître la fièvre.

Une remarque que j'ai faite très fréquemment, c'est

[1] J'ai souvent observé, alors, l'éruption urticaire; elle paraît dans le deuxième stade, décline dans le troisième, et cesse complétement dans l'apyrexie. Lorsque la fièvre est rémittente, l'éruption ne s'effectue qu'incomplétement durant la rémittence.

que les irritations externes intermittentes primitives résistent plus souvent au quinquina que la fièvre intermittente, et qu'au contraire, la potion du docteur Peysson, qui est très infidèle contre cette dernière, détruit la première plus constamment que le quinquina. Ainsi j'ai fait disparaître très promptement, à l'aide de cette préparation, des céphalalgies sus-orbito-oculaires qui avaient résisté à toute autre médication. Rien n'est aussi commun dans mon arrondissement médical que ces douleurs intermittentes apyrétiques.

Les suites d'accès fébriles violens, ou long-temps répétés, comparées à celles des fièvres continues jettent encore un grand jour sur le siége et la nature de la fièvre intermittente. Ces suites sont les rechutes fréquentes, l'enflure et l'obstruction.

1°. *Rechute.* Une fièvre continue ne récidive que très rarement, et seulement par le fait de causes puissantes; mais la fièvre intermittente reparaît à la suite d'un léger écart de régime, d'un refroidissement, d'une fatigue, etc..... Elle reparaît même spontanément, sans cause appréciable, lorsque le malade jouit de la meilleure santé : mais aussi le fébrifuge en triomphe avec la plus grande facilité. Cependant les rechutes ne sont jamais plus certaines que lorsque les accès ont été très intenses; que l'irritation gastrique surtout a été très vive, et qu'elle a duré très long-temps. Dans ce cas-là, l'estomac conserve une grande sensibilité; mais cette sensibilité est purement nerveuse, car elle existe sans malaise général, et elle ne s'oppose ni au désir des alimens ni à la digestion, bien qu'elle augmente pendant l'acte de cette dernière et que le quinquina soit parfaitement supporté. C'est sans doute cet état d'irritation nerveuse qui dispose ainsi au retour de nouvelles concentrations, lesquelles n'attendent, pour se manifester ordinairement, que le retour des forces du malade. Rien de semblable s'observe-t-il dans une phlegmasie?

2°. *Enflure.* Il est rare que l'enflure des pieds et des jambes ne succède pas immédiatement à la fièvre, lorsque celle-ci a été très intense, et surtout lorsqu'elle s'est prolongée plus de dix-huit à vingt jours. Ce phénomène est infiniment plus fréquent chez l'indigène du pays d'étangs ou chez l'individu à constitution analogue, que chez l'étranger vigoureux : celui-ci n'est atteint d'infiltration qu'après l'avoir été très long-temps par des accès fébriles.

L'hydropisie ascite et l'anasarque sont moins communes; elles s'accompagnent presque toujours de l'engorgement de la rate. L'infiltration des régions sus-diaphragmatiques ne survient que lorsqu'il y a eu pendant le cours de la fièvre, c'est-à-dire dans le premier stade, beaucoup de gêne dans la respiration; dans tous les cas, elle est toujours moins considérable que celle des parties inférieures.

La plupart des auteurs, à l'exemple de Sydenham, frappés de cette coïncidence de l'enflure avec la disparition des accès et le retour à la santé, en ont conclu qu'elle était une crise heureuse de la fièvre. Mais ce qui détruit complétement cette opinion, c'est que l'infiltration se montre également que la fièvre cesse spontanément, ou qu'elle soit immédiatement arrêtée par le fébrifuge.

La véritable cause de cette espèce d'enflure a été méconnue, quoique très facile à concevoir : les explications les plus naturelles sont toujours celles qui frappent le moins. En effet, il était trop simple de penser que cette infiltration lymphatique fût un résultat du collapsus des vaisseaux veineux, amené par leur fatigue excessive pendant tout le temps que la fièvre a tenu la circulation tantôt dans un état d'accélération désordonné, et tantôt dans un état de spasme et de ralentissement bien capable d'engorger et de distendre les veines outre mesure.

A l'invasion de chaque accès, les vaisseaux veineux, surtout ceux dans lesquels le sang circule contre son propre poids, se trouvent pleins et distendus; le mouvement d'ascension du sang y est presque suspendu. Cet état est d'autant plus prononcé que le premier stade fébrile est plus long, plus violent et plus long-temps répété, et que le système veineux est plus lâche et plus extensible, comme cela a lieu chez le Bressan. Aussi long-temps que les accès se maintiennent, le mouvement énergique qu'imprime la réaction du deuxième stade à tout le système circulatoire, suffit ordinairement pour faire cesser cette stagnation veineuse; mais aussitôt que, par la cessation complète de la fièvre, la circulation artérielle tombe au-dessous de son rhythme pathologique et même normal (ce qui est prouvé par la lenteur remarquable du pouls), la circulation ascendante dans les gros troncs veineux de l'abdomen, privée de cette impulsion et d'une grande partie de la contractilité de leurs tuniques, doit nécessairement tomber encore plus bas. Ce qui met cette explication hors de doute, c'est la disparition de l'enflure lorsque la fièvre récidive; ainsi j'ai vu plusieurs fois l'enflure et la fièvre se succéder alternativement à différentes reprises.

De ces données, les conséquences sont faciles à déduire : la stagnation veineuse amène celle de la lymphe, une grande faiblesse dans l'absorption, et en dernière analyse, d'abord l'infiltration des pieds et des jambes, puis celle d'une plus ou moins grande partie du reste du corps, suivant l'influence plus ou moins forte des causes ci-dessus énoncées. Une perte de sang trop considérable produit le même résultat. L'engorgement de la rate tient à la même cause, et nullement à une phlegmasie.

Ce genre d'infiltration se dissipe de lui-même à mesure que le sujet récupère ses forces.

Il en est une autre espèce qui succède également à la fièvre, mais qui en diffère totalement, quant à sa cause; car elle paraît dépendre réellement d'un mouvement critique. Celle-ci est ordinairement circonscrite; elle se borne à une membrane séreuse, à celle du péritoine le plus souvent; mais toutes peuvent en devenir le siége. Ainsi j'ai vu un individu de quarante ans, établi dans le pays d'étangs, depuis peu de temps, comme maître fermier, être guéri spontanément d'une fièvre tierce violente, au second accès, par la formation rapide d'une collection aqueuse dans le ventre. Cette hydropisie céda facilement à l'emploi du nitrate de potasse à haute dose. Chez un autre, l'épanchement séreux se fit dans l'articulation du genou. Dans ces deux cas, il n'y eut aucun symptôme d'inflammation. Ici le mouvement révulsif au lieu de s'opérer sur les exhalans sanguins, suivant la marche ordinaire, s'est faite sur les exhalans séreux. L'irritation organique fonctionnelle ne se manifeste que par une plus grande activité dans les fonctions de l'organe.

Lorsque l'enflure paraît et que la fièvre persiste, il existe ordinairement des signes d'une phlegmasie abdominale : aussi la fièvre est-elle alors rémittente. Cependant le type intermittent complet n'est pas incompatible avec cet état; il annonce seulement une sensibilité plus obtuse des organes enflammés, ou de simples engorgemens veineux. J'ai observé également que l'enflure pouvait être le résultat des obstacles qu'on apportait à l'établissement de la sueur dans le troisième stade. Ainsi la plupart des domestiques bergers qui sont atteints de la fièvre, forcés par l'inhumanité de leur maître de rester au milieu des champs pendant tout le cours des accès, ne tardent pas à enfler, quoique la fièvre persiste; sans doute parce que l'exhalation cutanée étant impossible, l'exhalation intérieure y supplée.

Dans tous ces cas la suppression de la fièvre augmente presque toujours l'infiltration.

Celle-ci se manifeste quelquefois subitement, lorsque des accès violens de fièvre rémittente ont été arrêtés brusquement par le quinquina. Il est probable que, dans cette circonstance, la réaction dérivative ayant été enrayée, et la peau n'étant plus l'aboutissant du mouvement fébrile, l'irritation inflammatoire du ventre avec engorgement veineux se maintenant seule, elle n'a plus la force de se dissiper par elle-même. Le système veineux reste engorgé; de là l'infiltration générale, outre l'exhalation active qui peut alors se faire dans la plèvre et le péritoine.

L'observation des fièvres d'accès de cette dernière année (1827), m'a convaincu encore davantage que l'enflure tient principalement à la débilité du système veineux thoraco-abdominal. En effet, la plupart des fièvres intermittentes et rémittentes violentes qui se sont prolongées au-delà de douze à quinze jours, ont été suivies ou compliquées d'infiltrations énormes plus ou moins générales; tandis que nulle gastro-entérite, avec fièvre continue, même grave, ne m'a présenté cette terminaison.

Dans les fièvres intermittentes simples, même dans celles dont les accès étaient des plus intenses, l'enflure s'est manifestée au moment même de la cessation de la fièvre, et n'a duré que huit à douze jours. Dans les fièvres rémittentes, avec symptômes évidens de gastro-entérite, l'infiltration ne s'est également manifestée que lorsque le mouvement fébrile périodique a cessé, mais non les symptômes de phlegmasie et la fréquence du pouls, qui alors devient très petit.

Si l'on se persuadait que l'engorgement des viscères est dans ce cas la véritable cause de l'enflure, l'observation suivante ne permettrait pas de rester dans cette erreur.

Trente-septième observation.

Une femme âgée de quarante-huit ans, robuste et ayant cessé d'être réglée depuis deux mois seulement, ouvrière à la manufacture de draps, est mouillée jusqu'à mi-corps dans une inondation. Refroidissement avec frisson; fièvre intermittente quotidienne, bientôt compliquée d'une phlegmasie de tout le tube digestif, de diarrhée : la fièvre devient alors rémittente. Nul régime pendant vingt jours, au bout desquels la violence toujours croissante des paroxysmes force la malade à entrer à l'hôpital. Soif vive; langue d'un blanc brunâtre; papilles très allongées; région épigastrique très douloureuse à la pression. Vingt-quatre sangsues sur cette partie en deux jours consécutifs, limonade gommée, diète absolue. Les symptômes de gastro-entérite diminuent rapidement, et la fièvre reprend le type intermittent quotidien. Sulfate de quinine, 16 grains en deux jours et en quatre doses. Cessation prompte des accès : aussitôt infiltration, qui, en trois jours, envahit tout le corps, et qui s'accompagne d'une soif vive et continuelle, de la sécheresse de la langue, d'un pouls petit et peu fréquent, d'une pesanteur à l'épigastre, de quelques déjections liquides, mais rares. Boissons mucilagineuses nitrées.

L'enflure devient si considérable, que la peau des cuisses se gerce, et laisse écouler incessamment une grande abondance de sérosité : rougeur et cuisson à la partie gercée. Au douzième jour, à dater de l'apparition de l'enflure, frisson violent, avec dyspnée; figure altérée; érysipèle gangréneux, qui commence à la cuisse ulcérée, et gagne rapidement les parois abdominales : rémittence. Le lendemain, second paroxysme plus violent : rémittence. La malade succomba au troisième paroxysme.

Nécroscopie. Escharre gangréneuse superficielle, mais étendue sur les parties qui sont le siége de l'érysipèle.

Le foie est dans son état naturel; la rate est saine, quoiqu'un peu tuméfiée; la membrane muqueuse de l'estomac est épaissie et pointillée de rouge, recouverte d'un mucus gluant et tenace, surtout sur sa portion pylorique. Toute la membrane muqueuse du duodénum est d'un rouge brun; le reste du tube digestif présente des traces de phlegmasie beaucoup moins prononcées. La matrice était farcie d'énormes tumeurs fibreuses, de même que les ovaires. La femme qui avait fait le sujet de cette observation n'avait jamais eu d'enfans. Non seulement une grande quantité de sérosité était épanchée dans le péritoine, mais encore tout le tissu cellulaire qui unit les organes et les gros vaisseaux en était infiltré.

Les organes de la poitrine étaient sains, mais il y avait un épanchement séreux dans la plèvre.

Au reste, quelle que soit la cause de l'enflure, il ne faut point penser à l'attaquer à l'aide des substances dites apéritives, diurétiques ou purgatives. Non seulement on en obtiendrait aucune diminution de l'infiltration, mais encore tous les symptômes ne manqueraient pas d'en être aggravés. Il ne faut pas perdre de vue non plus que si l'enflure est produite par une phlegmasie, elle persistera aussi long-temps que la phlegmasie; et en conséquence, c'est à celle-ci que l'on doit s'adresser presque exclusivement. Mais comme l'inflammation est alors devenue chronique, on ne l'attaquera plus par les évacuations sanguines, excepté dans quelques cas particuliers. C'est dans ces circonstances que l'on doit insister sur les dérivatifs cutanés, parmi lesquels je range les cautères comme les plus puissans. De larges vésicatoires sur les hanches, que l'on ne panse qu'avec une feuille de diapalme, les frictions sèches et huileuses, les fumigations de fleurs de sureau vinaigrées, peuvent aussi concourir utilement à ramener la circulation lymphatique à son degré normal. Les boissons devront être d'abord simplement délayantes et gommeuses, tant que les évacuations alvines seront liquides; puis on les rendra légèrement apéritives, mais simplement avec des végétaux, tels que la pariétaire, l'alkekenge, l'ononis, etc. On ne tentera les diurétiques actifs que lorsque la cessation du mouvement fébrile, de la soif et des douleurs abdominales, ayant prouvé que la phlegmasie est tombée, l'enflure ne tend pas à céder. Pendant tout ce temps-là, la base du régime doit consister en fécules peu épaisses, en clairs de farine de maïs, et en bouillons de poulet chargés de racines potagères.

L'ascite dans ces cas n'est jamais assez considérable pour nécessiter la ponction.

3°. *Obstructions.* Les anciens en donnant le nom d'obstruction à l'engorgement si fréquent de la rate dans les fièvres intermittentes, ont voulu faire entendre qu'ils ne regardaient point cette lésion comme inflammatoire; et, en effet, c'est une simple obstruction, une congestion sanguine et passive, puisqu'elle ne se forme que pendant le stade de froid, au moment où la circulation veineuse est embarrassée. Il ne peut donc pas y avoir le moindre doute sur la cause de l'obstruction : celle-ci est un produit de la fièvre, et n'en est jamais la cause.

Cette lésion ne tient pas toujours à la fièvre; elle dépend souvent, comme je l'ai dit, de la seule constitution des habitans des marais. Lorsqu'elle survient brusquement, elle distend assez les membranes ou enveloppes de la rate pour produire de la douleur et même un état inflammatoire. Ainsi, dans certaines fièvres pernicieuses (M. Bailly en fournit plusieurs exemples), l'état comme putrilagineux dans lequel se trouve l'organe splénique, joint aux traces de phlogose gastro-intestinale, indique qu'il a été soumis à un travail inflammatoire. Mais ces cas sont les plus rares. Les obstructions qui sont des phlegmasies, succèdent bien plus souvent aux fièvres continues graves ou rémittentes qu'à la fièvre intermittente. Il serait bien difficile d'établir, même d'une manière spécieuse, la nature inflammatoire de l'engorgement splénique dans le plus grand nombre de cas; car comment pourrait-on expliquer l'absence de la fièvre, au moment de la plus grande tuméfaction de cet organe, et le retour à la santé? l'existence de cette tuméfaction pendant un grand nombre d'années, et sa résolution rapide après des vomissemens et déjections noires? Pourquoi cette lésion est-elle si rare à la suite des gastro-entérites continues et dans les constitutions robustes? Ne serait-ce pas, au contraire, dans ces circonstances où elle devrait être plus commune? et pourtant c'est dans le type quarte, type qui s'éloigne le plus de celui qu'adoptent les maladies inflammatoires, qu'on observe le plus d'engorgemens consécutifs de la rate. Au reste, en disséquant une rate dans cet état on s'assure d'une manière bien positive que toute sa maladie réside dans un volume plus considérable, et non dans une altération organique, excepté dans certains cas, comme je l'ai dit, où il y a réellement une altération inflammatoire, laquelle est incompatible avec la santé générale.

Les fonctions du foie étant beaucoup plus importantes que celles de la rate et son tissu moins spongieux, l'engorgement du foie qui accompagne les accès est moins considérable, d'une moindre durée, et beaucoup plus grave lorsqu'il persiste. La sécrétion biliaire est une voie par laquelle l'organe hépatique peut se dégorger, et qui manque à la rate; mais sa structure étant plus compliquée, plus irritable, pour peu que l'engorgement persiste il devient phlegmasique, la bile s'altère, les digestions en souffrent, la peau se colore en jaune et même en vert, l'ascite survient, et souvent la mort en est la terminaison.

Pour faire ressortir les vérités de fait que je viens d'exposer sur la nature des obstructions des viscères, suivant qu'elles succèdent à une fièvre continue ou bien à une fièvre intermittente, je vais citer une observation fort intéressante, tirée d'un ouvrage imprimé à Lyon, en 1813, sur l'emploi de moxa : l'auteur, le docteur Morel, est lui-même le sujet de son histoire.

Trente-huitième observation. — Fièvre rémittente maligne suivie d'obstruction de la rate.

« Au mois de juillet 1782, dit le docteur Morel, je me décidai à aller recevoir la douche des eaux thermales d'Aix en Savoie, pour soulager une douleur sciatique que j'éprouvais depuis trois mois. Des sueurs s'établirent et ma guérison était prochaine, lorsqu'au mois de septembre suivant, m'étant exposé le soir, vêtu légèrement, à l'air frais, humide et marécageux des bords du Rhône, je me sentis saisi par un sentiment de fraîcheur, de la tête aux pieds; un malaise général, et la bouche pâteuse. Pour la première fois depuis mon retour des eaux je ne suai pas la nuit. Le malaise se dissipa bientôt; mais quinze jours après, explosion de vents par en haut; enfin, le 2 octobre, jour où j'avais dîné de fort bon appétit, je fus surpris chez moi par un frisson qui dégénéra en grelottement et se prolongea plus de cinq heures, auquel succéda la fièvre en chaud qui en dura une douzaine, et se termina par une sueur abondante. Un second accès en quarte, beaucoup plus violent que le premier, vint m'éclairer sur la nature de mon mal. La fièvre devint double quarte, triple quarte, sub-intrante, car souvent je ressentais tout à la fois la chaleur ardente de l'accès qui finissait, et le froid glacial de celui qui succédait. Je me suis vu réduit à supporter pendant assez long-temps, trois accès redoutables de vingt heures chacun; ensuite j'avais une intermission franche de vingt-quatre heures.

« Le jour de l'intermission (l'auteur ne désigne pas à quelle époque de la maladie), je pris le quinquina à haute dose. Un accès fut emporté par le remède; la fièvre ne fut plus que double quarte; mais le jour même, l'accès qui manqua fut remplacé par l'enflure générale, et une suppression presque totale d'urine. Mes médecins alarmés par cet incident, suspendirent l'usage du fébrifuge. Me voilà réduit à supporter tous les trois jours, deux accès consécutifs des plus violens, et à voir l'enflure faire des progrès rapides. J'ai supporté cet état près de cinquante jours. J'étais infiltré à un tel point que j'étais méconnaissable et de la plus grande faiblesse. L'usage successif de tous les diurétiques n'avait pas opéré le moindre effet. Alors je priai mes docteurs de me remettre au quinquina pour être au moins débarrassé de ma fièvre : l'un d'eux s'y refusa, M. Petetin fut d'un avis contraire que je suivis. La fièvre disparut; cinq à six jours ensuite, les urines reprirent leur cours avec une abondance si grande, qu'en moins de huit jours, j'étais tombé dans une maigreur excessive. Ce fut sous l'usage de la décoction d'iris de Florence, à la dose d'une demi-once par pinte, que je désenflai. »

L'auteur fait ici observer très judicieusement qu'on ne doit pas espérer de rétablir le cours des urines, dans des cas semblables, que préalablement on ait emporté la fièvre, et qu'on aurait dû lui continuer l'usage du fébrifuge, quoique les premières doses eussent été suivies de l'enflure. Ce dernier phénomène n'est point assez grave par lui-même, pour porter le praticien à ménager des accès violens; car ceux-ci présentent bien un autre danger, l'infiltration qui ne tient pas à une lésion organique et qui succède à la fièvre étant très facile à dissiper. Je regrette beaucoup que l'auteur n'ait pas fait mention de l'état de la transpiration à l'apparition de l'enflure; il est probable qu'elle fut supprimée, au moins en partie, et que le mouvement de réaction qui se faisait sur les exhalans de la peau s'opéra sur les exhalans séreux et cellulaires, car cette leuco-phlegmasie n'a point eu lieu ici, comme dans les cas ordinaires, par le seul ralentissement de la circulation après une action désordonnée et excessive de celle-ci.

« Le résultat de cette maladie, continue le docteur Morel, fut un engorgement considérable de la rate, que j'ai combattu inutilement pendant six ans, par tous les moyens possibles, et qui a persisté dix-huit ans.

Au bout de cette époque je fus atteint d'une fièvre rémittente catarrhale pernicieuse d'une grande violence, et qui régnait à Lyon d'une manière épidémique depuis deux ans (les marais Pérache existaient alors; depuis leur suppression ces maladies sont rares). Trente grains de quinquina furent donnés toutes les deux heures. Le troisième paroxysme fut moins fort. Il fut alors décidé de suspendre l'usage du quinquina, dans la crainte de suffoquer la fièvre et de causer des embarras dans les viscères du bas-ventre, mais le cinquième accès fut si violent qu'on revint à ce fébrifuge sous toutes les formes et à grandes doses. Le vingtième jour, convalescence; mais au bout de dix jours, rechute encore plus terrible pendant dix-sept jours, traitée uniquement par les lavemens de quinquina.

« Pendant le cours de cette violente maladie la rate se désobstrua, pour faire place, peu de temps après, à une obstruction du foie qui me conduisit au bout de huit mois au dernier degré de marasme. Les eaux ferrugineuses froides des charbonnières me redonnèrent de l'appétit et des forces, mais l'engorgement avait peu diminué; j'éprouvais toujours des douleurs sourdes, et les indigestions étaient fréquentes. Tous les remèdes pharmaceutiques avaient été inutiles. Je me décidai alors (sixième année) à faire usage du moxa. Le premier fut brûlé sur l'épigastre, en face du petit lobe du foie. Immédiatement après la brûlure, il me sembla que je n'avais plus rien dans l'hypochondre, tant je me trouvai libre et dégagé dans cette partie. Le soir, quand je fus au lit, je pus me tenir indifféremment sur l'un et l'autre côté sans être incommodé, ce qui m'était impossible auparavant. Pendant tout le temps que dura la suppuration (six semaines), je ressentis très peu de douleur au foie. Il en revint insensiblement dans le grand lobe, mais beaucoup moins fatigante qu'avant. Quoique mon état fût merveilleusement amélioré, je n'étais pas guéri. Au bout d'un an, je brûlai un autre moxa sur la région du grand lobe; l'effet en fut si promptement avantageux qne je me crus entièrement guéri, et qu'en effet je n'éprouvai plus que de loin en loin quelques douleurs; d'ailleurs je pus vivre comme tout le monde. Un troisième moxa a été brûlé quatre ans après le second et m'a radicalement guéri. »

Cette observation curieuse, sous plus d'un rapport, nous fait voir que l'obstruction de la rate est une conséquence des accès violens en froid; qu'elle peut exister fort long-temps, non seulement sans danger, mais encore sans altérer la santé; que l'irritation phlegmasique des voies gastriques la détruit loin de l'augmenter, tandis que cette même gastro-entérite avec fièvre rémittente produit l'engorgement du foie, véritable phlegmasie chronique; d'où nous pouvons conclure que l'obstruction de la rate n'est point une phlegmasie. Les autres lésions de cet organe nous prouvent d'ailleurs que son rôle est très secondaire dans les grandes fonctions de l'économie animale.

Les observations 927, 928, 929 et 930, consignées dans le *Traité des Hémorrhagies* de Latour, confirment l'opinion que nous venons d'émettre sur la nature de l'engorgement de la rate. Ces faits sont assez intéressans pour les rapporter ici.

Trente-neuvième observation. — Obstruction de la rate à la suite de la fièvre d'accès (Mélœna).

« Un fermier de la Sologne avait éprouvé, durant l'automne de 1789, une fièvre intermittente qui ne fut guérie qu'au retour du printemps suivant. Elle se termina par un embarras énorme de la rate qui n'empêcha point que le malade ne jouît en apparence, pendant deux ans, d'une brillante santé, si l'on en excepte huit jours pendant lesquels il avait vomi et rendu par les selles une matière très abondante noirâtre suivie de la diminution du volume de la rate. Six mois après il survint un second méloena qui mit sa vie dans le plus grand danger. La quantité de sang épanchée, d'abord dans l'estomac, opprima subitement les forces générales et anéantit l'irritabilité de ce viscère. On fut obligé de provoquer le vomissement par deux cuillerées d'eau-de-vie. Le malade rendit bientôt une grande quantité d'un sang noir, coagulé et fétide. Le pouls était lent, petit, irrégulier et intermittent; il avait des défaillances à chaque mouvement; les extrémités étaient froides. Je considérai, dit Latour, que ces accidens dépendaient autant de l'état des premières voies encore gorgées du sang splénique, que de la quantité de celui qui avait été rejeté par le vomissement. En conséquence, je prescrivis trois lavemens par jour avec la décoction de plantes apéritives, à l'imitation de ceux de Kœmpf. Je donnais d'ailleurs du bouillon d'oseille pour boisson ordinaire, et une cuillerée, toutes les deux heures, de la potion suivante :

Carbonate de magnésie. . . . . ʒiij
Eau de menthe et camomille. . . . . . . ℥iv
Sirop de chicorée composé . . . . ℥i
Sirop d'orange . . . . ℥j

« Ces moyens réunis provoquèrent des évacuations abondantes de la même matière noire que le malade avait vomie le matin. Elles persistèrent pendant près de douze jours sans aucun vomissement; le dégorgement de la rate était en proportion : à la première potion, j'en fis succéder une autre avec

Tartrite de potasse ferrugineux. . . . . ʒj
Eau de consoude et menthe. . . . . . ℥iii
Sirop des cinq racines et de consoude. . ℥ii

« Le malade en consommait une tous les trois jours, et prenait pour boisson ordinaire de l'eau de Segray coupée avec de la limonade cuite. La santé se rétablit assez promptement à l'aide des toniques et d'un bon régime. La rate cependant ne se réduisit à son état naturel qu'après un long usage des pilules savonneuses, des sucs d'herbes apéritives et des eaux de Vichy. » (Latour, obs. 927)

La rate n'étant pas un organe sécréteur, son engorgement ne peut être combattu que par des moyens très indirects, lorsqu'on les choisit parmi les stimulans.

Quarantième observation. — Obstruction de la rate.

M. Desmays, à la suite d'une fièvre intermittente, eut la rate si grosse qu'elle donnait à son ventre toute l'apparence d'une hydropisie ascite. Il conservait néanmoins un teint assez bon et l'embonpoint de la santé. Deux ans après, il eut une diarrhée de matière couleur d'encre, qui dura cinq à six jours et le délivra de l'embarras énorme de la rate. (Latour, obs. 928.)

Quarante-unième observation.

Dans l'observation 929, on voit un engorgement de la rate survenir pendant le cours d'une fièvre intermittente, qui dura huit mois, malgré tous les moyens mis en usage pour la combattre. Le sujet, qui était irritable et né dans le midi de la France, exerçait la médecine dans un canton de la Sologne. Tout son ventre était sensible et douloureux, et son teint d'un jaune cendré. Les eaux minérales, prises sur les lieux, dans la Provence, produisirent, au bout de quinze jours, des évacuations extrêmement considérables d'une matière semblable à de la poix noire. La santé se rétablit rapidement et complétement. Le volume de la rate disparut.

Quarante-deuxième observation.

Le jeune Gorand, demeurant à Orléans, âgé de trois ans, d'une constitution très délicate, avait éprouvé une fièvre intermittente, que n'avaient pu arrêter ni les purgatifs, ni le sirop de quinquina, ni les apéritifs. La rate commença à s'engorger, et à mesure que son gonflement augmentait, la fièvre déclinait dans la même proportion. Je vis dans ce jeune malade, dit Latour, combien était fidèle l'observation de Sydenham : *quibus hoc symptoma supervenerit, febris etiam fugam meditatur.* Mais vainement, ajoute-t-il, j'employai le liniment conseillé par cet auteur, et les résolutifs et apéritifs qu'il vante dans cette circonstance ; l'obstruction de la rate, qui devint énorme, résista à tous les moyens. Dernier degré de marasme. Comme dernière ressource, je conseillai la potion suivante :

Acétate potasse	ʒj
Tartrite de potasse et de fer.	ʒj
Sirop antiscorbutique et des cinq racines.	℥iij.

En prendre une cuillerée tous les matins ; une friction tous les jours, de six minutes, sur la tumeur avec le liniment de Peyrilh. Au bout de six mois l'enfant était en pleine convalescence, la rate beaucoup moins grosse ; celle-ci ne se dégonfla entièrement qu'à la longue, sous l'emploi des mêmes moyens. Ici M. Latour me paraît avoir une trop grande confiance dans l'influence de ses prescriptions : le temps et la nature ont plus fait, surtout dans cette dernière observation, que tous les médicamens.

On ne s'étonnera point de la tenacité de la fièvre intermittente de l'observation 929, si l'on se rappelle tout ce que nous avons dit touchant les complications de cette maladie. Le sujet, doué d'une constitution irritable, étranger au pays marécageux, portait avec la fièvre d'accès une gastro-entérite. Le fond du traitement était tonique-évacuant, la fièvre ne pouvait que se maintenir et la phlegmasie s'aggraver. Latour paraît croire, avec Sydenham, que l'engorgement de la rate est une crise de la fièvre; mais il est plus naturel de penser que cet engorgement, de même que l'enflure, arrive au moment où le mouvement fébrile, en tombant, laisse dans le relâchement les vaisseaux veineux, qui n'ont plus assez de force pour pousser le liquide qui les surcharge, d'autant mieux que, d'après les expériences de M. Ribes, le tissu spongieux de la rate n'a de communication qu'avec la veine splénique, et aucune avec l'artère du même nom. . . . .

Il résulte, d'ailleurs, de ces observations, que l'obstruction de la rate, survenue dans le cours ou à la fin d'une fièvre intermittente, est formée par la stagnation d'un sang noir dans le tissu spongieux de cet organe; que cet état peut exister fort long-temps sans altérer son tissu et sans produire d'altération dans la santé; et que, lorsque la distension devient excessive, le sang peut se faire jour dans l'estomac ou dans les intestins, d'où il est expulsé avec les symptômes du méloena. J'avoue que les voies de communication entre la rate et le tube intestinal sont d'ordinaire trop indirectes pour qu'on puisse donner une explication satisfaisante du passage du sang de la rate sur les membranes muqueuses du conduit alimentaire. Cependant les observations sont si nombreuses et si précises à cet égard, qu'il n'est pas possible de révoquer le fait en doute.

Ainsi Salius rapporte qu'une femme, dont la rate était douloureuse et très volumineuse, prit un jour une médecine : aussitôt après survinrent des vomissemens et des déjections qui délivrèrent la malade de plus de quatre livres d'un pus sanguinolent, et furent suivis de la guérison.

Bonet parle d'un vieillard qui mourut subitement d'une obstruction de la rate, sans éprouver ni vomissemens ni déjections ; à l'ouverture du cadavre on trouva toute la capacité de l'estomac remplie d'un sang corrompu formant un seul caillot, sans lésion des membranes de l'estomac.

L'hématémèse qui fit périr le cardinal Cibo, dit Valverda, tirait sa source de l'atonie de la rate ; cet organe, dans le cadavre, fut trouvé si engorgé de sang, qu'il suffisait de le comprimer légèrement pour le faire dégorger par un des vaisseaux courts, dans l'estomac, qui en était aussitôt rempli.

Un sénateur mourut après des vomissemens et des selles abondantes d'un sang noir. L'autopsie cadavérique fit voir à Riolan que le sang était venu de la rate par un des vaisseaux courts, si dilaté qu'il égalait le volume du petit doigt, et s'ouvrait dans le ventricule.

Rondelet a trouvé dans les cadavres de plusieurs personnes qui avaient vomi du sang noir, les vaisseaux courts gros comme le doigt médius, et s'ouvrant très manifestement dans le ventricule.

Il est certain que la rate, dans ces circonstances, n'est pas le seul organe variqueux ; les vaisseaux environnans le sont souvent aussi, et d'une manière prodigieuse ; cet amplitude des vaisseaux peut alors ouvrir des passages qui n'existent pas naturellement. D'ailleurs il peut arriver qu'à la longue, il s'établisse dans la rate un mouvement inflammatoire qui ramollisse son tissu, et le réduise en un véritable putrilage, couleur de café ou d'encre plus ou moins liquide ; et qu'alors, après qu'il s'est formé des adhérences avec les intestins, une érosion de la membrane extérieure de la rate, fasse écouler dans le tube intestinal la matière qu'elle renferme; mais dans ces cas d'altération organique, comme j'en ai cité une observation, la santé générale est toujours compromise. Latour nous en offre encore des exemples.

M. D. d'Orléans négligea pendant plus de deux ans, une fièvre intermittente dont il était atteint. Sa rate devint enflée, dure, et si volumineuse, qu'elle remplissait les deux tiers de la région épigastrique, et tout l'hypochondre gauche. Après des lipothymies effrayantes, le malade vomit une quantité énorme de pus, mêlé de sang fétide et coagulé, il en rendit de même par les selles. La tumeur s'affaissa en proportion, et une guérison complète s'ensuivit.

Au reste, de quelque manière que la rate se dégorge, et quelle que soit la voie qu'elle choisisse, l'essentiel pour nous est de savoir que tant que la santé n'est pas sensiblement altérée, l'engorgement est un état simplement variqueux, qui présente cependant du danger, puisqu'il peut produire une hématémèse mortelle; mais que lorsque la santé s'altère, et que des douleurs se font en même temps sentir dans la rate, il se forme un travail inflammatoire qui réduit le tissu de l'organe en bouillie foncée sanieuse, provoque l'ascite, et fait périr le malade, à moins que la rate ne se vide dans le tube intestinal comme cela est arrivé quelquefois.

Traitement de l'obstruction et de l'enflure. D'après tout ce qui précède, nous pouvons baser avec plus de certitude le traitement qui convient, non seulement pour s'opposer au développement de l'obstruction de la rate, mais aussi pour combattre cette obstruction, lorsqu'elle existe. On la préviendra en arrêtant la fièvre de bonne heure, c'est-à-dire en s'opposant à sa prolongation au-delà du deuxième septénaire; et pour parvenir à ce but, il faudra s'assurer avec le plus grand soin s'il n'existe pas des complications, pour les détruire, avant de songer à couper le mouvement fébrile par le spécifique.

Lorsque l'engorgement est formé, si les forces du malade le permettent, on cherchera de suite à diminuer la réplétion veineuse, par des applications souvent répétées de dix à douze sangsues, soit à l'anus, soit sur la tumeur elle-même. Ce moyen est encore mieux indiqué, que la fièvre existe encore ou non, lorsque la rate est douloureuse au toucher. Ces évacuations sanguines sont toujours suivies de succès; elles diminuent la congestion, et enlèvent les douleurs. On aide leur action avec une boisson fortement nitrée, ou par l'usage des eaux minérales salines ou ferrugineuses, et surtout par l'application d'un bandage qui embrasse et comprime la rate d'une manière graduée et à volonté. Les médicamens employés par M. Latour pourront aussi produire de bons effets, en excitant les sécrétions intestinales, et en donnant en même temps du ton aux capillaires variqueux.

Quant au moxa, il peut être utile, mais je ne connais aucun fait qui le prouve, sinon ce qu'on trouve consigné à cet égard dans le *Voyage de François Pyrard*, que les naturels des îles Maldives, très sujets aux engorgemens de la rate, par suite des fièvres intermittentes, s'en délivrent facilement à l'aide du moxa.

L'enflure qui succède à la fièvre disparaît ordinairement peu à peu d'elle-même au bout de quinze à vingt jours; mais on pourra en débarrasser le malade, quelque considérable qu'elle soit, dans l'espace de huit jours, au moyen du nitrate de potasse. Ce sel manque rarement de produire un flux copieux d'urine, qui dégorge rapidement tous les tissus; mais pour obtenir ce résultat il faut forcer les doses. Pour nous, voilà de quelle manière nous l'administrons; nous faisons dissoudre trois gros de nitre dans douze onces d'eau sucrée très chargée de gomme arabique, et nous faisons prendre ce mélange en quatre ou cinq fois dans les vingt-quatre heures. Nous avons poussé la dose du nitre jusqu'à six gros et même une once, dans un volume d'eau double, et nous n'avons pas observé que les malades en fussent incommodés; il procurait quelquefois deux ou trois selles, et de la soif momentanément; mais on ne doit pas y avoir recours, dans le cas de gastro-entérite. L'existence d'une colite chronique ne contr'indique point son usage. Ainsi un homme, à la suite d'une dysenterie chronique très douloureuse, surtout au rectum, fut atteint d'une ascite avec infiltration des extrémités inférieures; il rendait toujours une matière sanieuse par le fondement; il conservait d'ailleurs de l'appétit. Il prit, pendant huit jours, demi-once de nitre par jour, dans douze onces d'eau gommée : au bout de ce temps-là, il sortit de l'hôpital entièrement désenflé, et avec un grand appétit. Le docteur Lalaune a consigné dans le journal de M. Broussais, des faits qui prouvent combien le nitrate de potasse est puissant contre l'ascite, et combien il l'emporte sur tous les autres diurétiques.

Lorsque l'enflure existe en même temps que la fièvre, le cas est plus grave. Il faut d'abord s'occuper de la maladie principale; on ne combattrait en même temps l'infiltration qu'autant qu'elle menacerait de suffocation, car, à chaque accès, on voit l'enflure augmenter.

Nous venons de démontrer que l'engorgement de la rate n'était point une phlegmasie, du moins primitivement, et que la prétendue gastro-entérite intermittente n'avait point de part à sa formation, de la manière dont la doctrine nouvelle veut l'établir. Maintenant, pour rendre complètes et plus décisives, les objections que nous avons présentées contre la nature inflammatoire de la fièvre intermittente, nous allons examiner par quel mode de traitement on obtient le plus de succès, puis nous passerons à l'examen de l'état des organes après la mort.

On a prétendu que le résultat du traitement d'une maladie ne pouvait fournir aucune lumière sur la nature de celle-ci; cela est vrai pour un cas isolé, dans lequel il est souvent impossible de pouvoir apprécier la modification que l'agent thérapeutique a produite sur l'organe malade, directement ou indirectement; cela est encore vrai à l'égard de certaines substances dont le mode d'action, même général, est encore très incertain; mais il ne peut pas en être de même pour d'autres médicamens, dont l'influence générale sur l'économie animale est constante, et qui, appliqués dans un ordre de maladie, produisent en général les mêmes résultats. Ainsi la saignée est un débilitant sans aucun doute; s'il est un genre de lésion qui en soit modifié avantageusement, et d'une manière, pour ainsi dire, presque constamment certaine, on en conclura que cette lésion est d'une nature sténique, et personne, je crois, ne disputera la justesse de la conclusion.

Si j'applique ce raisonnement au quinquina et à la fièvre intermittente, je dirai: le quinquina est un tonique; il guérit la fièvre intermittente beaucoup plus constamment que tous les débilitans, donc la fièvre intermittente n'est pas une maladie de même nature que celle que la saignée guérit, donc elle n'est pas une inflammation. Si l'on m'objecte que les évacuations sanguines sont assez fréquemment suivies de succès, je répondrai que cela est vrai; mais que ces évacuations ne s'adressent qu'aux complications de la fièvre; à la pléthore, ou à une phlegmasie circonscrite, chez les sujets sanguins, et au retour du printemps; que ce n'est point la cause immédiate du développement des accès que l'on combat et emporte par ce moyen; et qu'il est certain que dans le stade de chaleur, lorsque les capillaires sanguins des organes sont turgescens, et la circulation générale violemment exagérée, une perte de sang diminue directement cet état, et rend par conséquent l'accès moins fort et moins long. Mais ce moyen s'oppose-t-il au retour de l'accès? détruit-il la cause spéciale qui excite de nouvelles congestions? Cela n'arrive que rarement; tandis qu'au contraire, les pertes de sang tendent, dans les cas graves, à augmenter la violence des congestions; de sorte qu'on peut établir comme axiome, que les débilitans sont d'autant moins indiqués, que la fièvre intermittente se rapproche le plus de son état de simplicité, c'est-à-dire que les intermissions sont plus complètes, et le stade de froid plus marqué.

Je ne prétends point, par là, faire entendre que la fièvre intermittente est une maladie asthénique : tout ce que je prétends démontrer, c'est qu'elle ne consiste point dans une phlegmasie proprement dite.

Mode d'action du quinquina. M. Broussais et ses disciples, assez embarrassés pour donner sur le mode d'action du quinquina une explication qui ne fût pas contradictoire à leur opinion touchant la nature inflammatoire de la fièvre, ont prétendu sérieusement que ce médicament était tout simplement un stimulant; qu'il ne guérissait qu'en stimulant révulsivement; qu'en excitant l'estomac, en *l'absence de l'irritation pathologique intermittente; qu'il établit sur ce viscère une irritation qui l'empêche de ressentir l'influence des causes de la fièvre ou en y déterminant une excitation dérivative, lorsque cette influence se dirige vers un autre organe.* (MM. Broussais, Boisseau, Monfalcon).

D'abord ces auteurs sont loin d'avoir prouvé que la fièvre intermittente fût une véritable phlegmasie : en second lieu, ils n'apportent en preuve de la médication révulsive du quinquina, que le raisonnement seul, et nulle expérience directe. Ils sont réduits à dire : cela doit être ainsi, parce que dans notre système nous ne reconnaissons point de médications spécifiques, et qu'une substance stimulante ne peut guérir une phlegmasie, si ce n'est par révulsion. Mais quels sont donc les phénomènes accessibles aux sens qui peuvent, non pas démontrer, mais seulement faire soupçonner que le quinquina agit comme un révulsif ? car enfin la révulsion est une modification organique qui doit se reconnaître à des signes particuliers : puisque c'est une irritation, et même une irritation supérieure à celle qu'elle déplace et supprime, elle doit être évidente et palpable. Cependant, si j'interroge les malades qui ont avalé du sulfate de quinine, qui en ont pris en lavement, ou par la voie des absorbans cutanés, pendant l'intermission complète de la fièvre, ils vous répondront presque tous, qu'ils ne se sont point aperçus de la présence de ce médicament dans leurs organes. Mon expérience personnelle m'a bien convaincu que le sulfate de quinine pouvait couper la fièvre, sans provoquer la plus légère irritation gastrique. Lorsque celle-ci se fait sentir, cela provient toujours de l'existence d'une gastrite, ou gastro-entérite plus ou moins prononcée jointe à la fièvre. D'ailleurs, ne sait-on pas que l'écorce du Pérou, devenant alors un stimulant, sa propriété fébrifuge est beaucoup moins assurée : en sorte qu'on peut poser en principe que le quinquina est d'autant plus puissant pour arrêter les accès fébriles qu'il est moins stimulant ; principe qu'il faudrait retorquer, si cette substance agissait comme révulsive. D'ailleurs, lorsqu'elle est employée en frictions, par quelles subtilités pourra-t-on rendre probable cette prétendue révulsion ? Quel tissu, à moins que ce ne soit le cutané, l'imagination choisira-t-elle pour placer les signes cachés et mystérieux de la révulsion ? quel que soit celui en faveur duquel elle penche, il pourra sans doute, tout aussi-bien qu'un autre, être le théâtre d'une action imaginaire.

Si le quinquina *stimule l'estomac en l'absence de l'irritation fébrile*, son effet naturel doit être de rappeler celle-ci plus promptement, et de changer une irritation intermittente, en une autre qui sera continue, puisqu'il ajoutera une irritation à une autre. Quand on veut opérer une révulsion, choisit-on jamais l'organe même enflammé pour y déposer les agens révulsifs ? quand un stimulant est appliqué directement sur une partie atteinte de phlegmasie chronique, quel est le praticien qui comparera le mode d'action de ce stimulant pour guérir cette phlegmasie d'une manière lente, à celui du quinquina, pour supprimer la fièvre en vingt-quatre heures ?

Le stimulant commence toujours par aviver l'inflammation ; mais en sollicitant une plus grande activité dans les mouvemens capillaires, il excite une exhalation, une sécrétion, ou une absorption plus forte, dont le résultat est le dégorgement des tissus, et le retour des mouvemens locaux à leur allure naturelle : car il est plus que probable que l'engorgement des vaisseaux capillaires et la perte de leur force tonique, quoique l'irritabilité soit souvent en excès, sont les deux circonstances les plus communes de l'existence des phlegmasies chroniques, surtout dans les tissus lâches. On n'emploie jamais le quinquina dans ces maladies, du moins d'une manière avantageuse, parce que son action n'est pas stimulante, mais tonique, astringente; qu'elle n'excite pas les sécrétions; qu'elle tend au contraire à les supprimer, et qu'elle augmente l'inflammation, sans qu'il en résulte ordinairement les mêmes effets résolutifs qui suivent l'usage d'autres substances. Ainsi une solution de quinine appliquée sur une conjonctive enflammée d'une manière chronique, crispera les capillaires, amenera la douleur et un engorgement plus considérable, tandis qu'une pommade irritante, qui excite des douleurs plus vives, amenera le dégorgement, parce que les larmes et l'humeur muqueuse couleront en abondance, et que pour obtenir une plus grande activité dans les sécrétions, il est besoin non d'une action de totalité et de tonicité comme celle du quinquina, mais d'une action partielle, mille fois réitérée, qui active le mouvement des capillaires et ne les enchaîne pas.

Si, comme MM. Boisseau et Monfalcon, on prétend que l'irritation produite par le quinquina est tout-à-fait différente de celle qui donne lieu aux accès fébriles; que le fébrifuge substitue une irritation *physiologique* à une irritation *pathologique* (explication complétement incompréhensible pour moi), on admet par là, de toute nécessité, une vertu spécifique dans le quinquina, et l'on tombe ainsi de contradiction en contradiction.

Pour nous, lorsque nous considérons que l'astriction, la tonicité, le resserrement prolongé des tissus, est la seule action directe, appréciable et généralement reconnue dont jouisse l'écorce du Pérou et les substances qui s'en rapprochent, nous sommes porté à croire, avec quelques auteurs dont les noms échappent à ma mémoire, que c'est en vertu de cette propriété qu'elle prévient les retours fébriles. Que l'action du quinquina soit plus prononcée sur le système nerveux abdominal, comme le pense M. Bailly, cela est possible;

mais ce sera toujours en resserrant les tissus organiques, en enrayant leurs mouvemens désordonnés par une augmentation de leur force contractile, et non en les stimulant de manière à produire l'afflux du sang.

Je ne prétends pas assurément soutenir que le pouvoir du fébrifuge se borne à une astriction purement locale : il est nécessaire, pour que la médication antipériodique soit produite, que l'absorption porte le médicament sur les organes et appareils qui jouent le principal rôle dans la lésion organique qui constitue la fièvre intermittente. Nos prédécesseurs ont tous reconnu au quinquina la propriété de *fixer la mobilité du système nerveux*. Si cette expression est vague et inadmissible dans l'état actuel de la physiologie, elle consacre au moins ce fait : que les irritations mobiles nerveuses, et surtout périodiquement mobiles, se trouvent bien des toniques, tels que le quinquina, la valériane, etc., qui certainement n'agissent point par révulsion.

Lorsque le quinquina est administré au moment du frisson, n'ayant pas le temps suffisant pour produire son effet préservatif, non seulement il ne diminue pas l'accès présent, mais il augmente encore sa violence de tout l'obstacle qu'il oppose en vain à une congestion dont l'impulsion est alors irrésistible. Une comparaison rendra ma pensée plus intelligible : la compression peut être avantageuse après une contusion ; elle peut s'opposer au gonflement inflammatoire ; mais si la disposition du sujet ou la force de la contusion provoquent un mouvement inflammatoire très intense, l'obstacle que celui-ci trouvera dans son libre développement de la part de la compression, et qui devient insuffisant pour l'arrêter, doublera son intensité, et pourra même frapper de mortification la partie enflammée. Le quinquina, agissant sur les tissus, en leur donnant une plus grande force de cohésion et de résistance vitale, doit augmenter les effets de la congestion intermittente, lorsque l'existence actuelle de celle-ci ne tient plus seulement au défaut de résistance ou de tonicité. Il ne peut alors que prévenir le mal; il est impuissant pour le combattre quand il existe; bien plus, il devient nuisible. Cependant son action n'est pas toujours en pure perte, la congestion n'a fait que la suspendre : aussitôt que celle-ci s'est dissipée, l'influence des fébrifuges a repris ses droits, et se fera sentir contre l'accès suivant.

Ces idées sur le mode d'action du quinquina dans la fièvre intermittente pourraient être développées, et recevoir une extension systématique propre à les mettre en harmonie avec tout ce qui a été dit sur les causes, le siége et la nature de la fièvre; mais le développement ne présente pas assez d'importance pour que je m'en occupe davantage dans un ouvrage tout pratique.

§. III. *Des Lésions cadavériques.*

Les lésions cadavériques lèvent-elles tous les doutes sur la nature de la fièvre intermittente?

Examinons ces lésions. Les nécroscopies sont assez multipliées sur ce point pour que nous n'ayons que l'embarras du choix. Nous allons commencer par nos propres observations.

Quarante-troisième observation. — Fièvre intermittente compliquée de gastro-entérite et d'arachnitis.

Labéï, âgé de trente ans, montagnard robuste, d'un caractère mélancolique, établi depuis deux ans dans la manufacture de draps, en qualité de laveur des laines, est affecté, à différentes reprises, d'une fièvre tierce gastro-hépatique, et une fois de la fièvre quarte. Les symptômes en étaient les suivans : frissons avec tremblement, nausées et vomissemens bilieux dans le premier stade; dans le deuxième, chaleur ardente, douleur fronto-orbitaire intolérable, soif, langue rouge, lancéolée; bouche amère, sensibilité épigastrique, constipation, sueurs modérées. Traités d'abord par les évacuans et par le quinquina ces accidens s'aggravèrent; ils furent ensuite améliorés par le traitement antiphlogistique et les évacuations sanguines; mais le fébrifuge, mis en usage avant la disparition complète de l'irritation gastrique, n'eut aucune prise sur les accès : ceux-ci ne cessèrent qu'à la longue, et après la suppression de tout remède actif. Dans l'espace de deux ans, Labéï n'eut guère que cinq à six mois de bonne santé.

Enfin, il rentre à l'hôpital dans le mois d'août 1821, avec une fièvre tierce pareille à la précédente. Tout indiquait une irritation fixe et permanente des organes digestifs, compliquée d'accès fébriles : ceux-ci duraient de huit à dix heures, mais la sueur ne paraissait pas au déclin, et les symptômes gastriques persistaient dans l'apyrexie.

L'inconduite de la femme du malade avait jeté celui-ci dans une mélancolie profonde. Tartre émétique, un grain : vomissemens bilieux sans soulagement; accès suivant plus intense. Deux laxatifs ne font que maintenir les accidens.

Du huitième au neuvième jour on prescrit, dans l'intermission, trois gros de poudre de quinquina. Accès plus fort et plus prolongé, ventre douloureux, langue sèche, soif continuelle; rémission seulement.

Onzième jour. Douze sangsues sur le ventre, répétées le lendemain.

La fièvre devient continue avec délire et prostration : langue rouge, luisante, contractée; œil hagard, visage plombé, loquacité sans fin, accompagnée de bégaiement, sur le sujet de ses chagrins; agitation continuelle des bras; ventre météorisé, douloureux; déjections rares, liquides, jaunâtres; rétention d'urine, pouls intermittent et tremblotant; exacerbation violente le soir. (Eau gommée, camphre, quinquina.) Les symptômes augmentent rapidement, et le malade succombe le quatorzième jour.

Nécroscopie.

Intestins distendus par des gaz fétides. Le jéjunum, l'iléum et le cœcum paraissent, à l'extérieur, parsemés d'un grand nombre de points noirâtres, entourés de plaques violacées de la largeur d'un centime jusqu'à celle d'un écu de trois livres. A l'intérieur, et au centre de ces taches se trouve un putrilage gangréneux, s'ouvrant en forme d'ulcération saillante sur la membrane muqueuse, et cernée par une induration livide, comprenant toute l'épaisseur de l'intestin.

Les glandes mésentériques sont blanches, dures et de la grosseur d'une noisette. Le reste du tube intestinal est intact;

La membrane muqueuse de l'estomac est d'un rouge superficiel;

Le foie est très volumineux, gorgé d'un sang noir, qui ruisselle abondamment sous le scalpel;

La rate est également engorgée et sans altération de tissu;

Une grande quantité de sérosité, d'un jaune brun, est répandue dans le ventre;

La vessie est tendue, pleine d'urine et phlogosée;

Le système veineux cérébral est dans un état de plénitude;

L'arachnoïde est enflammée légèrement; les ventricules cérébraux sont pleins d'eau.

Cette observation, modèle de traitement vicieux, ne prouve autre chose, sinon que la fièvre intermittente, ou ce qui est ici la même chose, l'irritation congestive périodique des organes gastriques, peut exister conjointement avec une phlegmasie des mêmes organes ; que celle-ci, entretenue par des chagrins, par le défaut de régime, et surtout par une médication stimulante, favorise le développement de la première, et en même temps en est aggravée ; qu'enfin la phlogose étant arrivée à un degré d'acuité considérable domine seule, ne permet plus que des exacerbations, et amène la destruction de la vie. C'est cette complication inflammatoire qui fait tout le danger de la fièvre intermittente, même pernicieuse ; car celle-ci est assez rarement mortelle par elle-même.

Tant que des symptômes morbides existent pendant l'apyrexie, on est assuré qu'il y a autre chose que la fièvre intermittente. Ici, l'entérite existait depuis longtemps ; elle était devenue une cause excitante sans cesse renaissante de l'invasion des accès ; elle s'opposait à ce que la médication fébrifuge fût durable et même qu'elle eût lieu. En devenant plus aiguë, elle absorbe le mouvement intermittent pour n'exciter qu'une réaction continuelle, c'est-à-dire la fièvre continue.

Les observations quatorzième, quinzième et trentième ne peuvent pas nous éclairer davantage, parce qu'elles ne nous montrent pas la fièvre dans son état de simplicité. Dans toutes il existait primitivement une phlegmasie abdominale *bien continue*, avec fièvre également continue, mais avec des rémittences : sur la fin, il s'y joint des accès pernicieux qui hâtent la mort des malades ; et, quoique les symptômes dominans se passent du côté du cerveau, l'examen de celui-ci n'y fait découvrir aucune altération.

Quarante-quatrième observation. — Fièvre intermittente compliquée de gastro-entérite et de pleuro-pneumonie.

Certot, âgé de vingt-deux ans, d'une faible santé, fut saisi de la fièvre tierce le 19 juin 1807; il entra à l'hôpital d'Udine le lendemain. A l'altération de ses traits, à la couleur particulière de sa peau, je jugeai que cette maladie serait très rebelle. J'en accusai une atteinte profonde portée aux organes digestifs. Et l'excès d'anorexie, sans aucun signe de saburres, sans rots, sans borborygines, me fit croire que l'estomac était un des plus altérés. Cependant le caractère ataxique des accès ne me permit pas de différer l'emploi du quinquina, qui dissipa, en effet, la fièvre; mais le teint, les forces et l'appétit n'y gagnèrent rien. J'eus recours aux toniques doux, combinés avec les adoucissans, et au régime végétal féculent. La convalescence ne se confirmait point. Après sept à huit jours de cet état la fièvre reparut. Cette fois le quinquina en substance fut repoussé par l'estomac, et sa présence accrut le malaise et l'anorexie. La décoction de cette écorce gommée et émulsionnée, supprima les accès en deux ou trois jours. Cette rechute avait extraordinairement affaibli le malade; sa décoloration surtout me désespérait (régime diététique et adoucissant). Néanmoins, au bout de quatre ou cinq jours, le type tierce se rétablit. Le quinquina ne put être admis sous aucune forme: il entretenait une douleur épigastrique insoutenable. J'eus recours aux potions huileuses et mucilagineuses anodines. Une chaleur continuelle avec tendance aux frissons, et les progrès du dépérissement, m'obligèrent d'y renoncer pour ne plus attaquer l'intermittence que par les moyens extérieurs. Les frictions avec la teinture de quinquina me réussirent enfin, et je vis mon malade en pleine convalescence:

cependant il conservait sa mauvaise coloration, et une sensibilité obscure à l'estomac qui ne l'empêchait pas de manger. Il était déjà aux trois quarts sans qu'il y eût de symptôme fébrile appréciable, lorsque, tout à coup, tous les organes manquèrent à la fois : inappétence absolue, langueur, peau froide, pouls presque insensible, pâleur et décomposition cadavéreuse : mort le cinquante-cinquième jour de la maladie.

Nécroscopie.

Le poumon droit adhérent en quelques points par des productions gélatineuses, semi-organisées; rougeur, imperméabilité à l'air d'une partie du parenchyme.

Estomac rétréci dans la moitié pylorique, dilaté dans le bas-fond : toute la membrane muqueuse de cette portion tuméfiée, comme ecchymosée et d'un rouge très foncé.

Membrane muqueuse du colon, rouge dans le commencement de cet intestin et dans le cœcum, saine dans la portion moyenne, rouge et tuméfiée dans la portion descendante jusqu'à l'anus. Taches rouges assez étendues, mais éloignées, dans la longueur des intestins grêles. (M. Broussais, *Phlegmasies.*)

Cette observation est du même genre que les précédentes; mais elle prouve encore mieux que la dépendance de la fièvre intermittente de la phlegmasie gastro-intestinale n'est pas essentielle, puisque l'une est permanente, et que l'autre ne se montre que d'une manière périodique de loin en loin. Sans doute on ne prétendra pas que le quinquina a détruit cette phlegmasie chaque fois qu'il a supprimé la fièvre; et cependant cela devrait être, si celle-ci n'était qu'un symptôme obligé des lésions organiques. Au contraire, on voit que le fébrifuge augmente la phlegmasie, au point de ne pouvoir plus être supporté par les organes qu'elle dévore; et que repris sous une autre forme, et déposé sur un autre tissu intact, il arrête encore les accès, malgré les progrès toujours croissans d'une inflammation mortelle.

M. Mongellaz, après avoir accumulé, sans choix, toutes les observations de fièvre intermittente qu'il a pu recueillir, tant chez les anciens que chez les modernes, sans avoir égard aux complications, et surtout au passage du type intermittent au continu, quelque temps avant la mort, donne toutes les altérations que la nécroscopie nous montre alors, comme constituant la fièvre intermittente elle-même. L'analyse raisonnée des faits ne me permet pas d'adopter une pareille conclusion. D'ailleurs, d'après l'opinion de M. Mongellaz, la fièvre intermittente n'étant que l'expression d'une phlegmasie intermittente, lorsque celle-ci devient continue, la fièvre le devient aussi. Ce n'est donc pas la même maladie. Mais il y a plus: la fièvre intermittente existe bien certainement avec l'inflammation continue, même intense, des organes d'où il fait partir les phénomènes fébriles périodiques; comment cela peut-il se faire? J'attends la réponse.

Quarante-cinquième observation. — Fièvre quotidienne avec gastrite.

Un peintre, âgé de cinquante-quatre ans, d'une constitution assez forte, après avoir éprouvé, pendant les premiers jours de vendémiaire an II, du malaise avec perte d'appétit, des lassitudes dans les jambes, et, de temps en temps, des éblouissemens, des vertiges et des faiblesses, fut saisi, le soir, vers trois ou quatre heures, de frissons dans le dos et les extrémités, avec tremblement pendant deux heures. La bouche, d'abord pâteuse, devint sèche; il y avait soif, céphalalgie, urines rouges, rendues fréquemment et en petite quantité. Ensuite la chaleur vint avec moiteur, et dura cinq à six heures. Les urines furent plus abondantes; il y eut moins de céphalalgie et plus de soif. Le reste de la nuit le malade dormit assez tranquillement. L'accès revint ensuite tous les jours, et quelquefois en tierce. Il présenta constamment les mêmes symptômes, mais à des degrés variables pour l'intensité. *Le malade fut obligé de garder le lit depuis le premier accès.* Il éprouvait une tendance continuelle au sommeil, et pendant la nuit des rêvasseries fréquentes.

Les premiers jours de la maladie il avait pris un purgatif, puis, pendant douze jours environ, demi-gros de quinquina avec la rhubarbe, ce qui produisait trois ou quatre selles par jour; et enfin, six verrées de décoction de quinquina en trois jours. Sa boisson était de l'eau vineuse.

Le 9 brumaire il fut reçu à l'hôpital de la Charité. Il avait la figure un peu jaunâtre, maigre; la bouche sèche, la langue rude au toucher, un peu jaunâtre en devant, et d'un brun noirâtre dans sa moitié postérieure; appétit nul, et légères sueurs pendant les accès. Le malade était couché en supination; il se plaignait d'un sentiment de faiblesse et d'abattement général. (Petit-lait avec tamarin et miel, infusion de bourrache, poudre tempérante.) Pendant la journée il y eut six selles liquides et sans douleur. A quatre heures après midi, l'accès commença par des frissons dans le dos, puis aux mains et aux pieds, ensuite tremblement, soif, amertume de la bouche, etc.

Le 10, au matin, apyrexie complète, depuis quatre heures. Le malade a peu dormi; langue toujours sèche et noirâtre; soif toujours forte; réponses un peu lentes; parole embarrassée; du reste, mêmes symptômes et mêmes prescriptions que la veille. Accès à trois heures après midi, après lequel le malade fut très fatigué; il dormit un peu dans la nuit et fit quatre selles.

Le 11, au matin, apyrexie; soif moindre, quoique la langue soit toujours sèche et brune; douleur et tuméfaction à la parotide gauche. Accès à deux heures, symptômes moins intenses : mort à trois heures après minuit.

Nécroscopie.

Le foie, volumineux et sain, se prolongeait par une lame qui allait recouvrir la rate. Celle-ci, volumineuse, brunâtre à l'extérieur, présentait dans son intérieur un tissu mou, sans consistance, couleur de lie de vin.

L'estomac, sain à l'extérieur, offrait, près du grand cul-de-sac, une très large tache rougeâtre; la surface muqueuse était parsemée presque partout de petites taches brunes, oblongues, et avec coloration rougeâtre aux environs de ces taches.

Les intestins étaient sains.

Dans cette observation de M. Fizeau, on reconnaît une gastrite à marche chronique, qui, par le fait de l'idiosyncrasie du sujet, au lieu de faire naître un mouvement fébrile continuel, ne provoque que des accès réguliers quotidiens ou tierces. Mais on m'objectera peut-être que, puisque j'avoue que la phlegmasie peut amener indifféremment le type continu ou périodique, je reconnais par là une identité de nature entre ces deux ordres de phénomènes. Je répondrai que la fièvre continue est réellement l'expression de la lésion locale, qu'elle constitue l'ensemble des phénomènes liés intimement et nécessairement à cette lésion, tandis que la fièvre intermittente n'est point l'expression de cette lésion; celle-ci n'en est qu'une cause accidentelle que toute autre pourrait remplacer. La fièvre continue n'a de commun avec l'intermittente que le deuxième stade, celui de réaction. Les symptômes généraux d'une phlegmasie, ou d'une congestion active formée, sont des phénomènes de réaction ; mais le mouvement de concentration qui caractérise la fièvre intermittente n'est pas un résultat d'une inflammation établie, mais plutôt d'une inflammation qui veut se former, ou d'une congestion qui se forme. Ainsi, lorsqu'une phlegmasie produit la fièvre intermittente, c'est comme cause accidentelle et non essentielle. Aussi reconnaît-on facilement la fièvre intermittente qui dépend d'une cause pareille à l'état du malade pendant l'apyrexie; car, quoiqu'il soit sans fièvre, la décoloration du teint, la faiblesse, l'anorexie et d'autres symptômes indiquent assez que la fièvre intermittente n'est qu'un accessoire de la maladie, et qu'on ne doit pas se flatter d'avoir avancé la guérison lorsqu'on est parvenu à se rendre maître des accès.

Je ferai remarquer ici, en passant, que maintenant, une maladie telle que la précédente, serait combattue d'une tout autre manière, et qu'en très peu de temps nous avons fait un pas immense dans la pathologie et la thérapeutique. Cette connaissance, plus approfondie de la nature des lésions organiques et d'une méthode pratique plus rationnelle, nous la devons à M. Broussais. Sans adopter toutes les opinions de ce médecin remarquable, la justice me presse de reconnaître hautement que c'est lui qui a donné à la science cette impulsion heureuse, cette activité de recherches de toute espèce d'où sont sorties tant d'utiles vérités. M. Broussais nous a remis dans la bonne route, et la postérité le placera au rang des restaurateurs de la médecine. Poursuivons.

Quarante-sixième observation. — Fièvre intermittente compliquée de gastro-œsophagite.

Le docteur Blaud rapporte qu'un homme, âgé de soixante-quatorze ans, d'une bonne constitution, commença à perdre l'appétit dans le mois de juillet 1819; peu après la langue devient rouge, sèche, luisante dans toute son étendue : apyrexie; point de douleur dans l'épigastre. Il survint, dans le mois d'août suivant, une fièvre symptomatique irrégulière, d'abord double quarte, puis quarte, que l'on regarda comme essentielle, et contre laquelle on employa le quinquina. Les accès cessèrent momentanément, mais l'anorexie devint extrême, la sécheresse et la rougeur de la langue acquirent beaucoup plus d'intensité; la fièvre reparut ensuite; combattue encore par le quinquina, elle cessa de nouveau pour reparaître le 13 novembre. Il y eut une consultation. La nature de la maladie n'était pas douteuse : six sangsues sur l'épigastre, les forces n'en permettant pas davantage; boissons adoucissantes acidulées, crêmes farineuses pour toute nourriture, frictions sur les cuisses avec la teinture de quinquina. La fièvre cesse, mais l'anorexie, la sécheresse et la rougeur de la langue persistent; la faiblesse est extrême.

Le 1er janvier, un catarrhe pulmonaire vient compliquer la gastrite.

Le 15, la fièvre reparaît sous le type quotidien; elle devient continue après l'administration d'un gros de quinquina, à laquelle on eut la faiblesse de consentir; dès-lors, le dépérissement augmenta d'une manière rapide, et le malade expira le 27.

L'ouverture du corps fit voir la membrane muqueuse du pharynx, de l'œsophage et de l'estomac, rouge, enflammée dans toute son étendue, et plusieurs taches livides, larges, autour de l'orifice cardiaque. Point d'autre lésion remarquable.

Cette observation fait naître les mêmes réflexions que la précédente. Je demanderai toujours comment il peut se faire que la fièvre intermittente disparaisse sous l'emploi du quinquina, nonobstant la persistance et même l'accroissement de la gastro-œsophagite étendue qui forme le fond de la maladie, si la fièvre dont il s'agit n'est que l'expression de celle-ci. Nous voyons, d'ailleurs, que la médication a été déplorable. L'inflammation a été méconnue : on s'est attaché à combattre des accès fébriles accidentels, en laissant subsister leur cause excitante. On a ainsi aggravé la maladie principale. On a eu recours aux sangsues lorsque la phlegmasie, passée à l'état chronique, était à peu près incurable; six sangsues étaient alors trop peu, et une plus grande quantité pouvait être nuisible. Enfin, une dernière dose de quinquina, en activant cette phlogose, l'exalte assez pour donner lieu à la fièvre continue. Mais, à travers tous les phénomènes, je ne reconnais pas la fièvre intermittente simple : je ne vois qu'une phlegmasie, plus des accès qui pouvaient ne pas avoir lieu, comme on l'observe chez la plupart de ceux qui sont en proie à des phlegmasies analogues, ou siégeant sur d'autres organes.

Quarante-septième observation. — Fièvre rémittente avec gastrite et ramollissement du foie, observée au Bengale.

Un jeune homme, d'une bonne constitution, plein de vie et de santé, s'embarqua, avec quelques personnes, sur un bâtiment indien pour naviguer dans le Hoogly.

Le jour suivant il revint et offrit les symptômes ordinaires de la fièvre rémittente endémique du Bengale. « Je ne le vis, dit M. James Jonhson, que lorsque la période du froid était passée. La réaction fut violente, la douleur de tête très intense, la peau brûlante. Une grande oppression se manifesta dans la région précordiale; le pouls devint fréquent, dur; la soif et des nausées se manifestèrent. L'émétique fut administré, et fit rendre, par le vomissement et par les selles, une grande quantité de bile de mauvaise nature; après quoi survint une sueur suivie d'une diminution dans les symptômes fébriles, et d'une rémission qui ressembla presque à une véritable intermission. Je donnai alors le quinquina avec une telle confiance, que je m'attendais à détruire, en quelques instans, cette formidable maladie; mais, hélas! mon triomphe ne fut pas long; car, au bout de quelques heures, la fièvre revint avec une violence encore plus grande, et s'accompagna de vomissemens si opiniâtres, que, quoique j'eusse essayé de faire passer du quinquina, même pendant la durée du paroxysme, à l'aide de l'opium, de potions effervescentes, etc., toutes mes tentatives furent infructueuses : chaque dose était rejetée presque aussitôt qu'elle était avalée, et je fus forcé d'abandonner le seul moyen par lequel j'avais espéré de dompter la fureur de cette maladie. D'autres moyens opposés aux symptômes qui se présentèrent furent inutiles, et le malade mourut le troisième jour, entièrement jaune. La matière des derniers vomissemens ressemblait à de la bile brune viciée, et nous indiqua quels effets peut produire la fièvre du Bengale, en si peu de temps, sur un Européen dans la vigueur de l'âge.

A l'ouverture du cadavre, je trouvai le foie si gorgé de sang, qu'il se détachait par lambeaux quand on l'enlevait avec la main. Il semblait que la plus grande partie de ses vaisseaux étaient rompus, et que presque toute sa structure intérieure était convertie en une masse d'extravasation. La vésicule du fiel contenait une petite quantité de bile, dont la couleur et la consistance étaient celles du goudron ; les membranes du canal cholédoque étaient si épaissies, et son calibre intérieur si rétréci, qu'on put à peine y faire entrer une sonde (mais de quelle calibre?). Quelques traces d'une inflammation commençante existaient dans quelques points des intestins grêles ; la surface interne de l'estomac avait le même aspect.

Les vaisseaux veineux du cerveau étaient extrêmement engorgés ; les ventricules contenaient plus d'eau que d'habitude, mais sans traces d'inflammation. (Bailly, obs. VIII, page 171).

Conclura-t-on de cette observation, que le ramollissement inflammatoire du foie est la cause essentielle de la fièvre pernicieuse qui a tué ce malade ? En suivant la marche des symptômes, nous voyons l'action énergique des miasmes marécageux et de la chaleur porter sur les organes gastro-hépatiques une stimulation violente, dont le résultat est une congestion sanguine des plus intenses dans le tissu du foie. Cette congestion détermine une réaction fébrile proportionnée, mais trop profonde pour se dissiper ; elle se maintient en grande partie : de là le type composé rémittent. Cependant l'impulsion périodique est donnée au système nerveux ; un nouveau paroxysme recommence, et porte la congestion ou injection des capillaires si loin, que le tissu du foie en est brisé et réduit en putrilage. C'est là un effet de la fièvre intermittente, et non une cause. Si Johnson, l'auteur de cette observation, eût combattu promptement et vigoureusement cette énorme congestion avant d'administrer l'émétique et le quinquina, il aurait pu triompher de la fureur de cette maladie. On juge combien le fébrifuge donné au milieu du paroxysme a dû augmenter l'intensité de l'irritation locale.

Quarante-huitième observation. — Fièvre intermittente avec injection générale des organes du bas-ventre.

François Pompeï, âgé de dix-neuf ans, fut pris, le premier juillet 1822, d'un accès de fièvre, à la suite d'un refroidissement subit qu'il éprouva, en entrant tout en sueur dans une grotte fraîche. Il fut amené le 2 juillet, le soir à six heures, à l'hôpital; avant d'arriver, il éprouva une épistaxis considérable. Son état était le suivant: coma profond, yeux grandement ouverts, dirigés à droite, fixes; air hébété, immobilité générale, décubitus sur le dos, insensibilité des membres, quoique flexibles. Il ne répondait point à ce qu'on lui demandait; ses yeux restaient fixes quand on s'approchait de lui; manifestation de douleur quand on lui comprimait l'estomac; peau chaude, brûlante; gonflement œdémateux et blanchâtre de la face. Cet accès dure jusqu'au lendemain matin 3 juillet; il prit alors une once et demie de quinquina.

Le 4 juillet, au matin, un nouvel accès revient (Quel était l'état du malade dans l'apyrexie? Cette lacune est importante). Au commencement de cet accès, Pompeï pouvait encore répondre un peu aux questions. Mais le coma alla en augmentant, et avec lui tous les symptômes ci-dessus décrits. Le pouls était fort, vibrant et plein, à quatre-vingt-quatre pulsations, et la respiration courte (huit sangsues aux oreilles). Mort à dix heures du soir.

Nécroscopie.

Le corps avait répandu plusieurs onces de sang par le nez, dans la salle des morts; en coupant la peau du crâne il en répandit encore: le tout pouvait peser une livre. Engorgement général de tous les vaisseaux qui rampent sur les circonvolutions cérébrales ; le cerveau, encore recouvert par la dure-mère, présentait un mouvement de fluctuation qui aurait pu faire croire à la présence d'un liquide dans son intérieur; cependant il ne se trouva qu'un peu de sérosité dans les ventricules. La substance du cerveau était de couleur naturelle. Tout le tube intestinal, sans aucune exception, présenta, à l'ouverture du ventre, un aspect rouge, dû à l'injection générale de tous les vaisseaux, jusque dans leurs plus petites ramifications, et dans toute l'épaisseur des intestins. Il y avait environ deux livres d'eau dans le ventre. (Bailly, observation XIII, page 185.)

« Ce malade, ajoute M. Bailly, nous offre un exemple bien frappant de l'influence de la constitution régnante sur la forme des maladies. Le corps couvert de sueur, Pompeï entre dans une grotte fraîche, de suite il est pris de fièvre. Quelle cause mieux que celle-ci aurait dû lui donner une fièvre inflammatoire continue? et cependant toute son organisation est tellement modifiée par les causes qui déterminent l'intermittence, que celle-ci se manifeste, bien que l'intérieur soit le siége d'une congestion inflammatoire des plus intenses : ce qui nous prouve que l'intermittence est une fonction habituelle; que cette fonction a ses excitans spécifiques; que les émanations marécageuses et certaines constitutions atmosphériques la mettent en jeu. » Et plus loin : « Les inflammations qu'on trouve après la mort ne sont point intermittentes comme les accès ».

Quoique la durée de la maladie dans ces deux observations n'ait été que de trois à quatre jours, les organes ont présenté des altérations très considérables, qui consistaient en congestions sanguines énormes des capillaires sanguins du foie et du tube digestif. Ces congestions, amenées par le premier accès et renforcées par les suivans, ont produit immédiatement l'abolition des fonctions et l'épuisement de l'influence nerveuse. Mais comment se fait-il qu'il y ait eu intermission après le premier et même le second accès, quoique bien certainement les organes fussent encore fortement injectés ? Ce repos momentané ne peut provenir que de la dépense brusque et extraordinaire d'irritabilité ou d'influence nerveuse que des paroxysmes aussi intenses nécessitent, et qui, ne pouvant se soutenir, laissent les organes dans un état de stupeur momentanée, qui fait cesser toute relation sympathique. Toutes les ouvertures qu'a faites M. Bailly, des individus qui ont succombé à la fièvre intermittente pernicieuse, ont présenté des lésions plus ou moins analogues à celles des deux observations que j'ai extraites de son ouvrage : ce sont toujours des phlegmasies des organes du ventre et de la tête, des engorgemens sanguins du foie et de la rate, et quelquefois la rupture, le ramollissement, ou l'état putrilagineux de ces viscères.

On reconnaît là tantôt des phlegmasies primitives, qui se compliquent d'accès pernicieux rémittens; tantôt des accès pernicieux, qui, par la violence des congestions qu'ils amènent, transforment celles-ci en inflammations fixes; de sorte qu'on découvre toujours deux élémens, l'irritation nerveuse périodique et la congestion sanguine. Ces observations, ainsi que toutes les précédentes, nous prouvent que les accès ne tiennent ici aux lésions organiques que comme un effet à une cause dont la nature peut varier, et non comme un symptôme à une lésion matérielle toujours identique, tel, par exemple, que les phénomènes de la pneumonie à l'inflammation du poumon, puisque d'ailleurs les lésions viscérales les plus variées sont souvent accompagnées de paroxysmes qui se ressemblent.

Ces observations prouvent, en outre, que si le quinquina produit une médication spéciale contre les mouvemens de concentration périodique, il ne peut qu'augmenter les phlegmasies viscérales du ventre, ou cet état d'injection qui accompagne si souvent la fièvre intermittente, surtout celle qui se montre dans les pays chauds avec le caractère pernicieux; que les Italiens, méconnaissant cet état concomittant des organes, abusent étrangement du quinquina; que la saignée préalable est nécessaire, si l'on veut retirer de l'écorce du Pérou tout l'avantage désirable; que les évacuations sanguines n'ont aucune prise sur les accès; qu'aux causes spéciales qui sont dans le cas de provoquer l'intermittence, se joignent presque constamment celles qui développent des phlogoses gastro-intestinales; qu'enfin le quinquina coupant ou suspendant les accès, malgré la permanence de l'état inflammatoire, et la saignée détruisant celui-ci, non seulement sans arrêter les accès, mais même en les aggravant, il en résulte évidemment que ces deux ordres de phénomènes n'ont entre eux que des relations accidentelles.

Comme on pourrait m'opposer les observations que M. Itard a insérées dans le Journal universel des Sciences médicales (N° de décembre 1823, page 352), je vais les examiner.

Quarante-neuvième observation. — Fièvre intermittente pernicieuse avec inflammation des méninges.

A la suite d'un coup reçu à la tête qui fractura le pariétal, et après quatre jours d'une santé parfaite en apparence, un homme éprouve, le soir, un violent accès de fièvre avec céphalalgie, frisson, délire, alternant avec l'assoupissement; coloration de la face, et douleur très vive dans le cou. Ces symptômes disparaissent le lendemain matin, et pendant toute la journée le malade raisonne bien, et mange de bon appétit. Huit accès semblables se succèdent, séparés par une apyrexie complète; mais après le neuvième, les accidens persistent, et le malade meurt dans le coma.

A l'ouverture du cadavre, on trouve les méninges enflammées, recouvertes d'une exsudation puriforme; la substance du cerveau correspondant à la plaie, brune et liquéfiée, et la troisième vertèbre dorsale fracturée, avec la membrane de la moelle épinière légèrement phlogosée dans cet endroit.

Un adulte fort et bien constitué éprouve quatre accès d'une fièvre quotidienne, dont les principaux symptômes sont d'abord, et avant l'invasion de la fièvre, une céphalalgie intolérable, et pendant l'accès, délire, rougeur très vive de la face, agitation, pouls dur, petit et fréquent, occlusion des yeux, rétrécissement de la pupille, soubresaut des tendons, haleine très fétide. Dans l'après-midi, disparition de tous ces symptômes, à l'exception d'un léger mal de tête. Bien-être jusqu'au lendemain matin. Le quatrième accès emporte le malade.

A l'ouverture du crâne, on trouve l'arachnoïde très rouge, épaissie, adhérente au cerveau, et la membrane muqueuse du colon et des intestins grêles vivement colorée en rouge.

Les observations III et IV étant à peu près analogues, je ne les rapporterai pas.

Ces faits suffisent, ajoute M. Itard, pour démontrer qu'une inflammation aiguë ou chronique des méninges et de l'encéphale peut ne se manifester que par des symptômes intermittens, et que la fièvre connue sous le nom d'intermittente ataxique n'est, dans certains cas, qui se multiplieront sans doute, qu'une fièvre symptomatique excitée par cette phlegmasie du cerveau.

Il est certain que les lésions du cerveau provoquent moins facilement les sympathies fébriles que celles des autres organes, surtout que ceux du ventre, et que, lorsque l'explosion fébrile arrive, l'altération est déjà profonde et grave. La sensibilité, attaquée dans son foyer, est alors affaiblie et réduite à une difficulté plus ou moins grande d'émouvoir l'appareil circulatoire, et de se répandre dans le reste de l'économie animale, lorsqu'elle n'est pas exaltée à un point extrême; mais encore, dans ce dernier cas, il y a presque toujours des alternatives assez régulières d'affaissement et de sur-excitation.[1]

Aussi faut-il toujours être sur ses gardes, à la suite d'une chute, ou d'un coup accompagné de la commotion du cerveau, lors même que plusieurs jours se sont écoulés sans accident depuis l'événement; car, au moment où l'on s'y attend le moins, paraissent brusquement des symptômes formidables d'irritation cérébrale, d'abord d'une manière périodique, puis bientôt continus et funestes. Les accidens qui se déclarent de suite sont ordinairement moins fâcheux, parce qu'on peut les combattre à temps. Mais si l'on voit quelquefois des symptômes ataxiques intermittens provoqués par des phlegmasies du cerveau aussi graves que celles dont M. Itard a rapporté des exemples, on juge bien qu'il y a une grande différence entre une maladie pareille et

[1] Le plus grand nombre des maladies du cerveau, même les plus aiguës, présentent des rémittences et même des intermittences assez régulières. Il en est de même des maladies du système nerveux en général; ce qui ne peut s'expliquer que par l'intermittence des fonctions de ce système.

la fièvre ataxique intermittente simple. Les symptômes sont les mêmes, il est vrai; mais la cause ne l'est pas; et la cause ici est une autre maladie, le plus souvent mortelle. Aussi examinez quel est le résultat du même traitement : l'une est promptement arrêtée par le fébrifuge, quoiqu'aussi violente, quelquefois même davantage; tandis que ce médicament ne peut rien sur l'autre; ou que, s'il enraie momentanément les accès, le malade ne s'en trouve pas mieux et succombe.

M. Itard a donné lui-même la preuve de cette grande dissemblance dans l'histoire d'un jeune homme atteint depuis son enfance d'une otite chronique, lequel, à la suite d'une fièvre ataxique continue, éprouva une fièvre intermittente, qui fut guérie au quatrième accès par le quinquina; qui récidiva trois mois après, puis l'année suivante, avec le type quotidien, et qui fut constamment supprimée par l'écorce du Pérou, et revint quelques années ensuite sous le type continu, l'otite existant toujours et faisant des progrès.

En effet, les conclusions naturelles de cette observation, sont que l'otite, à raison de son voisinage du cerveau et des communications étroites qui existent entre cet organe et l'oreille, et aussi à raison de l'idiosyncrasie nerveuse de l'individu, est devenue à différentes reprises une cause d'irritation pour l'encéphale; que lorsque la fièvre intermittente ataxique s'est montrée, cet organe devenait le siége d'une irritation congestive intermittente, que le quinquina a pu arrêter; mais personne ne peut croire que le cerveau fût alors réellement phlogosé, comme cela a eu lieu dans les deux précédentes observations, puisque ce serait supposer que le quinquina supprime l'inflammation. Lorsque la fièvre ataxique continue survenait, l'irritation du cerveau était continue ; mais rien ne prouve qu'elle fût plus intense : elle était seulement inflammatoire, permanente, et l'autre nerveuse, congestive, périodique.

Ainsi M. Itard a émis une proposition plus spécieuse que solide, en concluant que le changement du type intermittent au continu, à mesure que la maladie s'aggrave et touche à sa fatale terminaison, est une preuve que le type sert bien moins à établir son caractère ou sa nature, qu'à marquer le degré d'intensité de la phlegmasie qui la provoque. Cette proposition ne pourrait convenir qu'aux fièvres intermittentes, dont la cause se trouve être une phlegmasie bien établie.

On voit que j'ai choisi les observations les plus favorables à l'opinion de ceux qui regardent les lésions organiques trouvées après la mort comme la cause essentielle de la fièvre intermittente, celles qu'ils citent eux-mêmes ; mais, je le demande à tout esprit de bonne foi et exempt d'idées préconçues, peuvent-elles lui donner une conviction parfaite, touchant cette dépendance obligée de la fièvre périodique de la lésion locale existante sur le cadavre ? Les objections que j'ai présentées contre cette opinion ne sont-elles pas propres à faire naître des doutes ? le lecteur en décidera.

§. IV. *Théorie de l'intermittence.*

M. Bailly, dans son important ouvrage sur la fièvre intermittente, a cherché à soulever le voile qui nous cache l'origine des phénomènes de la périodicité : ses idées à cet égard méritent de fixer notre attention, lors même qu'on peut en ébranler la solidité.

L'auteur, frappé de ce fait, que les animaux ne sont

point sujets à la fièvre intermittente[1], essaie d'en découvrir la cause. La position constamment horizontale de ceux-ci, comparée à celle de l'homme, qui varie et alterne régulièrement, le soir et le matin, entre les situations verticale et horizontale, lui fit penser qu'elle devait avoir une influence spéciale dans le phénomène de l'intermittence des maladies. En effet, chaque matin, au lever de l'homme, la circulation éprouve un changement : le système nerveux abdominal se réveille, entre en activité; les organes gastriques sont plus stimulés, leurs fonctions plus énergiques, en un mot ils deviennent le centre des mouvemens vitaux : aussi toutes les maladies dont ils sont le siége, et spécialement la fièvre intermittente, ont leur redoublement le matin. Le soir, au contraire, lorsque l'homme est couché, c'est le cerveau qui devient le centre des mouvemens; c'est vers lui que la circulation se hâte davantage; c'est aussi à cette heure que paraissent les paroxysmes des maladies de cet organe. L'excitation matutinale du système nerveux abdominal, et l'excitation vespertinale de celui du cerveau, sont donc deux phénomènes naturels d'une fonction physiologique presque inaperçue, dans l'état de santé, par cela même qu'elle est habituelle; mais si des causes spéciales, telles que les miasmes des marais, viennent à donner plus d'activité à cette fonction, alors l'excitation morbide portée sur les organes du ventre, prendra le caractère intermittent.

« Une fièvre intermittente est donc l'exagération de cet ensemble d'actes organiques qui composent un nyctéméron, et qui ont lieu de la manière suivante : 1°. con-

[1] M. Dupuis, professeur à l'École vétérinaire d'Alfort, vient de publier des observations positives, qui prouveraient que les quadrupèdes sont sujets à la fièvre intermittente.

gestion matutinale de l'estomac et des intestins; 2° augmentation des différentes influences nerveuses qui s'exercent sur toute l'économie, et qui, suivant la disposition particulière de l'individu, et suivant des causes ci-dessus indiquées, donnent lieu à tel symptôme nerveux plutôt qu'à tel autre; 3°. cessation de la congestion par la position horizontale. » (Page 32.)

Ainsi, ce qu'on appelle fièvre larvée locale, irritation intermittente externe, n'est également qu'un symptôme de l'excitation périodique des organes gastriques.

M. Bailly emploie tout l'art du raisonnement, étayé de quelques faits, pour donner à sa théorie l'ensemble d'un système complet; mais comme cette théorie n'est fondée que sur deux faits dont on peut contester l'existence constante, nous aurons peu de peine à en faire sentir la fragilité.

En effet, est-il bien certain que les positions verticale et horizontale aient une aussi grande influence sur les fonctions nerveuse et circulatoire que le prétend l'auteur? Le changement de position, le lever et le coucher, ne peuvent agir sur la circulation que d'une manière toute physique, et par conséquent faible et bornée, incapable de changer l'ordre des mouvemens vitaux, de produire ni la veille ni le sommeil. N'est-il pas évident que l'excitation alternative des fonctions des deux systèmes nerveux tient à la vie elle-même, aux mouvemens primitifs d'ensemble et d'harmonie, qui régissent l'action de chaque organe, de chaque appareil; mouvemens trop importans pour ne dépendre que de la situation que l'individu peut prendre suivant son bon plaisir? D'ailleurs est-il nécessaire d'être levé pour que l'on éprouve tous les phénomènes que M. Bailly attribue à la position verticale? croit-il sérieusement que le lit soit un préservatif contre la faim, contre la fièvre quarte, etc.? tel, cependant, doit être le résultat de cette singulière opinion. Si la position avait un pouvoir aussi extraordinaire, est-ce qu'elle se bornerait chez les animaux à les exempter de la fièvre intermittente? Il n'y aurait jamais pour eux qu'une espèce d'excitation, celle du cerveau: semblables à l'homme toujours couché, ils seraient constamment dans un état de congestion cérébrale, d'existence semi-apoplectique : toutes leurs maladies n'auraient des paroxysmes que le soir. Il faut avouer qu'en poussant plus loin l'examen de cette théorie, on risque d'en voir découler des conséquences passablement ridicules.

Je ne nie point que chaque matin les fonctions des organes gastriques n'augmentent d'activité, cela paraît même certain; mais le repos dans lequel ils ont été plongés explique assez le réveil de leur action, par le besoin qu'en a toute l'économie animale. Je ne nie pas non plus que le cerveau n'ait plus de sang pendant le sommeil, que l'on dorme assis ou couché; mais certainement les fonctions de l'intelligence sont moins actives que pendant la veille. Il est possible qu'il se fasse dans ce moment un travail organique plus considérable; que le cerveau puise dans le mouvement de nutrition ce que l'exercice de la pensée et de la locomotion lui a fait perdre pendant le jour; mais la position verticale ne serait point un obstacle au développement de tous ces phénomènes; de même que le besoin de dormir n'attend pas qu'on soit couché pour se faire sentir.

Le deuxième fait sur lequel s'appuie M. Bailly n'est pas plus constant : c'est le retour des accès fébriles tous les matins, parce que, dit-il, c'est l'excitation matutinale gastrique qui les appelle.

J'ai noté avec soin l'heure de l'invasion des accès de toutes les fièvres intermittentes reçues dans mon hôpital, pendant les années 1825 et 1826; et en voici le résultat:

Sur cent quarante-une fièvres, soixante étaient quotidiennes, et les heures d'invasion paroxystique étaient les suivantes :

De 8 à 10 heures du matin.	23	60
De 11 à 2 heures après midi.	14	
De 2 à 6 heures du soir.	10	
De 10 heures du soir à 4 heures du matin.	5	
Heures variables.	8	

49 tierces, dont :

De 8 à 10 heures matin.	18	49
De 11 à 2 heures.	9	
De 2 à 6 heures du soir.	10	
De 10 heures du soir à 4 heures du matin.	6	
Heures variables.	6	

32 quartes, dont:

De midi à 1 heure.	6	32
De 2 à 6 heures du soir.	21	
Pendant la nuit.	4	
Heures variables.	1	
		141

Résumé.

De 8 à 10 heures du matin.	41
De 11 à 2 heures après midi.	29
De 2 à 6 heures du soir.	41
De 10 heures du soir à 4 heures du matin.	15
Heures variables.	15
	141

Je ferai observer que les fièvres de 1826 ont offert le plus d'exemples d'invasion des accès après midi, et qu'une expérience constante m'a démontré que ces accès étaient d'autant plus invariables, et paraissaient d'autant plus régulièrement de huit heures à midi, que les intermissions étaient plus complètes et la fièvre moins ancienne; que l'ancienneté, les complications et le changement de saison apportaient constamment des variations dans les retours d'accès, de manière à reculer ceux-ci vers la deuxième partie du jour. Le type quarte présente toujours le plus de régularité, et s'éloigne rarement, dans son invasion, de l'intervalle compris entre midi et quatre heures du soir.

Ainsi l'on voit qu'il s'en faut de beaucoup que les accès reparaissent régulièrement à l'heure du réveil. D'ailleurs pourquoi le type quarte, le plus régulier des types intermittens, est-il constamment si éloigné de ce moment dans ses retours ? et lors même que cette époque est celle de prédilection, les exceptions sont trop nombreuses pour confirmer sa règle; c'est bien au contraire dans ce cas qu'elles l'infirment : car il faudra nécessairement chercher une autre cause à ces exceptions. D'ailleurs la fonction nerveuse abdominale dont parle M. Bailly n'est ni tierce, ni double tierce, ni quarte, etc.; elle est uniquement et constamment quotidienne. D'où proviendrait donc la variété des types ? Dans les fièvres intermittentes, et surtout rémittentes, dont les retours se font le plus souvent dans la soirée, le cerveau paraît-il être plutôt le centre des mouvemens que l'abdomen ? on n'observe rien de bien constant à cet égard, quoiqu'il soit vrai cependant que les maladies aiguës du cerveau aient leur redoublement de préférence le soir.

En s'en tenant à la stricte observation, on voit que la fièvre aiguë intermittente tierce ou quotidienne, surtout lorsqu'elle est compliquée de gastro-hépatite, débute presque toujours pendant l'été, de huit à dix heures du matin; que, lorsqu'elle est rémittente, les paroxysmes reviennent ordinairement après midi; que, plus la fièvre se prolonge et perd de sa violence, plus aussi l'invasion des accès s'éloigne de la matinée; que celle de la fièvre quarte a lieu de midi à quatre heures; que certaines fièvres devancent, et que d'autres retardent, sans qu'on observe dans leurs symptômes des différences qui puissent expliquer ou faire prévoir cette anomalie.

M. Roche a présenté une autre hypothèse sur l'intermittence, dans le tome Ier des *Annales de la Médecine physiologique*, page 116. Il essaie de démontrer: 1°. que ce sont toujours des causes intermittentes dans leur action qui préparent les phlegmasies intermittentes; 2°. que ce sont presque toujours des causes intermittentes qui font naître ces phlegmasies; 3°. et que tantôt la continuité d'action des causes, tantôt l'influence de l'habitude, et souvent ces deux circonstances réunies les entretiennent.

1°. En effet, dit cet auteur, le printemps et l'automne sont les époques de l'année pendant lesquelles se développent le plus ordinairement ces affections. Or, le caractère commun à ces deux saisons, c'est de présenter une différence considérable entre la température du jour et celle de la nuit, et même plusieurs variations en peu d'heures. Ces alternatives rapides et répétées de froidure et de chaleur, de sécheresse et d'humidité, doivent entretenir, dans l'économie animale, une alternative continuelle d'action et de réaction, dont elle ne tarde pas à contracter l'habitude : ainsi s'établit naturellement l'intermittence. Or, que chez un individu ainsi modifié, un stimulus vienne à agir sur un organe quelconque, surtout si la fonction dont cet organe est chargé dans l'état de santé est elle-même soumise à la loi de périodicité, la lésion de cet organe deviendra intermittente.

Si, à ces causes prédisposantes périodiques, l'intermittence du stimulus lui-même vient se joindre, nous concevons encore mieux l'intermittence de la maladie. En effet, les miasmes marécageux n'agissent que le soir et la nuit; du moins leur plus grande concentration se faisant après le coucher du soleil, c'est alors que leur influence doit être plus puissante.

Les causes signalées par M. Roche, comme prédisposant les organes à l'intermittence d'action, ne sont pas plus aptes à produire cet effet qu'un grand nombre d'autres. Les variations atmosphériques du commencement du printemps, ou plutôt de la fin de l'hiver, sont certainement les plus fréquentes de toute l'année; mais sont-elles régulières et périodiques? La grande irrégularité dans l'intermittence des causes est-elle susceptible d'amener une action pathologique intermittente régulière? Ne serait-ce pas un contre-sens? D'ailleurs, est-il bien vrai que les fièvres intermittentes soient très communes à cette époque? On voit alors régner les angines, les inflammations de poitrine, les fièvres éruptives; mais on n'observe que quelques fièvres intermittentes bénignes. Ne sommes-nous pas soumis également dans l'hiver à des alternatives continuelles de température les plus opposées, en passant brusquement de l'air embrasé des appartemens dans une atmosphère glacée, *et vice versâ*? Tout ce qui agit sur nous, ne le fait-il pas d'une manière plus ou moins périodique, tels que les alimens, l'exercice, le sommeil, la veille, le froid, le chaud, etc...? L'influence des miasmes des marais, quoique plus prononcée pendant la nuit, est peut-être beaucoup moins périodique que celle des agens précédens. D'ailleurs, renfermés dans nos appartemens, c'est précisément alors qu'elle a moins de prise sur nous; et si cet effet a lieu, d'où vient que la fièvre se déclare si rarement pendant la nuit?

La température de l'automne n'est point aussi variable que M. Roche le prétend; j'entends par automne, l'époque où les fièvres paraissent en plus grande quantité (fin d'août, septembre et octobre). Le soir, il est vrai, l'humidité est considérable, mais non le froid; et il est probable que cette humidité, qui, au reste, est perpétuelle dans les pays marécageux, joue un rôle plus actif dans la modification qui dispose à contracter la fièvre intermittente que la prétendue intermittence des causes. Le développement d'une phlegmasie pulmonaire, d'une angine, est presque toujours provoqué par l'influence du froid lorsque le corps a été échauffé jusqu'à la sueur; mais il est rare qu'une pareille cause préside à l'invasion de la fièvre intermittente; celle-ci est bien plus souvent précédée par la stimulation de la chaleur ou d'une grande fatigue.

Si le mode intermittent d'action d'un agent quelconque pouvait communiquer aux actes organiques un type analogue, il est certain que toutes les maladies prendraient ce caractère, car il est peu de causes en faveur desquelles on ne pût pas faire valoir la plupart des raisonnemens que M. Roche a présentés pour soutenir son hypothèse.

2°. Les accès se répètent, continue ce médecin, tantôt par l'influence de l'habitude, tantôt parce que les causes se renouvellent, et souvent par ces deux actions réunies; et il entend, par *habitude*, la tendance de tous nos organes à répéter certains actes, quoique la cause qui ait fait naître le premier ait cessé d'agir. L'habitude ainsi définie n'éclaircit rien; elle exprime seulement un fait, mais il n'est pas certain que ce fait puisse exister pour l'intermittence fébrile.

M. Roche expose sa théorie avec méthode et clarté ; la simplicité de celle-ci est séduisante, mais elle ne satisfait pas complétement.

Pour nous, d'accord avec M. Guérin de Mamers, nous ne pouvons concevoir l'intermittence organique morbide que comme un phénomène nerveux, et même que par l'entremise d'un fluide nerveux qui, tel que le fluide électrique, se porte rapidement sur un point irrité, s'y concentre d'une manière extraordinaire, produit momentanément une congestion sanguine, qui, à son tour, provoque tous les phénomènes locaux et généraux de l'inflammation ; s'épuise bientôt, se répare peu à peu pour faire une nouvelle irruption, tant que la partie conserve l'irritation première et l'impression secondaire des accès ou plutôt de la congestion. Cette partie *contracte l'habitude* de répéter les mêmes actes, parce qu'elle reste dans un état de stimulation qui rappelle l'influence nerveuse sur elle. Cet état peut n'être pas appréciable pour le malade et le médecin lorsqu'il est devenu chronique, mais il n'en existe pas moins, car l'habitude sans cause est une chimère. On conçoit qu'il est impossible que des organes qui ont souffert une violence semblable à celle qui provoque les symptômes d'une fièvre d'accès, quelque forte que soit la réaction dérivative, soient dans le cas de recouvrer leur état normal dans le court espace d'une intermission ordinaire : aussi cela n'arrive que très rarement. L'intermittence est ce moment de repos ou de sommeil du système nerveux, pendant lequel les organes centraux de la vie organique, ayant perdu par le fait d'une réaction violente une grande partie de leur irritabilité, ou, si l'on veut, de leur fluide nerveux, tombent dans une impuissance momentanée de réveiller la moindre sympathie : ce moment est aussi celui que la nature met à profit pour rendre au système nerveux son influence suspendue par son épuisement.

Un second accès paraît par les mêmes provocations qui ont amené le premier; c'est-à-dire, parce que l'état des organes qui en sont le siége n'a point encore changé. Ainsi, chaque paroxysme est lié étroitement à celui qui précède, ou plutôt ils sont tous des symptômes successifs de la même maladie : chacun d'eux trouve bien sa terminaison dans son propre accès, mais ils reparaîtront aussi long-temps que la lésion locale sera assez forte pour ébranler le système nerveux malade lui-même.

Quoique la théorie de M. Bailly soit très obscure et ses preuves très sujettes à discussion, je pense qu'il a rencontré juste, en cherchant la solution du problème de l'intermittence dans les fonctions du système nerveux, à l'exemple d'Hildenbrant. (Voyez *Médecine pratique* d'Hildenbrant, trad. Gauthier, 2e vol., p. 216.)

RÉSUMÉ GÉNÉRAL.

1°. La constitution de l'indigène des pays marécageux tempérés, tel que la Dombes, est caractérisée par une grande ampliation passive du système veineux ascendant, surtout de celui de l'abdomen; par une ampliation analogue des vaisseaux lymphatiques correspondans, et par la faiblesse relative de la circulation artérielle; de là l'origine de l'enflure, des obstructions, des ulcères des jambes, etc.

2°. Une cause irritante quelconque est susceptible de produire une irritation intermittente avec ou sans fièvre; mais l'endémie ou l'épidémie de la fièvre intermittente ne s'établit que sous l'influence réunie de la chaleur, de l'humidité, et des miasmes ou effluves, provenant des marais ou d'eaux stagnantes en fermentation putride.

3°. Le siége de la fièvre, c'est-à-dire de la modification pathologique qui provoque le mouvement fébrile, n'est pas toujours le même; cependant, dans le plus grand nombre des cas, on le trouve primitivement dans les organes qui relèvent du grand sympathique, et spécialement sur leurs expansions nervoso-vasculaires. Ce n'est que par réaction que le cerveau et le reste de l'économie participent à la lésion première.

Tous les organes sont aptes à recevoir primitivement la concentration d'irritation périodique; mais les effets en seront différens, à raison de l'importance du rôle que chacun d'eux joue dans l'acte compliqué de la vie. Ainsi, lorsqu'une partie extérieure, un tronc ou un rameau nerveux se trouve compromis, il n'en résulte aucune émotion fébrile bien prononcée, parce que les relations et le pouvoir sympathique de ces parties sur la circulation générale sont faibles et bornés. En général, la réaction fébrile est d'autant plus intense, que la concentration d'irritation a envahi une plus grande quantité de capillaires vasculo-nerveux.

4°. La fièvre intermittente est, comme les irritations apyrétiques périodiques, un acte de l'influence nerveuse : c'est une irritation nerveuse. La congestion qui la suit constamment, qu'elle soit sanguine, qu'elle se fasse sur des capillaires excréteurs ou sécréteurs, etc., est sous la dépendance immédiate et obligée de la concentration nerveuse; elle disparaît avec elle, mais l'impression irritante ne s'efface que peu à peu. Si la congestion persiste plus de deux ou trois jours, elle devient inflammatoire : la fièvre cesse d'être intermittente pour passer au type continu, ou au moins au type rémittent, suivant le degré d'étendue et d'intensité de la phlogose. Ce n'est que lorsque celle-ci est devenue chronique, que le mouvement intermittent peut être compatible avec elle, ou, lorsque la concentration nerveuse est si violente, qu'elle paraît s'épuiser, comme dans certaines fièvres pernicieuses intermittentes bien évidemment compliquées de phlegmasies des plus profondes.

Le type continu est donc essentiellement différent de celui qui est intermittent : le premier provenant d'une irritation sanguine fixe, d'une véritable inflammation ; le second, d'une irritation nerveuse, d'une congestion nervoso-vasculaire mobile, simulant plus ou moins l'inflammation.

5°. La fièvre rémittente doit sa forme à un composé d'irritation fixe et d'irritation mobile ; c'est une maladie complexe : pour qu'elle puisse avoir lieu, il faut que l'irritation phlegmasique permanente ne soit pas trop intense ; car, lorsqu'elle existe à un certain degré, la réaction considérable et continuelle qui en résulte s'oppose à toute concentration nouvelle.

La fièvre rémittente se présente sous des formes très variées, mais deux sont très importantes à bien distinguer. La première est celle dont le type primitif dominant est l'intermittent, mais dans laquelle chaque paroxysme produit sur les organes une irritation assez forte pour être durable, et qui, se renouvelant sans cesse, ne fait que s'aggraver, en tendant au type continu, si l'art n'intervient promptement. La seconde est celle dont le type primitif, au contraire, est continu, mais qui, plus tard, se combine avec des retours périodiques ; ce qui n'arrive que lorsque l'irritation continuant, l'inflammation décline d'intensité seulement.

6°. La fièvre intermittente est rarement simple à son début : il existe presque toujours en même temps, et d'une manière continue, un état inflammatoire ou pléthorique général ou local, ou cette lésion connue sous le nom d'*embarras gastrique et bilieux*, extrêmement fréquente chez le Bressan et chez tous les individus misérables. De là les différentes complications signalées dans le premier chapitre. Ce sont des complications, puisque leur destruction n'empêche point la fièvre de poursuivre sa marche, du moins le plus ordinairement.

7°. La fièvre intermittente est pernicieuse toutes les fois que la concentration ou la réaction est portée à un si haut degré, que les grandes fonctions sont enrayées et les jours du malade dans un danger imminent. Il se fait alors un déplacement de vitalité tel, qu'un organe peut s'en trouver étouffé, tandis que les autres tombent dans un collapsus complet. C'est ordinairement sur le foie, la rate et la membrane muqueuse gastro-duodénale que se forment ces formidables concentrations, qui, dans les pays marécageux, donnent lieu aux congestions sanguines les plus considérables. Quoique les fonctions du cerveau soient alors abolies, l'intégrité de la pulpe cérébrale et des méninges semble annoncer une asthénie profonde plutôt qu'une irritation quelconque. Telle est la fièvre intermittente soporeuse : le malade succombe alors dans le stade prolongé de concentration.

Lorsque la réaction se développe bien, c'est ordinairement par le cerveau, par une lésion inflammatoire de cet organe ou de ses enveloppes que le malade meurt.

8°. Les obstructions du foie et de la rate sont un produit de la fièvre intermittente. Elles commencent par une simple congestion sanguine, et finissent souvent, lorsque celle-ci se prolonge long-temps, par une phlegmasie et une altération organique. [1]

[1] Le plus grand nombre des lésions du ventre que les nécroscopies démontrent à la suite de la fièvre intermittente, étant des complications de celle-ci, des effets de leurs accès, les lésions dont il s'agit ne sauraient donner la solution du problème de la nature de la fièvre.

L'enflure est également un produit de la congestion périodique, qui met obstacle à l'absorption, en affaiblissant la force circulatoire du système veineux inférieur.

9°. Pour obtenir une guérison solide de la fièvre intermittente, il faut combattre les deux élémens qui la composent, l'état congestionnaire sanguin et le mouvement nerveux périodique. On s'attachera toujours à isoler, le plus possible, les retours d'irritation intermittente, en attaquant, soit la turgescence sanguine, soit les complications accidentelles; car, cet effet obtenu, on est maître de l'intermittence au moyen du quinquina.

10°. Rien ne prouve que ce médicament agisse comme révulsif; son mode d'action dans la suppression de la fièvre est encore un problème à résoudre.

TABLEAU DU MOUVEMENT DE L'HÔPITAL DE MONTLUEL,

Contenant quinze lits, depuis le mois de juin 1822 *jusqu'au* 31 *décembre* 1826, *divisé par périodes de six mois.*

Du 1er *juin, jusqu'au* 31 *novembre* 1822. (Grandes chaleurs.)

Fièvres intermittentes et rémittentes...	101	dont 52 rémittentes au début.
Fièvres continues avec symptômes gastriques..........................	18	
Embarras gastriques...............	19	
Bronchites ou catarrhes pulmonaires.	7	
Entérites et colites aiguës et choniques.	7	
Phlegmasies variées, indispositions....	28	
	180	dont 9 morts.

Du 1er *décembre au* 31 *mai* 1823. (Température humide, pluvieuse.)

Fièvres intermittentes et rémittentes...	34	dont 10 rémitt.
Fièvres continues..................	4	
Pleuro-pneumonies................	19	
Bronchites ou catarrhes pulm. aigus et chroniques..................	21	
Embarras gastriques..............	7	
Phlegmasies variées, indispositions....	44	
	129	dont 10 morts.

Du 1er *juin au* 31 *novembre* 1823. (Température humide et long-temps froide.)

Fièvres intermittentes et rémittentes....	96	dont 36 rémitt.
Fièvres continues..................	17	
Embarras gastriques..............	14	
Bronchites ou catarrhes pulm........	6	
Pleuro-pneumonies................	3	
Phlegmasies variées, indéterminées, etc.	20	
	156	dont 7 morts.

Du 1er *décembre au* 31 *maï* 1824. (Froid vif.)

Fièvres intermittentes et rémittentes..	50	dont 10 rémitt.
Fièvres continues..................	7	
Embarras gastriques..............	8	
Pleuro-pneumonies................	6	
Bronchites ou catarrhes.............	15	
Phlegmasies variées, etc............	38	
	124	dont 9 morts.

Du 1er *juin au* 31 *novembre* 1824. (Tempér. chaude et pluv.)

Fièvres intermittentes et rémittentes...	82	dont 22 rémitt.
Fièvres continues..................	10	
Embarras gastriques..............	12	
Maladies variées..................	41	
	145	dont 12 morts.

Du 1er décembre au 31 juin (sept mois) 1825. (Température froide et sèche.)

Fièvres intermittentes et rémittentes..	43	dont 18 rémitt.
Fièvres continues..................	14	
Embarras gastriques...............	10	
Pleuro-pneumonies................	31	
Bronchites ou catarrhes aigus et chroniques........................	41	
Maladies variées..................	40	
	179	dont 32 morts.

Du 1er juillet au 31 décembre 1825. (Température chaude et sèche.)

Fièvres intermittentes et rémittentes..	70	dont 25 rémitt.
Fièvres continues..................	11	
Embarras gastriques...............	16	
Gastro-pneumonies................	10	
Bronchites........................	6	
Colites...........................	9	
Maladies variées..................	46	
	168	dont 15 morts.

Du 1er janvier au 31 juin 1826. (Température froide et sèche.)

Fièvres intermittentes et rémittentes...	28	dont 6 rémitt.
Fièvres continues..................	4	
Embarras gastriques...............	5	
Bronchites aiguës et chroniques......	18	
Pléuro-pneumonies................	10	
Varioles..........................	5	
Maladies variées..................	47	
	117	dont 8 morts.

Du 1er juillet au 31 *décembre* 1826. (Température chaude et sèche, puis très froide.)

Fièvres intermittentes et rémittentes....	77	dont 16 rémitt.
Fièvres continues..................	12	
Embarras gastriques................	2	
Gastro-pneumonies..................	6	
Varioles...........................	7	
Bronchites.........................	10	
Maladies variées...................	40	
	154	dont 11 morts.

Total général des maladies pendant 54 *mois.*

Fièvres intermittentes.	386 dont	198 quotid.
Fièvres rémittentes...	195	115 tierces.
Fièvres continues....	97	59 quartes.
Embarras gastriques..	93	14 pernicieuses.
Bronchites aiguës et chroniques.......	124	
Pleuro-pneumonies...	85	
Phlegmasies aiguës et chroniques, névralgies, indispositions, etc...............	360	
Varioles (1826)....	12	
	1352 dont 113 morts (à très peu près 1 sur 12).	

Nature des maladies suivies de la mort.

Inflammations du cerveau et des méninges avec suppuration....................................	3
Inflammations des organes digestifs avec des accès rémittens pernicieux..........................	6
	9

Report	9
Fièvres continues, symptômes adynamico-ataxiques (gastro-entérites.)	13
Gastrites, gastro-péritonites, gastro-pneumonies	9
Colites et entérites aiguës et chroniques	11
Péritonites-métrites	4
Ramollissement de la rate, inflammation chronique du foie, ascites	6
Pleuro-pneumonies	24
Bronchites chroniques	12
Hydrothorax avec hyperthrophie du cœur, catarrhes chroniques, anasarques	8
Phthisies	10
Laryngites, deux inflammations, une séreuse	3
Décrépitudes	4
	113

RÉFLEXIONS.

Ainsi les fièvres rémittentes et intermittentes composent, à très peu près, les trois septièmes des maladies traitées dans l'hôpital de Montluel : dans les hôpitaux de Châtillon-les-Dombes et de Chalomont, au centre du pays d'Étangs, elles en forment les deux tiers. Les fièvres rémittentes passant presque toujours au type intermittent, doivent être rangées parmi les intermittentes en général.

Sur cinq cent quatre-vingt-une fièvres d'accès, traitées dans l'hôpital, cent quatre-vingt-quinze étaient rémittentes, et présentaient des symptômes de gastro-entérite, de bronchite, de gastro-céphalite, ou simplement des symptômes généraux d'inflammation non circonscrite. Ces complications combattues et détruites, ou beaucoup diminuées, des intermissions complètes survenaient. Le quinquina achevait la guérison ; quelquefois il devenait inutile. Si l'on négligeait de combattre directement par les antiphlogistiques les complications indiquées ci-dessus, celles-ci se prononçaient davantage, le mouvement fébrile devenait plus violent, et à la place des paroxysmes rémittens en froid, on n'observait plus que des exacerbations intenses dans la soirée ; alors apparaissaient des symptômes ataxiques ou adynamiques.

Deux cents fièvres, quoique présantant des intermissions complètes, étaient compliquées, dans le premier septenaire, d'un état pléthorique, d'une congestion sanguine locale, mais le plus souvent d'une irritation aiguë de l'estomac et du foie, avec vomissemens bilieux, céphalalgie frontale. Les évacuations sanguines générales, mais surtout l'application de sangsues sur la région épigastrique, ont constamment réduit la fièvre à son état de simplicité, et même l'ont fait quelquefois immédiatement disparaître : d'autres fois la persistance de symptômes d'embarras bilieux a nécessité l'emploi de l'émétique. La fièvre, combattue préliminairement ainsi, cédait avec la plus grande facilité à de faibles doses de sulfate de quinine. Cent étaient compliquées d'embarras gastrique. Les malades venaient la plupart du pays d'Étangs : c'était les plus misérables. L'émétique, administré au début et même réitéré, a toujours été suivi d'un bon effet.

Sur les quatre-vingt-six fièvres restantes, plusieurs étaient compliquées de symptômes d'irritation lente des membranes muqueuses, d'engorgement de la rate, d'hydropisie. Quant à la fièvre intermittente simple, on voit combien elle est rare à son début.

Les fièvres pernicieuses sont également assez rares, puisqu'on n'en compte que quatorze sur cinq cent quatre-vingt-une. Six ont été suivies de la mort, non par le fait des accès, mais bien par celui de lésions organiques formant complication.

Quatre-vingt-dix-sept fièvres continues. Ce genre de maladie m'a toujours présenté des symptômes de gastro-entérites à caractère muqueux, bilieux, adynamique ou ataxique; ces deux derniers caractères ont été rares. Le traitement a toujours été antiphlogistique; ses avantages ont été en général constans; cependant, dans trois cas, les évacuations sanguines ont paru favoriser immédiatement le développement des symptômes adynamiques dans des constitutions molles et détériorées (treize morts).

Quatre-vingt-treize embarras gastriques sans fièvre, guéris promptement par l'émétique, ou l'éméto-catarthique.

Cent vingt-quatre bronchites ou catarrhes pulmonaires aigus et chroniques (douze morts), quatre-vingt-cinq pleuro-pneumonies (vingt-quatre morts). La plus grande mortalité a porté sur cette maladie, la plus redoutable, sans contredit, surtout parmi les indigènes du pays d'Étangs, dont les poumons s'engorgent d'une manière si prompte et si considérable, que la suffocation amène la mort du cinquième au septième jour.

La saignée générale ne peut être employée qu'avec parcimonie; les sangsues conviennent mieux. Le tartre stibié à la dose de six à dix grains dans les vingt-quatre heures, délayé dans une chopine de tisane, m'a donné dans ces derniers temps d'excellens résultats, employé immédiatement après quelques évacuations sanguines. C'est une épidémie de pleurésies infiniment intense qui a porté aussi loin la mortalité dans le premier semestre de 1825.

FIN.

TABLE DES MATIÈRES.

SECT. II. *Description des Fièvres rémittentes.*

CHAPITRE II.

CHAPITRE III.

Traitement.

CHAPITRE IV.

Recherches sur la nature et le siége de la fièvre intermittente.

FIN DE LA TABLE.

www.ingramcontent.com/pod-product-compliance
Ingram Content Group UK Ltd.
Pitfield, Milton Keynes, MK11 3LW, UK
UKHW020435200726
13857UKWH00002B/432